1037090

MOVEMENT ANALYSIS. THE LEGACY OF LABAN, BARTENIEFF, LAMB AND KESTENBERG

BEWEGUNGSANALYSE – DAS VERMÄCHTNIS VON LABAN, BARTENIEFF, LAMB UND KESTENBERG

Edited by Sabine C. Koch & Susanne Bender

Bibliografische Information der Deutschen Nationalbibliothek

Die Deutsche Nationalbibliothek verzeichnet diese Publikation in der Deutschen Nationalbibliografie; detaillierte bibliografische Daten sind im Internet über http://dnb.d-nb.de abrufbar.

©Copyright Logos Verlag Berlin 2007
Alle Rechte vorbehalten.

ISBN 978-3-8325-1614-7

Logos Verlag Berlin
Comeniushof, Gubener Str. 47,
10243 Berlin
Tel.: +49 030 42 85 10 90
Fax: +49 030 42 85 10 92
INTERNET: http://www.logos-verlag.de

CONTRIBUTORS

Kirsten H. Beier-Marchesi, studied Modern Languages, Education and Sports Sciences, specialized in Laban's principles of movement. She teaches the integration of movement and dance with interdisciplinary education in school projects and teacher's continued education projects. She is currently working on her PhD, focusing on second language learning through movement in primary schools and the use of the Kestenberg Movement Profile (KMP) as evaluation instrument in learning processes. Contact: kirsten@alice.it

Susanne Bender, M.A. (dance therapy, Antioch University West, San Francisco, special education, University of Cologne), KMP-Analyst, accredited dance therapy trainer BTD, ECP (European Certificate of Psychotherapy), author (*Teamtraining*, dtv, *Die psychophysische Bedeutung der Bewegung*, Logos), advanced training in family therapy. Since 1987 director of the Zentrum für Tanz & Therapie in Munich, teaching at University of Cologne (Germany) and Riga (Latvia), and private practice.

Miriam Roskin Berger, Doctor of Arts, ADTR, LCAT, teaches dance therapy at New York University, and is Director of the Dance Therapy Program at the Harkness Dance Center, 92nd ST. Y in NYC. Director of the NYU Dance Education Program 1993-2002. She has taught in many countries, and received the Marian Chace Award for fostering international recognition of dance therapy. Past President, American Dance Therapy Association, and past Chair, National Coalition of Creative Arts Therapies Associations. Contact: miriam.berger@nyu.edu

Iris Bräuninger, Ph.D., M.A., DTR, European Certificate for Psychotherapy, accredited supervisor and lecturer of the German Dance Therapy Association BTD, former board member, deputy head of the Physio and Dance/Movement Therapy Department at the Psychiatric University Hospital Zurich / Switzerland, DMT researcher and KMP Notator, Publications: Bräuninger, I. (2006). *Tanztherapie [Dance movement therapy]*. Weinheim: Beltz PVU; Koch, S.C. & Bräuninger, I. (2006). *Advances in Dance/Movement Therapy. Theoretical Perspectives and Empirical Findings*. Berlin: Logos Verlag.

Robyn Flaum Cruz, Ph.D., is Associate Professor and Coordinator of the dance therapy specialization at Lesley University Division of Expressive Therapies. Current President of the American Dance Therapy Association and Editor-in-Chief of *The Arts in Psychotherapy*. She is contributor and co-editor of *Dance/Movement Therapists in Action: A Working Guide to Research Options* (Charles C. Thomas Publishers). As research methodologist, she has taught internationally and her work is represented in numerous juried journals spanning the areas of dance therapy, psychiatry and neurology, communications disorders and psychology.

Martha Davis, Ph.D., C.M.A., has conducted research in nonverbal communication for over 40 years. Her earlier work focussed on nonverbal behavior in therapy interactions, psychodiagnostic aspects of movement, and assessment of individual style. More recently she has completed research on nonverbal cues to stress and deception in criminal confessions. A Visiting Scholar at the John Jay College of Criminal Justice, CUNY, she has published several books and many articles on nonverbal communication.

Dianne Dulicai, Ph.D., ADTR, developed and directed the Dance/Movement Therapy division of the Hahnemann Creative Arts Department at Drexel University, Philadelphia, and at the Laban Centre, Goldsmiths' College of London. She served two terms as president of the American Dance Therapy Association, four terms as Chair of the National Alliance of Pupil Services Organizations and presently chairs the National Coalition of Creative Arts Therapy Associations. Dr. Dulicai's special interest in movement work with children and families led to the development of the Nonverbal Assessment of Family Systems. She also developed an assessment instrument for special needs children in collaboration with Dr. William Freeman. She has published extensively and teaches internationally.

Marianne Eberhard-Kaechele, Dance Therapist/Expressive Arts Therapist B.F.A (CDN), European Certificate of Psychotherapy, Trainer BTD. Doctoral candidate at the University of Witten-Herdecke, Germany. Trained in KMP 1990-1995 with Debra McCall, Penny Lewis und Susan Loman. Director of the Langen Institute for Dance Therapy, Düsseldorf. Lecturer in Arts therapy at the Dresden College of Visual Art. 25 years of professional experience, currently at the Clinic Wersbach for psychosomatic and psychotherapeutic Medicine and in private practice. Presenter at national and international conferences since 1991, with various publications. 20 years of intensive political activity to establish dance therapy in Germany. Contact: marianne.eberhard@web.de

Imke A. Fiedler, MA, ADTR, KMP-Analyst, Masters in Sports Science and in Dance/Movement Therapy, from University of Los Angeles in 1988, received her KMP training in 1994-95, Director of a private training institute for Dance/Movement Therapy in Berlin since 1990 and registered psychotherapist with a private practice for individuals and supervision. Author of articles and chapters on DMT, as in the upcoming book by Helen Payne on DMT and Supervision. Currently enrolled in a Masters Program on Supervision and Counseling in Hannover. Contact: imke.fiedler@t-online.de

Antja Kennedy, BS, CMA, organizes and teaches the EUROLAB CMA programs in Germany since 1992, directs the EUROLAB programs since 1994, Cerfied Practitioner in Movement Pattern Analysis since 2003, Guest Professor at the University of Hamburg, Sports Department in 2003, currently teaching in a private school with a state recognized degree impuls, Bremen, enrolled in the Masters Program in Integrated Movement Studies at Gaia University. Contact: info@laban-ausbildung.de

Janet Kestenberg Amighi, Ph.D., anthropologist at Montgomery County Community College. Author of *The Zoroastrians of Iran*, and co-author of *The Meaning of Movement*: Developmental and clinical perspectives of the Kestenberg Movement Profile. Teaches KMP courses in Pennsylvania.

Sabine C. Koch, Ph.D., MA, DTR, MSW, KMP-Analyst, researcher and lecturer at the Department for Personality Psychology, Gender Studies and Health Psychology at the University of Heidelberg. Studied creative arts therapies with specialization in dance/movement therapy at MCP Hahnemann University in Philadelphia. Co-authored *Advances in Dance/Movement Therapy. Theoretical Perspectives and Empirical Findings.* Currently pursuing a research program in the area of embodied cognition / the embodied self. Contact: sabine.koch@urz.uni-heidelberg.de

Warren Lamb trained with Rudolf Laban then worked as his apprentice. Lamb developed Action Profiling, now Movement Pattern Analysis. He taught effort/shape to Dr. Judith Kestenberg and worked with her on the early development of the Kestenberg Movement Profile. His company, Warren Lamb Associates, has specialised in management consultancy using movement observation and analysis. His books include *Posture and Gesture* (1965), *Management Behaviour* (1969), *Body Code* (1979); recent books about his work are *Movement and Making Decisions* by Dr Carol-Lynne Moore (2005), *Beyond Dance* by Eden Davies (2006), and *An Eye for Movement* by Dr. Dick McCaw (2006). Contact: warren.lamb@wordproc.co.uk

Hedda Lausberg, Priv.-Doz., Dr. med., dance therapist (BVT), specialist in neurology, psychosomatic medicine and psychotherapy, psychiatry, co-founder of the Berlin Gesture Center. Her research focuses on the development of movement analysis tools for clinical and research purposes and on the relation between movement behaviour and mental illness. As a neuroscientist, her recent studies examined the neuropsychology of movement behaviour, specifically the relation between movement and cognitive and emotional processes in the cerebral hemispheres.

Susan Loman, MA, ADTR, NCC, KMP Analyst. Director of the MA Program in Dance/Movement Therapy and Counseling, Professor and Associate Chair of the Department of Applied Psychology, Antioch New England Graduate School; Editorial Board The Arts in Psychotherapy; Former Chair, ADTA Education Committee; Co-author, *The Meaning of Movement: Developmental and Clinical Perspectives of the Kestenberg Movement Profile* and articles, chapters and books on the KMP and DMT. She teaches the KMP and DMT at Antioch, throughout the US and abroad. Contact: sloman@antiochne.edu.

Kedzie Penfield, ADTR, CMA, UKCP registered, qualified as an MPA practitioner in 1992 and has applied the framework to her teaching of student actors at Queen Margaret University, Edinburgh, where she is Head of Movement Studies in the Drama Department. She has published chapters on her work in dance movement therapy in several books including both editions of Helen Payne's Dance Movement Therapy: Theory and Practice.

Pamela Ramsden, BA hons, in Psychology and History, University of Melbourne, Australia. Studied at Laban Art of Movement Centre, Gestalt Therapist, partner with Warren Lamb for 10 years, co-developer Action Profile® System of movement analysis for individual and group development, co-founder and VP Action Profilers International, Author of *Top Team Planning, the power of individual motivation in management, Action Profiling, generating competitive edge through realizing management potential, The Action Profile system of movement assessment for self-development in H. Payne (Ed.), Dance movement therapy: theory and practice.* Currently integrates Gestalt, movement awareness, and meditation. Contact: pamelaramsden@aol.com

Bettina Rollwagen, Dipl. Sports Sciences, University of Cologne, CMA, Spiraldynamik-Advanced, ten years of teaching experience in dance improvisation, movement theater, sports for children and adults; after the CMA training in Rotterdam (1988) shifting to more psychomotor and physio-educational work. 1992-1998 teaching of LMA for psychomotor- and physiotherapists. Articles in psychomotor- and physio-therapy Journals. Since 2000 work with children with learning disabilities at a school for social and emotional support near Hamburg. Co-founder of the „Institut für Bewegungs- und Lernentwicklung", Hamburg (2007). Contact: ok@b-rollwagen.de

K. Mark Sossin, Ph.D., Professor of Psychology, Pace University (New York, NY, USA); adult and child/ adolescent psychoanalyst, New York Freudian Society, Member of the International Psychoanalytical Association; Clinical Professor, Derner Institute of Advanced Psychological Studies, Adelphi University (Garden City, NY); Faculty of Annie Bergman Program in Parent-Infant Psychotherapy (NYFS/IPTAR, NYC, NY); studied and worked with Dr. Judith Kestenberg from 1976-1999; Vice-President of Child Development Research. Contact: msossin@pace.edu

Mone Welsche, Dipl. Päd., M.A., GLCMA, MPA Practitioner, holds an M.A. in Special Education and Rehabilitation (University of Dortmund, Germany) and an M.A. in Somatic Studies and Laban Analysis (University of Surrey, UK). Since 1999 working as a movement therapist at the University Clinic for Children and Adolescent Psychiatry in Hamburg and serving as Adjunct Faculty of Special Education at the Catholic College Berlin. Currently writing her Ph.D. about movement characteristics in female adolescents with depressive symptomatology. Author of articles on movement therapy and diagnosis in child and adolescent psychiatry.

Brigitte Züger, Dance Therapist FPI, BTK, DGT, ADTA, studied special education in Basel, received her training in DMT at the Fritz Perls Institute Düsseldorf, Germany. Teacher for movement in Basel, trained in Modern Dance with Alvin Nikolais in New York in 1982/83. KMP training with Susan Loman during the years 2004-06 in Munich. She works as a DMT in the field of Neurological Rehabilitation at Reha Rheinfelden, Switzerland, where she introduced DMT 13 years ago. Private practice in Basel for the last 15 years .

CONTENTS

Introduction 9

A. Basic Frameworks of Movement Analysis
Bewegungsanalytische Verfahren und Prinzipien

1. *Warren Lamb*
Framework for Laban's core principles of movement 17

2. *Antja M. Kennedy*
Laban Bewegungsanalyse: Eine Grundlage für Bewegung und Tanz................24

3. *Pamela Ramsden*
Moments of wholeness: How awareness of action profile® integrated
movement and related modes of thinking can enhance action...................29

4. *Mone Welsche, Antja Kennedy & Kedzie Penfield*
Movement Pattern Analysis (MPA). Eine bewegungsanalytische Methode zur Erfassung individueller Entscheidungs- und Handlungsmotivationen 42

5. *Susanne Bender*
Einführung in das Kestenberg Movement Profile (KMP).............................53

6. *Marianne Eberhard-Kaechele*
Tabellarische Arbeitshilfen zur Diagnostik und Interventionsplanung
mit dem KMP...65

7. *Susan Loman*
Das KMP als Klassifizierungsinstrument für die Tanztherapie.....................87

8. *K. Mark Sossin*
History and Future of the Kestenberg Movement Profile...........................103

9. *Martha Davis, Hedda Lausberg, Robyn Flaum Cruz, Miriam Roskin Berger, & Dianne Dulicai*
The Movement Psychodiagnostic Inventory (MPI)....................................119

B. Movement Analysis in Applied Contexts
Bewegungsanalyse im Anwendungskontext

10. *Mone Welsche*
Mädchen und Depression. Möglichkeiten und Grenzen der Laban Bewegungsanalyse als explorativ-deskriptive Methode 133

11. *Bettina Rollwagen*
Laban/Bartenieff Bewegungsstudien für Kinder mit Lernstörungen. Neurobiologie und Praxis...134

12. *Kirsten Beier-Marchesi*
Die Bedeutung der Emotionen beim Sprachenlernen: Körpererfahrung und Empathiebildung im Fremdsprachenunterricht..161

13. *Janet Kestenberg Amighi*
Kestenberg Movement Profile perspectives on posited native American learning style preferences..175

14. *Susan Loman*
The KMP and pregnancy: Developing early empathy through notating fetal movement..187

15. *Sabine C. Koch & Stephanie M. Müller*
Assessments with the KMP questionnaire and the brief KMP-based affect scale..195

16. *Marianne Eberhard-Kaechele*
The regulation of interpersonal relationships by means of shape flow: A psychoeducational intervention for traumatised individuals.............................203

17. *Iris Bräuninger & Brigitte Züger*
Filmbasierte Bewegungsanalyse zur Behandlungsevaluation von Tanz- und Bewegungstherapie..213

18. *Imke A. Fiedler*
Tanztherapeutische Supervision mit dem KMP..224

19. *Sabine C. Koch*
Basic principles of movement analysis: Steps toward validation of the KMP.....235

Übersetzungen der Begriffe..249

EINLEITUNG & INTRODUCTION

Dies ist ein Buch über Bewegungsanalyse, wie sie von Rudolf von Laban begründet wurde. Rudolf von Laban war als Tänzer und Choreograph an der genauen Beobachtung und schriftlichen Fixierung von Bewegung interessiert und entwickelte ein System der Bewegungsbeobachtung und -notation, das für viele zur Grundlage weiterer Forschungen und Theorien werden sollte (Laban, 1960; Laban & Lawrence, 1947). Die Bewegungsanalyse in der Nachfolge Labans zeichnet sich durch eine phänomenologisch-erfahrungsgeleitete Herangehensweise an die systematische Erfassung von Bewegungsphänomenen aus. Im Unterschied zu anderen Formen der Bewegungsanalyse bezieht sie dabei neben den quantitativ beobachtbaren Merkmalen von Bewegung auch die Qualitäten von Bewegung (und deren subjektives Erleben sowie psychische Korrelate) ein und bietet eine Taxonomie an, mit welcher diese systematisch erfasst werden können. Sie zeichnet sich als spezifisches Beobachtungsverfahren durch einen nicht-intrusiven und objektivierbaren Zugang zu Personen- und Patientendaten aus und findet ihre Anwendung in der bewegungsbasierten Diagnostik und Interventionsplanung. Des Weiteren wird sie in künstlerischen Kontexten, und in der mathematischen Erfassung von menschlicher Bewegung, z. B. für Videospiele oder Trickfilme, herangezogen (Chi, 1999; Marshall, 2006).

Das vorliegende Buch gibt einen aktuellen Überblick über die führenden Theorien, Systeme, Forschungen und Anwendungen, die auf den bewegungsanalytischen Theoriekonzepten von Rudolf von Laban (1879-1958), Irmgard Bartenieff (1900-1981), Warren Lamb (*1923) und Judith Kestenberg (1910-1999) beruhen und beinhaltet die Laban Bewegungsanalyse (LMA), die Movement Pattern Analysis (MPA), das Action Profile® (AP), das Kestenberg Movement Profile (KMP) und das Movement Psychodiagnostic Inventory (MPI). Der bilinguale Band beruht auf Beiträgen zum internationalen Kongress zur Bewegungsanalyse in Erziehung, Therapie und Wissenschaft "Moving from Within" vom 22.-24.07.2007 in Freising, mit dem auch gleichzeitig das 20-jährige Bestehen des Zentrums für Tanz und Therapie, München, gefeiert wird.

Wer als Forscher und Praktiker mit Bewegung arbeitet, muss wissen, was Bewegung emotional, perzeptuell, kognitiv, interaktiv und sozial bewirkt und bedeutet. Bei der Suche nach einer Konzeptualisierung und Deutung von Bewegung gingen Laban, Bartenieff, Lamb und Kestenberg induktiv vor, das heißt schrittweise wurden tatsächliche Bewegungsmöglichkeiten erfahrungs- und datengeleitet zu Theoriesystemen integriert. Kestenberg ging darüber hinaus auch deduktiv vor. Sie nutze die psychoanalytische Theorie und entwickelte das Kestenberg Movement Profile (KMP), das sowohl Anna Freuds entwicklungspsychologische Theorie als auch Labans, Bartenieffs und Lambs bewegungsanalytisches Denken integriert. Diese Theorien ergänzte sie wiederum mit eigenem induktiv-erfahrungsbasierten Wissen und validierte sie intersubjektiv im Rahmen der Sands Point Movement Study Group (Kestenberg, 1975/1995). Die Errungenschaft, die bewegungsanalytischen Theorien an einen wichtigen theoretischen Rahmen wie die Psychoanalyse anzuknüpfen, darf nicht zu gering eingeschätzt werden. Innerhalb der Psychologie gibt es außer dem KMP lediglich ein theoriebasiert entwickeltes Diagnoseinstrument für motorische Entwicklung, nämlich die von Oseretzky entwickelten Motor Development Skalen, die auf Piagets Entwicklungstheorie basieren.

Die bewegungsanalytischen Systeme zeichnen sich allesamt dadurch aus, dass sie auf erfahrungsbasiertem Wissen und dem wissenden Körper entstanden sind. Somit besitzt die Bewegungsanalyse durch das körperbasierte Wissen eine einmalige Wissensbasis. Dieses Wissen ist durch unsere Körper gelaufen, bevor es sich in den nun vorhandenen Kategorien konsolidiert hat. Es ist innerhalb der Bewegungsanalyse in vielen hunderten von Körpern überprüft und im Dialog mit anderen Körpern (Schülern, Lehrern und Kollegen) konsolidiert, verworfen oder verändert worden. In diesem Prozess wurden und werden bewegungsanalytische Kategorien fortwährend intersubjektiv validiert.

In der klinischen, pädagogischen und anderer angewandter Arbeit mit den Bewegungsanalysesystemen wird die eigene Bewegungserfahrung (Selbst-Perspektive) genutzt und in die Beobachtungsmethode übertragen (Dritt-Perspektive). Der eigene Körper ist im Beobachtungsprozess immer optischer und propriozeptiver Resonanzboden und wird als solcher aktiv eingesetzt (z. B. in der kinästhetischen Einstimmung bei Kestenbergs Rhythmenbeobachtung) mit all seinen Idiosynchrasien und seiner Fehlerbehaftetheit, die die Bewegungsanalytiker kennen müssen. Schließlich muss die resultierende Beobachtung im intersubjektiven Vergleich mit der anderer Beobachter zu einem möglichst hohem Grad übereinstimmen: Die Interrater-Reliabilität ist das Hauptkriterium für Objektivität und Validität bewegungsanalytischer Beobachtungsinstrumente und eine besondere Herausforderung für die bewegungsanalytische Forschung.

Den Gedanken der Nutzung von Körperwissen als Ressource finden wir in der Philosophie bereits bei Husserl und Heidegger (Merleau-Ponty; 1960), aber auch in neueren philosophischen Ansätzen (z.B. Gallagher, 2005; Sheets-Johnstone, 1999). Diese Sicht ist auch anderen therapeutischen Ansätzen inhärent, wie z. B. Gendlins Focusing (Gendlin, 1996), Achtsamkeit (Mindfulness; Heidenreich & Michalak, 2003; Segal, Williams, & Teasdale, 2002) oder Authentic Movement (z. B. Stromstead, 2001). Varelas Neurophenomenologie (Varela, 1996; Thompson & Varela, forthcoming), Damasios Theorie der somatischen Marker (1994, 1999), Barsalous Perceptual Symbol Systems (1999), Glenbergs Gedächtnismodell (1997) und spezielle pädagogischer Ansätze aus der Rhythmik und der Anthroposophie unterstützen sie ebenfalls.

Die Idee den Körper als Wissensbasis direkt in pädagogische, therapeutische, betriebliche und wissenschaftliche Tätigkeiten und Prozesse einzubeziehen ist also nicht neu. Das Neue ist vielmehr, dass nun vermehrt Forschungsergebnisse aus den Neurowissenschaften vorliegen (z. B. Rizzolatti, Fadiga, Gallese, & Fogassi, 1996), die eine Anbindung dieser erfahrungsbasierten verkörperten Wissensressourcen an die bestehenden wissenschaftlichen Erkenntnisse möglich machen. Kestenberg und Bartenieff hätten diese neuen wissenschaftlichen Erkenntnisse sicher dankbar aufgegriffen und in ihre Denksysteme integriert. Damit entsteht neben einer Verwissenschaftlichung auch neues Potential der Verknüpfung der körperbasierten und -orientierten Ansätze untereinander. Eine Chance, die im Sinne der Integration und Weiterentwicklung körperbasierter Ansätze genutzt werden sollte.

Körperbasiertes Wissen in den Forschungsprozess einzubeziehen ist ebenso sinnvoll wie innovativ. Forscher wie Damasio (1994; 1999) und Barsalou (1999) stimmen überein, dass es erkenntnisfördernd sein kann, somatisches Feedback zu nutzen und vielfach zu besseren Entscheidungen führt als rein kognitive Gangarten. Es ist möglich, dass der Einbezug körperorientierten Wissens in den Forschungsprozess Irrtumswahrscheinlichkeiten in den Wissenschaften reduziert. Es ist deshalb für Forschende wichtig, den subjektiv erlebten Körper zu entmystifizieren, durch Systeme wie die Bewegungsanalyse zu beschreiben und die Möglichkeiten, diese Wissensbasis einzubeziehen, weiterzuentwickeln.

Das Buch bietet einen Einblick und Überblick über die Bewegungsanalysesysteme, welche die Laban Bewegungsanalyse als theoretische Grundlage genutzt und weiterentwickelt haben (Lamb, 1965; Bartenieff & Levis, 1980; Kestenberg & Sossin, 1979; Kestenberg, 1995; Kestenberg Amighi, Loman, Lewis, & Sossin, 1999; Davis, 1997). Die AutorInnen sind in der überwiegenden Zahl PraktikerInnen, die es zum Schreiben drängt, im Bewusstsein mit dieser Methode ein besonderes Wissensgut zu verwalten. Wir hoffen auf eine breite Leserschaft, die die Methoden rezipiert und in ihre Kontexte einbindet.

Die Kapitel des Buchs sind in Grundlagen- und Anwendungskapitel gegliedert. Innerhalb dieser beiden Rubriken sind sie grob nach ihrer Historie, also nach dem Entstehungszeitpunkt der Bewegungsanalysesysteme (von Laban über Bartenieff und Lamb zu Kestenberg) geordnet.

Im ersten Kapitel stellt Warren Lamb zentrale Prinzipien aus Labans Arbeit vor insbesondere flux and stillness (englisch). Danach führt Antja Kennedy in die Laban Movement Analysis (LMA; deutsch) ein. Pamela Ramsden stellt die Prinzipien des Action Profiling vor (AP; englisch), gefolgt von einer Einführung in die Movement Pattern Analysis (MPA; deutsch) von Mone Welsche, Antja Kennedy und Kedzie Penfield. Es folgt ein Einführungskapitel in das Kestenberg Movement Profil von Susanne Bender, gefolgt von einer tabellarischen Übersicht des KMP in der klinischen Anwendung von Marianne Eberhard-Kaechele (deutsch), einem Einführungskapitel von Susan Loman (deutsch) und einem Kapitel von K Mark Sossin, das von den Wurzeln des KMP zu den derzeitigen Forschungsperspektiven reicht (englisch). Das Movement Psychodiagnostic Inventory (MPI) mit Anwendungsbeispielen wird von Martha Davis, Hedda Lausberg, Robyn Flaum Cruz, Miriam Roskin Berger und Dianne Dulicai vorgestellt (englisch).

Im anwendungsbezogenen Teil stellt zunächst Mone Welsche die Möglichkeiten und Grenzen der LMA in der Untersuchung von Bewegungsverhalten depressiver Jugendlicher dar, und Bettina Rollwagen die neurobiologische Basis von Bewegungsmustern anhand ihrer Arbeit mit lerngestörten Kindern mit der LMA (beide deutsch). Es folgt die Entwicklung des bewegungsbasierten Fremdsprachenunterrichts auf der Grundlage bewegungsanalytischer Prinzipien von Kirsten Beier-Marchesi (deutsch). Danach stellt Janet Kestenberg Amighi ihre Arbeit zur Anwendung des KMP in der Untersuchung von Lernstilen der amerikanischen Ureinwohner vor und Susan Loman berichtet über ihre Arbeit zum Aufbau von Empathie durch Bewegungsnotation des ungeborenen Kindes (beide englisch). Sabine Koch und Stephanie Müller veröffentlichen zwei KMP-basierte Fragebögen, und Marianne Eberhard-Kaechele schildert die psychoedukative Anwendung von Formfluss-Prinzipien in der Arbeit mit traumatisierten PatientInnen (beide englisch). Iris Bräuninger und Brigitte Züger stellen eine filmbasierte Kurzdiagnostik zur Evaluation des Behandlungserfolgs bei psychiatrischen PatientInnen vor, und Imke Fiedler wendet KMP-Prinzipien im Supervisionsprozess an (beide deutsch). Schließlich trägt Sabine Koch empirische Daten zur Validierung des KMP und grundlegender Prinzipien der Bewegungsanalyse bei. Der

Anhang führt alle zentralen in diesem Buch benutzen Übersetzungen englischer Fachbegriffe auf.

Wir wünschen dem Leser/der Leserin eine spannende Lektüre und einen möglichst vollständig verkörperten Lernprozess!

Sabine C. Koch, Heidelberg
Susanne Bender, München

Dear international readers,

This is a book about movement analysis as founded by Rudolf von Laban. As a dancer and choreographer he was interested in the precise observation and written fixation of movement and developed a system of movement observation and movement notation, which became the basis for further research and theories (Laban, 1960; Laban & Lawrence, 1947). The movement analysis in Laban's succession is characterized by a phenomenological and experienced-based approach to the systematic capture of movement phenomena. As opposed to other forms of movement analysis it not only includes quantitative aspects of movement but also the quality of movement (and their subjective experience, as well as psychic correlates) and offers a taxonomy for its systematic compilation. It consists of a number of specific observation instruments yielding non-intrusive and objective access to behavioral data, finding their application in movement-based diagnosis and intervention planning. Furthermore, this knowledge is applied in artistic contexts or in the mathematical capture of human movement for video games or cartoons (Chi, 1999; Marshall, 2006).

This volume provides an overview of the leading theories, systems, research and application in the tradition of the theoretical concepts of movement analysis of Rudolf von Laban (1879-1958), Irmgard Bartenieff (1900-1981), Warren Lamb (*1923) and Judith Kestenberg (1910-1999). It treats Laban Movement Analysis (LMA), Movement Pattern Analysis (MPA), the Action Profile® (AP), the Kestenberg Movement Profile (KMP), and the Movement Psychodiagnostic Inventory (MPI). Laban's legacy is a diffentiated and further developing field of movement studies (Bartenieff & Levis, 1980; Davis, 1997; Kestenberg, 1975/1995; Kestenberg & Sossin, 1979; Kestenberg Amighi, Loman, Lewis, & Sossin, 1999; Lamb, 1965). This bi-lingual volume is based on the international congress "Moving from Within" in Freising, Germany, 2007, celebrating the 20th anniversary of the Zentrum für Tanz & Therapie, Munich.

As movement analysts, we have something special to offer to science and to clinical, educational or organizational practitioners: Experience-based teaching and learning. This creates a special form of authentic embodied knowledge: a knowledge that has been run through our bodies and validated there and subsequently intersubjectively confirmed or altered in exchange with colleagues. Using the background of our own bodily experience, new and challenging clinical problems in diagnosis and intervention can be answered quickly and effectively.

Beyond its application in the context of diagnosis and intervention, body-based knowledge can be used in the research process as well. Scientific knowledge gets reinvented with every new paradigm. Within new paradigms there are frequently marked changes depending on the latest empirical results on a topic. New arguments arise, are tested and integrated into existing knowledge or entirely renewed. Bodily knowledge is not subject to change in this sense, it is a valid base to work from in clinical practice as well as in research. It is the common human ground on which we built our thoughts and theories. The water we swim in. Embodied experience and bodily integration of knowledge can provide valuable information, new hypotheses, new insights and external validation criteria on our way to establish concepts of any kind.

These thoughts are not as new as one might assume, they have been already addressed by philosophers such as Husserl ("phenomenology begins with self-experience"), Heidegger, and foremost Merleau-Ponty (1960); in contemporary philosophy by Gallagher (2005) or Sheets-Johnstone (1999). We find these thoughts also in other therapeutic approaches such as Gendlin's Focusing (1996), mindfulness (Heidenreich & Michalak, 2003; Segal, Williams, & Teasdale, 2002) or Authentic Movement (Stromstead, 2001), in cognitive and neurosciences such as in Varela's neurophenomenology (1996), in Damasio's somatic markers theory (1994), in Barsalou's Perceptual Symbol Systems (1999), and in Glenberg's memory model (1997) as well as and in special educational approaches such as rhythmics and anthroposophy. What is new is rather that particularly through the thriving neurosciences we are facing an enormous integration opportunity for body-based approaches that we should utilize in the search for common ground.

Embodied knowledge has a self-related (Gallagher, 2005) as well as a relational component (Kestenberg, 1995; Niedenthal et al., 2005). In movement analysis, the first-person perspective of embodied experience is taken to the third person perspective of the external observer. The observer creates a clinical or personality-related profile that needs to fulfill the criteria of observer reliability and should be intersubjectively validated. However, in creating the profile from the third person perspective, observers use their own kinaesthetic attunement with the target person, i.e., there is an external validation criterion of the other's features within our bodies. A mapping takes place. This information transformation from the target's body to the observer's body is actively integrated into the process of movement analysis. It takes different forms in the different systems, however, it is always one central element that is particular to the diagnostic process in movement analysis.

The book compiles 19 bilingual chapters introducing movement analysis systems or describing their clinical applications. Chapters are ordered into basic frameworks and applied content, and within that from historically earlier to later approaches.

The volume starts with the chapter of Warren Lamb that contrasts Laban's core principles of flux and stillness (English). Antja Kennedy provides an overview of Laban Movement Analysis (LMA; German). Pamela Ramsden introduces the principles of the Action Profile® (AP; English), followed by Mone Welsche, Antja Kennedy and Kedzie Penfield introducing Movement Pattern Analysis (MPA; German). The Kestenberg Movement Profile is introduced in the chapters by Bender, Eberhard, Loman and Sossin; followed by the Movement Psychodiagnostic Inventory (MPI) with application examples introduced by Martha Davis, Hedda Lausberg, Robyn Flaum Cruz, Miriam Roskin Berger and Dianne Dulicai (English).

In the applied section, Mone Welsche offers a chapter testing potential and limits of LMA in the use with depressed adolescents (German). The use of LMA with learning-impaired children by Bettina Rollwagen provides insights into the neurological basis for distinct movement patterns (German). Kirsten Beier-Marchesi introduces movement-based language learning in schools using Laban principles (German). Kestenberg Amighi used the KMP to assess Native American learning style preferences, Loman for the establishment of empathy through fetal movement notation (both English). Koch and Müller introduce two KMP-based questionnaires, and Eberhard-Kaechele gives an account to the psychoeducational use of Shape-Flow with traumatized individuals (both English). Bräuninger and Züger contribute an assessment method of film-based movement analysis for the evaluation of treatment outcome of psychiatric patients, and Fiedler applies KMP principles to clinical supervision processes (both German). Finally, Koch provides empirical data on the validity of the KMP and the basic principles of movement analysis in general (English).

We hope you have a fully embodied experience with this material!

Sabine C. Koch, Heidelberg
Susanne Bender, Munich

LITERATUR

Barsalou, L. W. (1999). Perceptual Symbol Systems. *Behavioral & Brain Sciences, 22,* 577-609.
Bartenieff, I., & Levis, D. (1980). *Body Movement: Coping with the Environment.* New York: Gordon & Breach.
Chi, Diane M. (1999). *A Motion Control Scheme for Animating Expressive Arm Movements.* Dissertation in Computer and Information Science, Presented to the Faculties of the University of Pennsylvania in Partial Fullfilment of the Requirements for the Degree of Doctor of Philosophy
Damasio, A. R. (1994). *Descartes' error: Emotion, reason, and the human brain.* New York: Putnam.
Damasio, A. R. (1999). *The Feeling of what happens.* San Diego, CA: Harcourt, Inc.
Davies, E. (2006). Beyond *Dance: Laban's Legacy of Movement Analysis.* New York: Routledge.
Davis, M. (1997). *Guide to movement analysis methods, part 2: Movement Psychodiagnostic Inventory.* Available from the author at madavis95@aol.com.
Gallagher, S. (2005). *How the body shapes the mind.* Oxford University Press.
Gendlin, E. (1996). Focusing-Oriented Psychotherapy: A Manual of the Experiential Method. Guilford Press.
Glenberg, A. M. (1997). What memory is for. *Behavioral and Brain Sciences, 20,* 1-55.
Heidenreich, T., & Michalak, J. (2003). *Achtsamkeit und Akzeptanz in der Psychotherapie: Ein Handbuch.* Tübingen: DGVT Verlag.
Kestenberg, J. S. (1995). *Sexuality, Body Rhythms and the Patterns of Development.* Northvale, NJ: Jason Aronson. (Originally published 1975 as *Children and Parents)*
Kestenberg, J. S., & Sossin, K. M. (1979). *The role of movement patterns in development II.* New York: Dance Notation Bureau. (Now Princeton Book Company Publishers)
Kestenberg Amighi, J., Loman, S., Lewis, P., & Sossin, K. M. (1999). *The meaning of movement: Developmental and clinical perspectives of the Kestenberg Movement Profile.* Amsterdam: Gordon & Breach. (Now Brunner-Routledge).
Laban, R. (1960). *The mastery of movement.* London: MacDonald & Evans.
Laban, R., & Lawrence, F. C. (1947). *Effort. Economy in body movement.* London: Macdonald & Evans.
Lamb, W. (1965). *Posture and Gesture.* London: Duckworth.
Marshall, M. T., Peters, N., Jensenius, A. R., Boissinot, J., Wanderley, M. M., & Braasch, J. (2006). *On the Development of a System for Gesture Control of Spatialization.* http://www.hf.uio.no/imv/forskning/ forskningsprosjekter/musicalgestures/publications/ Retrieved 28.08.2006
Merleau-Ponty, M. (1960). *Phenomenology of perception.* Berlin: DeGruyter.
Niedenthal, P., Barsalou, L. W., Winkielman, P., Krauth-Gruber, S. & Ric, F. (2005). Embodiment in Attitudes, Social Perception, and Emotion. *Personality and Social Psychology Review, 9,* 184-211.
Rizzolati, G., Fadiga L., Galles, V. & Fogassi, L. (1996). Premotor cortex and the recognition of motor actions. *Cognitive Brain Research, 3,* 131-141.
Segal, Z. V., Williams, J. M. G., & Teasdale, J. D. (2002). *Mindfulness-based cognitive therapy for depression: A new approach to preventing relapse.* New York: Guilford Press.
Sheets-Johnstone, M. (1999). *The primacy of movement.* Philadelphia: John Benjamin.
Stromsted, T. (2001). Re-inhabiting the female body: Authentic Movement as a gateway to transformation. *The Arts in Psychotherapy, 28(1),* 39-55.
Thompson, E., & Varela, F. (forthcoming). *Why the mind is not in the head.* Harvard University Press.
Varela, F. (1996). Neurophenomenology: A methodological remedy to the hard problem. *Journal of Consciousness Studies, 3,* 330-350.

A.

Basic Frameworks of Movement Analysis

Bewegungsanalytische Verfahren und Prinzipien

FRAMEWORK FOR LABAN'S CORE PRINCIPLES OF MOVEMENT

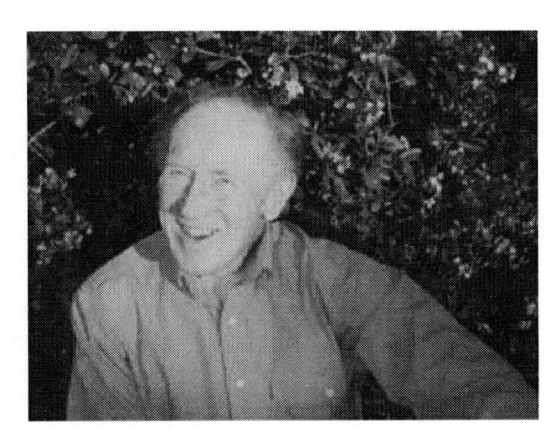

Warren Lamb

Rudolf Laban was preoccupied with movement in every aspect of his life. One of his most frequently spoken words was **flux**. For him everything was in a state of flux. This paper suggests that those who follow him have often had difficulty in replicating such a complete immersion in movement or have not wanted to. Three trends point to problems in even attempting to do so:

- There has been a proliferation of terms and techniques presented as movement but in many cases they are concerned with static images.
- Academic study, in seeking rigour, often arrests the flux.
- People usually feel more confident and in control when what they are dealing with is not in a process of change.

During the twenty years in England before his death in 1958, Laban categorised all his movement research under Eukinetics (Effort) (Laban & Lawrence, 1947), Choreutics (Shape) (Laban, 1966), or a combination of both. Shape was synonymous with space and included Space Harmony study. This duality was a common denominator to all that he did. That it is a duality has been recognised (Sievert, 1966) but has also been very much ignored.

One factor contributing to the dearth of studying movement as movement (especially if it is claimed to derive from Laban) has been lack of understanding of flow. Dr. Judith Kestenberg sought to advance knowledge of this particular component of movement (Kestenberg Amighi et al., 1999). More understanding of its links with other components is consistent with Effort/Shape duality. A good example of flow as part of the duality is in understanding how women move differently from men, male/female itself being an analogous duality.

The promotion of this International Congress invites the question whether it might be confusing what movement is from the title. It is stated to be a congress on movement analysis in education, therapy and science yet is entitled "Moving from Within".

How do we study movement from (presumably) within the body or within the mind or both? We can feel it or we can intrude into the body with a variety of instruments to see what is going on and scientifically measure it. Is this what is meant? Laban himself may be responsible for some confusion because of his frequent reference to inner movement or inner attitude. In his case it did not arrest his flow of movement. In many other cases, especially when associated with somatic techniques like Alexander, Feldenkrais, Pilates, Bartenieff Fundamentals, Yoga – just to give a few examples – it does appear to do so.

Finally, does it matter? Using movement terms to describe stillness, together with a record of other aspects of the body, is undoubtedly useful and, in the terms of this congress, potentially educational, therapeutic, and scientific. It does require, however, that movement and stillness are understood **not** to be the same thing.

Movement as flux

It should not be necessary to have to explain that movement is a process of variation. Often, however, it is necessary to do so, even with people who have been trained in Laban movement. An example is of a professional movement analyst who offered the observation "hands held still by the side for long periods" in a paper headed "Movement Observation". Of course, it can be a valuable observation to make but not if it is categorised as movement. Another example is of a flustered student who asked that the highly active person whose movement she was trying to notate should keep still so that she could observe him. How can movement be "still"? An observation of stillness for, say, a particular duration could be combined with movement observation but then it needs to be defined whether meaning is being deduced from the stillness, from the movement, or from a combination of both. It also has to be recognised that movement is going on all the time we are alive, in the heartbeat for example, so there is a need also to define what is meant by "stillness". It can only be used as a relative term defined by what we can observe or measure.

The concept of range of movement, analogous to range or vocabulary in the use of language, was fundamental to Laban's teaching. He taught that a relatively greater range was better than a smaller range, so long as it was balanced. His sixteen themes for teaching movement applicable to different stages of childhood were designed to encourage a mastery of as broad as possible a range of movement. However, it was essential for the child to accomplish this in a balanced way; another favourite word of Laban's was "lopsided" referring to a person whose range included imbalances such as an excess of effort relative to shape.

It was vital to teach "in terms of movement" – another favourite saying of Laban's. For example, the effort term "direct" is often used by a teacher to describe one of the efforts codified by Laban. The observation is likely to be demonstrated as a hand pointing while the eyes are in a stare. It is thus a photographic image used to describe movement. No movement can be just direct. It has to be a process of variation beginning with more direct becoming less direct, or indirect becoming more direct. These can be very different from each other, have different meanings, and, as part of the process have links with other efforts and shapes. If a selection is being made of the one component independently of others it should be made clear (see figure 1 below).

Every process of variation must have an extreme. There has to be a point beyond which the movement cannot become more direct. It is a feature of particular significance for therapists because any extreme reached in any of the components of movement has the effect of paralysing all movement. For example, the process of increasing pressure has a limit and it has to be either held or reversed before getting to an extreme, visible as cramp, which then paralyses all movement. Recognition of this feature in movement observation and analysis can contribute to diagnosis in terms of movement of the patient's problems.

A term used in movement analysis such as "carving" described by Irmgard Bartenieff in her book "Body Movement: Coping with the Environment" (Bartenieff & Lewis, 1980) is one example which, despite its value to the user, tends to distract the observer from actually observing movement. It is one of a proliferation of terms and there is nothing wrong with them so long as what varies while the person is doing "carving" is clear.

Flow

Laban referred to flow as an effort element. The terms Space – Weight – Time – Flow were taught in 1947, usually in that order but not always. The way in which he brought them together to constitute the "drives" (spell, passion, action, vision) suggests that he conceived them as of equal merit. Many people still retain that concept today. He referred to the kinesphere and shaping within it as ball, pin, wall, screw. Always, to me, it looked like movement he was doing when he demonstrated these terms. He was not playing statues. And he always referred to the scales derived from, for example, the icosahedron as creating movement shapes and not as going from point to point. So, in the early 1960's, when Kestenberg studied with me, I taught her that there were two flows, effort flow and shape flow. She ran with it and applied her own incredible energy, sense for movement, and intellect to the development of the Kestenberg Movement Profile. Her achievement alone justifies my development of Laban's theories into the framework first published in 1965 in my book "Posture and Gesture" (Lamb, 1965).

COMPONENTS OF MOVEMENT

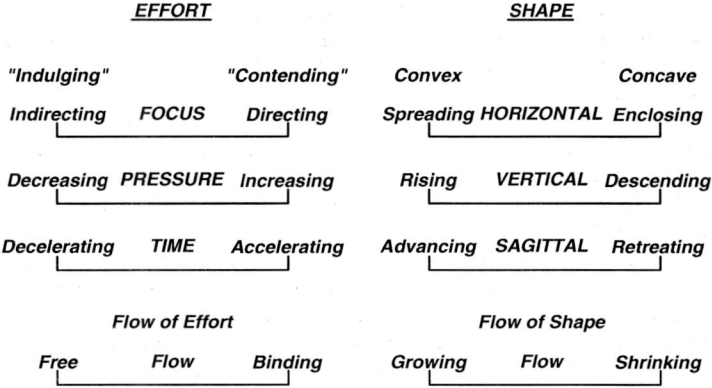

EFFORT			SHAPE		
"Indulging"		"Contending"	Convex		Concave
Indirecting	FOCUS	Directing	Spreading	HORIZONTAL	Enclosing
Decreasing	PRESSURE	Increasing	Rising	VERTICAL	Descending
Decelerating	TIME	Accelerating	Advancing	SAGITTAL	Retreating
	Flow of Effort			Flow of Shape	
Free	Flow	Binding	Growing	Flow	Shrinking

Fig. 1: Framework for observing movement

I claim that expressing Laban's concepts in this way was a necessary development and encapsulates his core principles. What the framework does can be summarised:

- It relates effort to shape, recognising the three zones of the kinesphere (horizontally, vertically or sagittally oriented) as complementary to the three efforts of space, weight and time. Laban's teaching of the Diagonal Scale had already established such complementarity.
- Similarly, the two flows are complementary to each other and to treat them as such adds to the original concepts pioneered by Laban. Growing and shrinking were terms which everyone understood. My work with Bartenieff and Kestenberg helped to establish the applicability of this framework.
- Most particularly, Kestenberg confirmed that flow has to be treated differently from other efforts and shaping. It became encapsulated in her core principles that both effort Flow and shape Flow diminish during childhood growth while layer upon layer of effort/shape experience is established.
- The framework is designed to encourage the observation of movement as a process of variation. We do not just see "bound", "shrink", "direct", "strong" etc. If it is movement we are observing we have to see a process of becoming more or less "bound", "shrunk", "direct" or "strong". So I expressed the terms in the present participle – each ending in ...ing – and forever since I have been drawing bipolar diagrams, each with two extremes and a middle, neutral, area similar to the seesaws in a children's playground to emphasise that each process has its extreme. How can I encourage all movement analysts to play with seesaws? They really do help in giving a picture of what is happening in terms of movement.
- The seesaws also help to remind us that there is a lot of movement going on which is too small to observe with the human eye. It is helpful to visualise such movement as happening around a fulcrum with movement emerging as it becomes observable.
- The framework facilitates the recognition of links between each of the efforts and each of the shapings, between effort components and shape components, between both flows and between each of the flows and combinations of effort and shaping. Recognising that such links occur, helps to see phrasing and this supplies richer material for analysis.

It is good that there is increasing interest in the Kestenberg Movement Profile. The skill of KMP teachers and practitioners in simplifying Dr. Kestenberg's work and freeing it from the predominantly Freudian concepts to which she allied it will help to establish generally much more understanding of the complex nature of flow and to see it in conjunction with other components of movement.

Movement and Gender

Movement observation and analysis can make a contribution to Gender Studies. In order to be effective it probably needs a consistent application of movement as flux. Movement observations based on the effort/shape framework, which I have made in many different cultures around the world, including France, Italy, Scandinavia, South East Asia, India, Bahrain, show a recurring trend of links between the two flows and effort/shape components as shown in Figure 2.

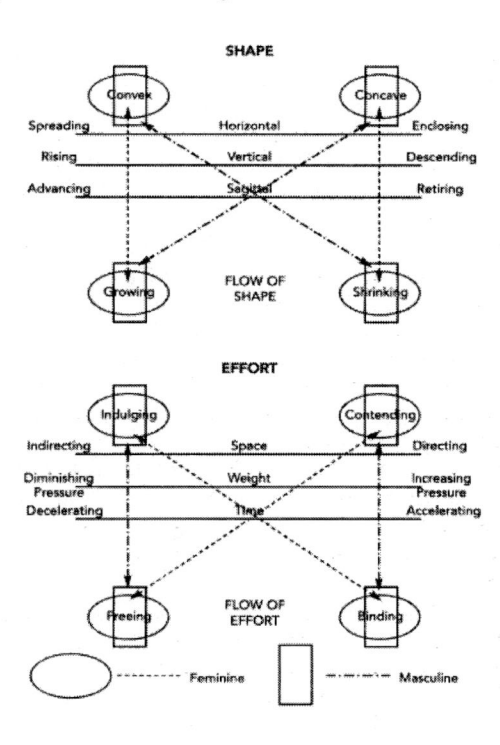

Fig. 2: The Framework showing links between Effort/Shape and Flow, which have been observed in either women or men

Assuming that the observations can be confirmed what do they mean? Just to extract one feature, that women tend to combine growing with convex shaping while men combine growing with concave shaping, illustrates the sort of contribution movement analysis can make. To grow makes us feel relatively **big**; to create convex shaping makes us **open**. Concave shaping makes us relatively **closed**. How can this be interpreted (LaBarre, 2001; Davies, 2006; Loman, 1992)? As it is movement which is being studied then we have to take into account that the link, say, growing/opening, is changing all the time. It is not a fixed state. Therefore we cannot expect that a woman or a man will continuously exhibit the links mentioned above. They occur fleetingly and the observations from which these findings were derived indicate only a tendency towards one link or another. Nevertheless, if you grow and feel some tendency to want to open that is different from feeling some tendency to want to close. This is just one example of the sort of information which movement analysis can offer to the field of gender.

Gender differences are present in our awareness all the time. While Laban would be regarded as chauvinistic by today's standards he has nevertheless provided the terms of movement which make possible a fresh and potentially significant contribution.

Moving from Within

I respect many body techniques such as Alexander, Feldenkrais, Yoga, Pilates, and others and have benefited from some of them. Laban and I met with Matthias Alexander in the early 1950's. Afterwards Laban said "He kills the flow." As Alexander had published a book entitled "Conscious Control of the Individual" this is not surprising. It is certainly true that asking students to seek "inner" awareness usually invites conscious control.

Again, I am not saying there is anything wrong with these techniques. My question is whether they are influencing the teaching of movement and application of movement analysis. In other words, movement is being applied as a more or less consciously controlled body technique and not as a process of variation. Are we killing the movement in order to think and deliberate on our feelings too much during the class, thereby restricting our immersion in the movement?

I have attended a number of classes, and observed others, promoted as movement in one way or another. They include classes sponsored by The Laban/Bartenieff Institute of Movement Studies, Integrated Movement Studies, the Labanotation Institute at the University of Surrey, and the Dance Therapy Program at Columbia College, Chicago. My expectations were unfulfilled. We spent a lot of time on the floor, we found partners and deliberated on what we felt, we were asked to share our feelings, and when we did move it was often in slow motion. It is all movement, of course, – everything is movement – but how rich or poor was the experience of movement as flux? Bartenieff developed her "Fundamentals" based on Laban concepts (Bartenieff & Lewis,1980). They are valuable and deserve to become as well known as Alexander or Feldenkrais but do they incorporate movement, i.e. movement as a process of variation, any more than Alexander or Feldenkrais?

If the answer is No then that is perfectly all right. But some parts of Bartenieff Fundamentals should not be presented as though it is movement, in particular most of the floor exercises. Nor does Laban's understanding of movement as a constant flux have to be exclusively followed. There are other approaches. It is worth asking, however, "Might we be missing something?" Part of that something, and a vital part, is flow. When Laban's concept of flow, particularly effort flow together with shape flow, is understood as the basis from which all other movement emerges then what we offer is greatly enriched and is too valuable to ignore.

There is no lack of capability among students and teachers at the classes I attended. Many were dancers and could flow much better than I can. It is interesting to ponder, however, whether even in some professional dance performances there is a trend in contemporary choreography and athleticism of the dancers to diminish the amount of flow variation.

If such a trend can be confirmed and it is influencing the teaching of movement and dance with children as well as therapeutic movement work, there is a need for it to be revived. Children need to grow up retaining enough flow variation to nourish their effort/shape activity, and a patient does not get enough experience of movement to benefit if the amount of flow variation is low. One benefit of incorporating a lot of flow variation with effort/shape is to foster the expression of identification with the environment, of participatory involvement either to control or release or grow or shrink. Spontaneity and enthusiasm and a 'have a go' spirit are preferred over conscious control and aloofness. Of course, in the wrong context such benefits can become liabilities.

Reviving flow does not mean we deny ourselves the possibility of moving from within. On the contrary, the potential is enhanced. To encourage integrated movement (Posture-Gesture-Merging as I call it) within a broad range of flow variation provides a rich, meaningful experience which does not have to be mystified by being described as inner. We do not have to replicate the conscious control, feeling dominated, slow motion procedures of the body techniques. Also, techniques can be derived from the Kestenberg work to encourage flow.

One further point arises from interpretation of 'within' as having meaning compared to absence of meaning if the movement is from 'without'. Predominance of the latter is sometimes interpreted as stress (Hackney, 1999). Another sort of meaning has to do with some aspect of personality. An example is the field of decision-making theory. It is beginning to recognise the influence of the body (Damasio, 1996; Buchanan & O'Connell, 2006). Movement Pattern Analysis is already making a contribution to this field (Moore, 2005). There is scope within brain research, neuropsychology, and other disciplines in the burgeoning mind/body field of studies. The 'science' aspect mentioned in the title of this Congress can act as a spur to promote the much greater contribution we can make – so long as it is ***movement, flux, process of variation.***

REFERENCES

Bartenieff, I., & Lewis, D. (1980). *Body Movement: Coping with the Environment.* New York: Gordon and Breach.
Buchanan, L., & O'Connell, A. (2006). *A Brief History of Decision Making.* Boston: Harvard Business Review Supplement.
Damasio, A. (1996). *Descartes' Error.* London: Papermac.
Davies, E. (2006). Beyond *Dance: Laban's Legacy of Movement Analysis.* New York: Routledge.
Hackney, P. (1999). *Making Connections.* New York: Gordon and Breach.
Kestenberg Amighi, J., Loman, S., Lewis, P., & Sossin, K. M. (1999). *The Meaning of Movement: Development and clinical perspectives of the Kestenberg Movement Profile.* New York: Brunner-Routledge.
Laban, R., & Lawrence, F. C. (1947). *Effort.* London: Macdonald & Evans.
Laban, R. (1948). *Modern Educational Dance. London*: Macdonald & Evans.
Laban, R. (1966). *Choreutics.* In L. Ullmann. London: Macdonald & Evans.
LaBarre, F. (2001). *On Moving and Being Moved.* New Jersey and London: The Analytic Press.
Lamb, W. (1965). *Posture and Gesture.* London: Duckworth.
Loman, S. (1992). *The Body-Mind Connection in Human Movement Analysis.* Antioch New England Graduate School, Keene, NH.
Moore, C. L. (2005). *Movement and Making Decisions.* New York: Rosen.
Sievert, M. (2006). The Laban Lecture 2006. In Sievert, *Movement and Dance.* London: The Laban Guild.

LABAN BEWEGUNGSANALYSE
EINE GRUNDLAGE FÜR BEWEGUNG UND TANZ

Antja M. Kennedy

In diesem Beitrag werden die Grundgedanken und Begriffe der Laban Bewegungsanalyse und die Weiterentwicklung durch Bartenieff und Hackney vorgestellt. Die sechs zentralen Kategorien der Bewegung und einige wesentliche Aspekte in jeder Kategorie werden erläutert.

Laban Movement Analysis: A basic framework for movement and dance

This article introduces the basic ideas and concepts of Laban Movement Analysis (LMA) and the development by Bartenieff and Hackney. The six central categories of movement and some essential aspects in each category are explained.

Keywords: Bewegungsfaktoren, Körperaktionen, Kinesphäre, Antriebselemente, Formveränderung, Phrasierung, Beziehung

Der „Vater" der Bewegungsanalyse, **Rudolf von Laban** (1879-1958), war nicht nur Tänzer, Choreograph, Bewegungsforscher und bildender Künstler, er beschäftigte sich auch mit Musik, Architektur, Geometrie und Psychologie. Laban wollte eine Stärkung des Bewusstseins für Bewegung und das *Denken in Bewegungsbegriffen* (Laban, 1988) welches sich an der inneren Welt des Menschen orientiert und sein Ventil in der Bewegung findet. Dies stellte er dem *Denken in Wortbegriffen* gegenüber. Gleichzeitig suchte er eine Verbindung zwischen Bewegungs- und Wortdenken „*damit letztendlich beide Denkweisen zu einer neuen Form integriert werden können*". (Laban, 1988, S. 25)

Von Anfang an wurde Labans Arbeit durch seine SchülerInnen und MitarbeiterInnen unterstützt und in verschiedene Richtungen weiterentwickelt. **Irmgard Bartenieff** (1900-1981) studierte um 1920 an einer Laban Schule in Berlin und war in ihrem ersten Beruf Tänzerin. 1936 emigrierte sie nach New York, studierte Physiotherapie und arbeitete als Therapeutin in verschiedenen Krankenhäusern. 1978 gründete sie das Laban Institute of Movement Studies in dem *Laban Movement Analysis* unterrichtet wird. Die Laban Bewegungsanalyse wurde von ihrer Schülerin **Peggy Hackney,** Tänzerin und Tanzpädagogin, noch weiter ausdifferenziert.

Die heutige Laban Bewegungsanalyse bildet eine praxisorientierte Grundlage, um Bewegung zu erleben, präzise zu beobachten, nonverbales Verhalten zu beschreiben und zu dokumentieren. Durch das Verständnis des gesamten Spektrums an Bewegungsmöglichkeiten können zusätzlich Bewegungspräferenzen erkannt werden. Die Laban Bewegungsanalyse kann für jede Form von Arbeit mit Bewegung und Tanz im pädagogischen, therapeutischen oder kreativen Bereich eingesetzt werden; z. B. im pädagogischen zur Korrektur und Coaching, im therapeutischen zur Unterstützung der Diagnosefindung und Behandlung und im kreativen Bereich, um die zur Verfügung stehenden Ressourcen zu erweitern.

Die Laban Bewegungsanalyse, in der Weiterentwicklung von Bartenieff und Hackney (1998), unterscheidet sechs **Bewegungskategorien,** um die Komplexität einer Bewegung zu zerlegen (siehe Abb. 1). Die Besonderheit jeder einzelnen Bewegung entsteht nicht nur aus der Addition der verschiedenen Elemente, sondern aus deren vielseitigem Zusammenwirken. Außerdem ist jede Bewegung davon gefärbt, welche Kategorie/Kategorien mehr im Vordergrund steht/stehen.

**Überblick der Kategorien
der Laban Bewegungsanalyse**

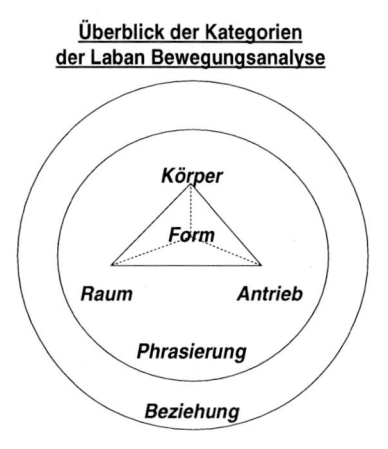

Abb. 1: Die sechs grundlegenden Kategorien der Laban Bewegungsanalyse

Körper: Welche Bewegung wird ausgeführt? Welche Teile sind involviert?

Laban (1988) differenzierte den Körper nicht nur in verschiedene Körperteile durch die Gelenkstruktur, sondern unterschied auch verschiedene Körperaktionen (Geste, Veränderung der Unterstützung/Gewichtsverlagerung, Sprung, Rotation/Drehung, Fortbewegung/ Raumweg). Bartenieff (Hackney, 1998) ergänzte Labans Arbeit durch die Suche nach dem lebendigen Zusammenspiel zwischen einzelnen Körperteilen: den Körperverbindungen und Körperorganisationsmustern. Sie nutzte das Repertoire von Labans bewegungsanalytischen Konzepten und entwickelte daraus eigene körperbezogene Prinzipien, z.B. Erden, Atemunterstützung.

Raum: Wohin geht die Bewegung?

Laban (1991) hat den *Raum*, ähnlich wie in der Architektur, ein- zwei- und dreidimensional erschlossen. Nicht nur der *allgemeine Raum* um uns herum, sondern auch der persönliche Bewegungsraum, die *Kinesphäre*, wird betrachtet. Genau definierte Punkte des Raumes geben Orientierung und die verschiedenen Raumwege dazwischen können definiert, trainiert und beobachtet werden. Als Modelle für die *Kinesphäre* nutzte er platonische Körper, z.B. die *Dimensionen* befinden sich im Modell des *Oktaeders*. Die innerhalb dieser Modelle von ihm geschaffenen Bewegungsskalen, vergleichbar mit musikalischen Tonleitern, folgen genau beschriebenen Raumwegen, z. B. die *Verteidigungsskala* im *Oktaeder (siehe Abb. 2)*.

Die verschiedenen Skalen in den Raummodellen (*Oktaeder*, *Würfel* und *Ikosaeder*) trainieren und vermitteln ein harmonisches Raumgefühl und fordern dazu heraus, sich auch in bisher unbekannten Bereichen der eigenen Kinesphäre zu bewegen. Dadurch werden Wachheit für die Raumnutzung und ein größeres dreidimensionales Bewegungsrepertoire angestrebt.

Oktaeder mit Raumorientierungspunkten:	Skala im Oktaeder:

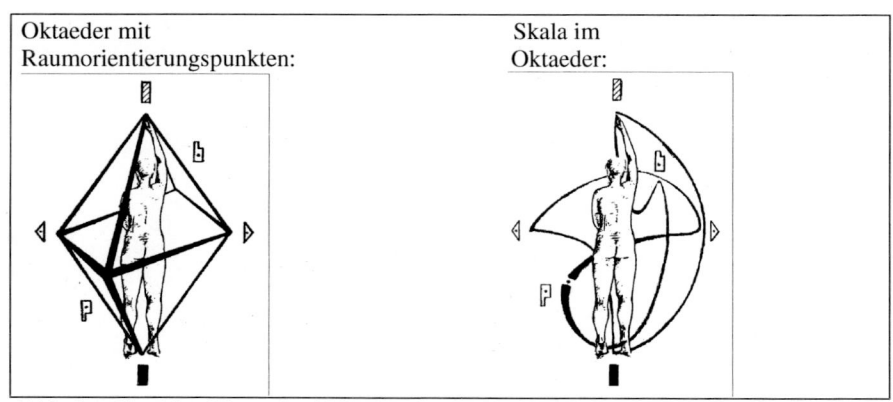

Abb. 2: Oktaeder (Kennedy, 2007; Zeichnungen: Elisabeth Howey)

Antrieb: **Wie wird die Bewegung ausgeführt – mit welcher energetischen Qualität?**

Um die dynamische Qualität einer Bewegung zu beschreiben, bedient man sich üblicherweise einer sehr bildhaften, subjektiv empfundenen und interpretationsreichen Ausdrucksweise, z. B. „Eine Person stampfte wie wild herum." Laban hat eine objektivere Sprache und eine klare Struktur für die Charakterisierung von energetischen Qualitäten in der Bewegung geschaffen.

Laban (1988) definierte die vier Bewegungsfaktoren des *Antriebs* – *Kraft/Schwerkraft, Fluss, Raum* und *Zeit* – und ein Kontinuum zwischen zwei Polen – dem *ankämpfenden* und dem *erspürenden* Pol. Im Laufe der Zeit haben sich durch Laban selbst, wie auch durch verschiedene Übersetzer, unterschiedliche Begriffe zu den Elementen eingebürgert. Hier sind die Begriffe die wir in EUROLAB (Europäischer Verband für Laban/Bartenieff Bewegungsstudien) z. Zt. verwenden (in Klammern die weiteren möglichen Begriffe).

FAKTOR	*ANTRIEB*	
	ELEMENT	
	Ankämpfend	**Erspürend**
Kraft/Gewicht	*kraftvoll (stark / fest)*	*leicht (zart)*
Fluss	*gebunden*	*frei*
Raum	*direkt*	*flexibel (indirekt)*
Zeit	*plötzlich (beschleunigt)*	*verzögert (getragen/allmählich)*

Mit nur acht *Antriebselementen* und deren zahlreichen Kombinations- und zeitlichen Anordnungsmöglichkeiten können wir die vielseitigen Nuancen von dynamischen Qualitäten unterscheiden. Zum Beispiel: eine *kraftvoll-plötzliche* Bewegung ist etwas anderes als eine *kraftvoll-plötzlich-direkte* oder eine *kraftvoll-plötzlich-freie* Bewegung! Das erste wäre nach Laban die *rhythmische Stimmung*, das zweite der Bewegungstrieb *Aktion* und das dritte der Bewegungstrieb *Leidenschaft*. Alle drei Kombinationsmöglichkeiten könnten von der o.g. stampfenden Person verwendet werden! Nur wer konkret benennen kann, was die dynamische Qualität ist, kann auch beobachten, ob bestimmte Angebote diese Qualität zu erweitern vermögen.

Form: Wie wird die Bewegung ausgeführt – mit welcher plastischen Qualität?

Laban war zuerst bildender Künstler. Daher wundert es nicht, dass Laban (1920) zunächst Bewegung als eine Entwicklung von einer stillen Form zur nächsten stillen Form sah und sie als *„eine Folge von Formverwandlungen"* (Laban, 1920, S. 214) beschrieb. Bei der *stillen Form* wird die plastische Körpermasse betrachtet, die unterschiedliche Formen annehmen kann. Hackney (1998) charakterisiert diese durch die von Laban verwendeten Begriffe: *Nadel (längliche Form), Ball (runde Form), Wand (flache Form), Schraube (verwrungene Form)* und *Tetraeder/ Pyramide (eckige sphärische Form)*.

Die *„Formen* der Bewegung" bezeichnete Laban (1926, S. 94) zuerst: *„droit"* (gerade), *„ouvert"* (gebogen/offen), *„rond"* (gerundet/kreisförmig) und *„tortillé"* (gewrungen). Später nennt Laban (1991) diese Formen im Raum Spur*formen*. Heute unterscheiden wir die Spuren in der Kategorie *Raum* (in der Kinesphäre) von der plastischen *Form*. Angeregt durch den Laban Schüler Warren Lamb ist durch Judith Kestenberg die Formveränderung entwickelt worden, die Bartenieff aufgriff und Hackney weiter ausdifferenzierte.

Hackney (1998) teilt die *Art der Formveränderung* in drei verschiedene Aspekte auf: *Formfluss, Zielgerichtet – speichenförmig oder bogenförmig – und Modellieren*. Diese Aspekte zeigen in der Bewegung die innere Haltung (bewusst oder unbewusst) zur Veränderung der Form im Körper, ob sie selbst- oder umweltorientiert ist. Bei Hackney werden die *Formqualitäten – steigen, sinken, ausbreiten, einschließen, vorrücken (vorstreben) und zurückziehen* – getrennt von der *Art der Formveränderung* betrachtet und sind in der räumlichen Affinität zu den Dimensionen anzusiedeln (nicht wie bei Lamb/Kestenberg zu den Flächen). Somit kann jede Perspektive an sich und, wenn sinnvoll, ihr Zusammenwirken mit allen anderen Kategorien beobachtet werden.

Phrasierung: Wie ist der zeitliche Ablauf der Bewegung?

Laban unterschied bei der Phrasierung der Bewegung generell zwischen Verausgabung und Erholung. Heute können wir darüber hinaus die Phrasierung an sich betrachten. Es zeigt uns die persönliche zeitliche Ordnungspräferenz, z. B. wenn jemand den Satz „Ich will das nicht!" sagt, kann er ihn mit Sprache und Bewegung gemeinsam anfangs-, mittel- oder endbetont phrasieren. Im nächsten Schritt können wir die Körper-, Raum-, Antriebs- oder Formphrasierung noch differenzierter analysieren. Die Betonung wirkt vollkommen anders, wenn sie in der Bewegung mit Arm oder Bein, hoch oder tief, leicht oder kraftvoll, zielgerichtet oder modellierend geschieht.

Beziehung: Wie setzt sich die Person zu etwas oder jemand in Beziehung?

Einer generellen Differenzierung der Kategorie *Beziehung* hat sich eine weitere Schülerin von Laban, Anne Hutchinson Guest, zugewandt. Die *Beziehung* kann zu sich selbst (verschiedene Körperteile zu einander), zu jemand anderem oder zu einem Objekt sein. Bei Hutchinson (1983) sind die unterschiedlichen *Grade der Beziehung*: etwas *gewahr sein/wahrnehmen ansprechen, Abstand halten oder verändern, berühren und unterstützen*. Diese sind in der Regel aufeinander aufbauend. Sie können als grobes Schema ausreichen oder noch weiter aufgefächert werden.

Notation

Einen wichtigen Beitrag zur Analyse und Dokumentation einer Bewegung bilden die von Laban entwickelten Symbole für die verschiedenen Aspekte der Bewegung und deren grammatikalische Ausformulierung in verschiedene Schriftarten. Anhand grafischer Zeichen können die einzelnen Elemente (und verschiedene Kombinationen) der Kategorien Körper, Antrieb, Raum, Form, Phrasierung und Beziehung aufgezeichnet werden. Dieselben Symbole wurden von Laban und seinen Schülern zu unterschiedlichen Schriftarten zusammengefügt: Labanotation oder Kinetographie Laban (Laban 1995), Motivschrift (Hutchinson 1983) und Phrasenschrift (Bartenieff 1981). Die Laban Bewegungsanalyse verwendet vor allem die letzten zwei.

Bewegung erfassen

Die obige Begriffsbildung und Beschreibung ist nur ein Ausschnitt aus der heutigen Laban Bewegungsanalyse. Innerhalb der sechs Kategorien gibt es insgesamt etwa 60 Parameter, um verschiedenste Aspekte einer Bewegung zu differenzieren. Die Laban Bewegungsanalyse ist eine umfassende Grundlage, die unter fachkundiger Leitung erlernt werden, und sich in einer praxisbezogenen Ausbildung verfestigen muss. Oberstes Ziel ist, die äußere und innere Wahrnehmung von Bewegung in Einklang zu bringen. Die Auffächerung ergibt unterschiedliche Perspektiven auf ein und dasselbe „Gebäude": die menschliche Bewegung. Am Ende des Prozesses der Differenzierung ist die Synthese der Parameter wichtig – eingebettet in den Kontext – die dann das Analysierte in einen Sinnzusammenhang stellt und Interpretation erlaubt. Durch diese Herangehensweise entstehen neue Zusammenhänge und Verknüpfungen – ein „bewegtes Wissen" (Kennedy, 2007).

REFERENZEN

Bartenieff, Irmgard & Lewis, Dori (1981). Body Movement: Coping with the Environment. New York: Gordon and Breach.
Laban, Rudolf (1920). Welt des Tänzers, Stuttgart/ Heilbronn: Walter Seifert Verlag.
Laban, Rudolf (1926). Choreographie, Jena: Eugen Dietrich Verlag.
Laban, Rudolf (1981). Der Moderne Ausdruckstanz. Wilhelmshaven; Heinrichhofen's Verlag.
Laban, Rudolf (1988). Die Kunst der Bewegung, Wilhelmshaven: Florian Noetzel Verlag.
Laban, Rudolf (1991). Choreutik - Grundlagen der Raumharmonielehre des Tanzes. Wilhelmshaven: Florian Noetzel Verlag.
Laban, Rudolf (1995). Kinetographie – Labanotation, Einführung in die Grundbegriffe der Bewegungs- und Tanzschrift. Wilhelmshaven: Florian Noetzel Verlag.
Hackney, Peggy (1998). Making Connections – Total Body Integration through Bartenieff Fundamentals. London: Gordon and Breach.
Hutchinson Guest, Ann (1983). Your Move: A New Approach to the Study of Movement and Dance. London: Gordon and Breach.
Kennedy, Antja (2007). Bewegtes Wissen, Unveröffentlichtes Manuscript.

MOMENT OF WHOLENESS –
HOW AWARENESS OF ACTION PROFILE ® INTEGRATED MOVEMENT AND RELATED MODES OF THINKING CAN ENHANCE ACTION

Pamela Ramsden

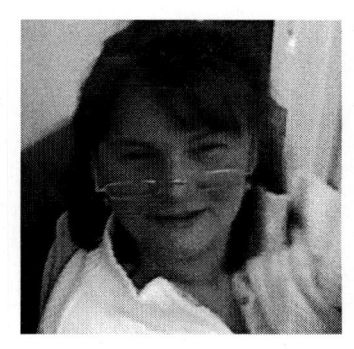

This chapter describes how effort and shaping movement in moments of wholeness relate to twelve modes of thought. When individuals translate abstract ideas into embodied action every moment of wholeness (merging of posture into, or out of gesture) requires pre-conscious affirmation of a combination of movement qualities. The movement qualities emerging into moments of wholeness with their related thought processes guide the path taken from dream or idea into action. Brief theoretical background and practical methods for self-observation, experimentation and enhancing awareness are given. The suggestion is that greater experiential awareness leads to increased understanding of preferred approaches to action and more satisfying and effective ways of pursuing ones dreams and goals.

Authentische Momente - Wie das Bewusstsein der integrierten Bewegungen und Denkstile nach dem Action Profile® effektives Handeln fördern kann

Das Kapitel beschreibt, wie Effort/Shape Bewegungen in authentischen Momenten (integrierte Bewegungen) in Verbindung mit 12 Denkstilen stehen. Ein kurzer Theoriehintergrund und praktische Anleitungen zur Selbstbeobachtung und Bewusstwerdung werden gegeben. Die Annahme ist, dass ein größerer Erfahrungsreichtum zu einem besseren Verständnis bevorzugter Handlungsstile und zu effektiveren Methoden führt, eigene Wünsche und Ziele zu verfolgen.

Keywords: embodied action, experiential awareness, thought process, integrated movement, wholeness

Have you ever played around with an idea in your head for a while but done nothing about it? Or perhaps you made a few false starts and then let it go. Or perhaps you found yourself becoming truly interested – starting to develop aspects of an idea but then got stuck. Or maybe you found yourself getting to the bottom of some tricky issues around it, perhaps taking a first step – or just doing the whole thing – even perhaps with a sudden surge of enthusiasm?

This is because to turn a dream or idea into action you have to fully embody it. You have to move with it, shape it and take it completely into your own bodily space, weight and time. At first you might make a few false starts and try out a few gestures but if that is as far as it goes the action will lapse. Or you may push yourself to get on with it and try on a posture or two but still the action lapses or gets stuck. Then seemingly out of the blue it all comes together – there is a moment of wholeness when your gesture flows in or out of a posture, becoming a whole body integration – and bingo you are making something happen. When we take observations for an Action Profile ® Pattern we are recording these moments of wholeness. They occur in a recurring sequence and pattern, which is unique to each of us.

Your way of making something happen is unique to you because every moment of wholeness requires your pre-conscious selection of a certain combination of movement qualities. And it is the movement qualities in those moments of wholeness that guide the path you take from dream or idea into action. Perhaps it is usual for you to direct your attention into probing and specifying what you are interested in, then to accelerate the pace and firm up what you want, then to advance to the goal you have spotted. Or perhaps you are the kind of person that finds yourself accelerating toward an opportunity first, then enclosing to embrace a variety of ways to get there, firming up on what you really wanted, ending up with directing your attention to the specifics of what you have got a hold of. Or your way might be yet another of the many, many different pathways we have found people characteristically pursuing.

No sequence or pathway is good or bad in itself. But they are not all ideally suitable for all situations. So sometimes we find ourselves at a loss, getting stuck, or going round in circles because we are missing out something that is required or doing too much of something that is not really needed. Perhaps we are doing things in an inappropriate order for a particular task. Perhaps we force ourselves into a pattern that is not natural to us. Sometimes it may be because we just cannot find the way to begin that is right for us. Becoming more aware of our moments of wholeness as they occur and what the movement qualities are in these moments gives us a better sense of possible pathways and helps to smooth our journey into action.

DANCE OF THE BODY/MIND – INTERPLAY BETWEEN WHOLE BODY EFFORT AND SHAPING MOVEMENT AND TWELVE MODES OF THINKING[1]

> *"People who are strong, quick and direct can easily be distinguished from those with sensitive fine touch, sustained consideration, and flexible approach to decisions and actions."* (Rudolf v. Laban & F.C. Lawrence, 1947)

Laban (Laban & Lawrence, 1947) referred to the capacity of human beings to make mental effort as well as physical effort. He noted that there are distinct differences between 'fighting' mental efforts corresponding to the movement qualities of *directing, increasing pressure (firmness)* and *accelerating (sudden)* and 'indulging' mental efforts corresponding to the movement qualities of *indirecting (flexible), lightness (fine touch)* and *decelerating (sustainment)*. *"The indulger in all the motion factors will have a greater ability for delicate mental operations, while the fighter against all the motion factors will be able to deal with mental work in which quick decisions and accuracy are demanded."* (Laban & Lawrence, 1947) Laban's view of the different meaning and function of what are known as the 'polarities' of movement is backed up by neurophysiologist Dr. Manfred Clynes who discovered the biologic law of unidirectional rate sensitivity. Dr. Clynes found that physical perceptions which appear to be linked – sensation of light and sensation of darkness, feeling cooler or hotter, while perceived as opposites are in fact distinct operations of different neural channels. Darkness is not *less-light* nor is lightness *less-dark* (Clynes, 1962).

---

[1] For a full description of the movement and related thought processes plus photos see the Action Profile ® Framework© 1973 revised 1993, 1994 Ramsden P. (1993) in Action Profiling (pp. 24, 110-126).

Evolutionarily, this allows for the quicker response to changes in the environment – an advantage for survival. (Clynes, 1962). This is relevant for the relationship of the so-called "movement polarities" of the Action Profile System. *Directing* is not *less-indirecting*, *spreading* not *less-enclosing* and so on. They appear to be pairs of opposites (hence the term), but in fact, are differently operating systems interacting together to make experience meaningful and facilitate the dance of body/mind. As a couple dancing together, sometimes one leading, then the other, sometimes one following, then the other, sometimes the two in unison so does the body/mind dance when ideas become action.

The interplay of Effort Movements and Assertive Modes of Thought – Making the effort to assert yourself in space, weight and time to gain information about what you want to do, affirm your intention and pace the progress of your action.

The movements described in this paragraph and all the descriptions below, while they may seem small or subtle and usually begin in one part of the body, are all in fact integrated, whole body movements. As you read – imagine yourself making the gestures mentioned, flowing into or out of a whole body movement of the same quality.

Directing Effort – Probing Thought Process:
Giving attention by specifying what already exists

Imagine that you are looking vaguely at a picture in a museum, at first not very interested at all. Then something in the picture attracts your attention – you lean forward directing your gaze in a more focused way – this is known as a directing effort. You are wanting to point your attention more directly at the picture – to get into the picture more. This is the dawning of a mental effort known as probing. You lean even closer now pointing your gaze and your body precisely at the spot that interests you – directing effort. As you are focusing your body in this way your mental effort is encouraged and you find yourself wanting to probe this aspect of the picture to take it in, in more detail and penetrate its meaning. The movement is helping you to continue your probing thought process.

Your friend who is there with you is chatting about the picture. He says something that puzzles you. You want to know more. You feel the urge to get some more details from him. You are beginning a probing thought process similar to the one that led you to look more closely at the picture. As the mental effort begins, the physical is also aroused. You instinctively lean toward your friend – using a pointing motion with your head – a directing effort. This helps to focus your mind precisely so you can ask a question that will point to the extra information you now want. This is the probing thought process. Again, but now in relation to a more abstract subject matter the pinpointing directing effort facilitates the pinpointing probing thought process.

Indirecting Effort-Connecting, Classifying Thought Process:
Giving attention by sorting what already exists

Further along the gallery you see two pictures by the same artist. At first you stare separately at one then the other. Then something in the second one reminds you of the first. Your eyes are wandering from one to another. This is an indirecting effort. You are wanting to find a connection between the two pictures. You allow your gaze to meander about within and from one picture to another. It encourages your mental effort in meandering about seeing where various aspects of the two pictures belong together, sorting, noting similarities, grouping them and classifying them in your mind. This is known as a classifying thought process. The meandering, connecting indirecting, physical effort enables the meandering, connecting classifying thought process.

In the cafe you and your friend are talking about a film you've seen. What she says seems to have no relationship to what you just said. A bit disoriented you begin to mull over what she said to find something that is similar about and connects her comment to yours. This is a connecting classifying thought process. As the mental effort begins the physical is also aroused. You are inclining your head and body in a querying fashion – a meandering indirecting effort. This helps your mind to meander around what you each said to find some commonality between the ideas. The meandering classifying thought process evokes the meandering indirecting physical effort.

Increasing Pressure Effort – Pressuring Thought Process:
Forming Intention by affirming what needs to be done.

There is a large and heavy chest in your lounge room, and you want to move it into the hall. Today is the day! You begin to push the chest toward the door with a firm increasing pressure effort. It's heavier than you thought. You feel more strongly that you want to make it happen – you start to put pressure on yourself, becoming engaged in what is known as a pressuring thought process. You put your back into it even more strongly – more increasing pressure effort. The movement encourages your mental effort and you tell yourself even more firmly that it needs to be done and you can do it, must do it, will do it. The strengthening increasing pressure effort facilitates the strengthening pressuring thought process.

Your flat mate arrives home. "Why on earth did you move the chest there?" With a surge of resolve you are formulating your argument to support your action – a pressuring thought process. Your hands are gripping the arms of your chair with an increasing pressure effort. This helps your mental firmness. "It takes up far too much room in the lounge." you say with conviction – pressuring thought process. The affirming pressuring thought process evokes the firming increasing pressure effort, which in turn promotes the firming pressuring thought process.

Decreasing Pressure Effort – Lightly Persisting Thought Process:
Forming Intention by persisting with what needs to be done in a resilient way

You have succeeded in writing all your cards for Christmas/holiday celebrations but you still have to put them into envelopes and attach the stamps – a job you find tedious. You breathe in as you pick up the first card with a delicate touch – a light hovering effort known as decreasing pressure. It helps you to allow your thoughts to hover lightly on the task ahead, feeling it's easy to go on. This is a lightly hovering mental effort called persisting. Holding the card with light touch you are delicately sliding it into the envelope – decreasing pressure effort. The movement encourages you mentally to keep going and realise that all you have to do is slide the cards in, one after another, after another – persisting thought process.

A few days later a close friend calls to thank you for the card. He tells you he is going abroad to work – not sure for how long. The obstacle registers – "Oh." You are realising how much you want the relationship to continue. This is a persisting thought process. You breathe in and your chest is rising lightly as if floating – a decreasing pressure effort. This helps your mind to float lightly over the impediment and keep going. "Oh, but we can still stay in touch." A gently persisting thought process is supported by light decreasing pressure effort.

Accelerating Effort – Opportunity Seizing Thought Process:
Committing to action by speeding up

At lunchtime you and your flat mate go for a walk. Immersed in conversation you lose track of time. With a quickening step you come to a halt using accelerating effort. Remembering you have a meeting in half an hour, thoughts flash through your mind about getting to the meeting on time – sensing opportunities for speeding things up. This is known as an opportunity seizing thought process. You are turning quickly toward your friend, making another accelerating effort, which further enables your opportunity seizing thought process as you tell her your problem, convey your sense of urgency and ask her if she is happy to drive you part or all of the way. The speeding up accelerating effort supports the speeding up opportunity seizing thought process.

At the meeting you like the ideas under discussion and are dying to get some action going. Then your colleague begins to go off track. You begin to feel impatient and want more urgency – opportunity seizing thought process. You interrupt your colleague by shifting quickly in your seat – this is an accelerating effort, which assists your mind to think with urgency and look for opportunities to speed up the action on the ideas. The speeding up opportunity seizing thought process stimulates the speeding up accelerating effort.

Decelerating Effort – Pacing Thought Process:
Committing to action by taking an appropriate amount of time

On your way home you decide to visit a relative. She is rushing about because her mother in law is coming to dinner. She knocks over a vase of flowers and bursts into tears. You go over to her and stroke her back with a slowing calming motion using a decelerating effort. The movement encourages you in thinking she needs to slow down and pace herself better so she can be more effective – this is known as a pacing thought process. There's a slowing down decelerating effort quality in your voice as you say soothingly "Calm down, it'll be all right, we'll get it all done." The slowing down decelerating effort is facilitating a slowing down pacing thought process.

You are discussing your latest long-term project with your team. Your boss is extremely enthusiastic about it. "Its fantastic" she says, "We can introduce stage one immediately at the departmental conference next week." Intuitively you sense she is rushing into it. This is the beginning of a slowing down pacing thought process. You are sitting back in your chair, slowly and deliberately. This is a decelerating effort. It helps your mind to go into pacing mode. "Not so fast," you say "there's plenty of time and I have more preparation to do." The slowing pacing thought process evokes the supportive slowing decelerating effort.

This concludes the descriptions of efforts and their related modes of thinking. Did you relate to some of them more easily than others? Good – this will help you to understand the most satisfying approach for you.

The Interplay of Shaping Movements and Perspective Gaining Modes of Thought* – Shaping your efforts by taking into account the whole picture as you take action

As before, remember that the movements described below – while they may seem small or subtle and begin in one part of the body, are all in fact integrated, whole body movements. As you read, continue to imagine the gestures mentioned flowing into or out of your whole body posture with the same quality of movement.

Enlosing Shaping – Encompassing Thought Process: Shaping Attention by bringing things together*

You're in the supermarket. There's a huge array of vegetables in front of you. As you are turning your head to take them in from one end to the other, your arms and chest are enclosing slightly following the arc of your gaze as if you were embracing or gathering the vegetables together. This is an enclosing shaping movement. It encourages you to consider what vegetables go together – a gathering together encompassing thought process. Tomatoes and onions, broccoli and yellow pepper – that'll give lots of variety. The bringing together enclosing shaping movement facilitates the bringing together encompassing thought process.

Later you bump into two of your friends. They're arguing. "We're killing the planet," says one. "Rubbish says the other, the planet can take care of itself – it's much more powerful than we are." You think – "they're both right"– a combining, bringing together encompassing thought. You are bringing your hands together with enclosing shaping movement which helps your mind to embrace and combine the two ideas – "Could it be we're killing parts of our environment because we're out of tune with the planet, which as you say is much more powerful than we are." The encompassing thought process evokes the enclosing shaping movement.

Spreading Shaping - Generating Thought Process: Shaping Attention by opening up to possibilities

That afternoon you are in your favourite room in the local art museum, a large room with a wonderful mixture of impressionist paintings. Where to start? Glancing with a sweeping gaze around the room, your shoulders are opening to follow the arc of your gaze, giving you a feeling of breadth of vision as if spreading the options out before you – a spreading shaping movement. It encourages you to open up to what's available – Picasso or Monet or Renoir or…? This is a generating thought process. The opening up spreading shaping movement stimulates the opening up generating thought process.

You're discussing what to cook for a dinner party you are having at the weekend. "Paprika chicken – we're good at that," suggests your flat mate. "And what else," you think. This is the emerging of an opening generating thought process. Your feet and knees are opening and spreading apart a little. This is an opening spreading shaping movement. It helps your mind to open up to more ideas and options – "What about fish, or seafood or that fish stew we once had." The generating thought process evokes the spreading shaping.

Descending Shaping – Prioritising Thought Process:
Shaping Intention by getting down to what really matters

You are walking in the country with a colleague and are getting pretty tired. Across the field, the nearest exit is a very high gate with a very muddy opening beside it. You are taking stock of the challenge. Putting your weight on the outside of one foot, knee slightly bent, hip to the side – head over to the opposite side you are making a slight downward arcing movement. This is a descending shaping. It gives the sensation of getting around and underneath to see how big the challenge in front of you is. It encourages you to work out what really matters – a prioritising thought process. OK wet and muddy feet it may be, but the main thing is to get out of this field. Getting home is the priority! The getting around and underneath descending shaping facilitates the getting underneath and down to it prioritising thought process.

Recovering with a drink, you are trying to pick a name for your new product. Your colleague throws out a whole load of creative suggestions. OK – but what's the most important thing about a name – a prioritising thought process. You are leaning to the side and down in your chair, head tilting in the opposite direction – making a slight downward curve to the side – descending shaping, which helps you mentally to get underneath and down to the real issue. "I think the most important thing is that the name tells you what the product does." The getting underneath and down to it prioritising thought process evokes the getting underneath and down to it descending shaping which in turn promotes the prioritising thought process.

Ascending Shaping – Comparing Thought Process:
Shaping Intention by weighing the issues

At a local plant centre you are looking for a large ornamental plant to put in a particular spot in your house. Two look possible. Starting to appraise them your head is tilting to the side and up as you look at the first one and your body follows the head tilt in a subtle ascending arc. This is an ascending shaping movement. It gives you the feeling of getting around and above the object enabling you to weigh up how it will fit in the spot. This is a weighing, comparing thought process. You look at the other plant as your head is tilting and body arcing to the other side – another getting around and above ascending shaping movement. It encourages you to compare the two plants. This one is slightly higher, that one a little more bushy, this one a lighter green. The getting around and above ascending shaping supports the getting around and above comparing thought process.

Walking back to the car with the tree you start talking about your favourite film actresses. "I like Goldie Hawn, – such a pleasure to watch" says your colleague – "But she is not as good as Meryl Streep who changes with each role," you say – a comparing thought process. You are raising one hand in a weighing gesture, chest and head arcing up and to the side. This is ascending shaping which helps your mind to ascend over the issues to weigh and compare. "In Bridges over Madison County she was a slightly dowdy, sweet, loyal woman, but in The Devil Loves Prada she was the opposite – sophisticated, hard as nails." The getting around and above comparing thought process evokes the getting around and above ascending shaping.

Retreating Shaping – Reviewing Thought Process:
Shaping Commitment by planning and measuring progress

On the way to visit your parents you get to the station where you usually buy your ticket, then a newspaper and then a coffee – in that order. Today there's a huge queue at the ticket office. You want to re-consider your plan of action. You are taking a step back, your torso hollowing slightly – this is a retreating shaping movement. It encourages you to step back mentally and review your plan. "I think I'll get the newspaper first, then the coffee, then see how the ticket queue is doing," – this is a reviewing thought process. The getting back retreating shaping facilitates the stepping back reviewing mode of thought.

Once on the train you settle down to plan a presentation you are giving soon. You have about five areas to cover – what order do they go in? This is a reviewing thought process. You are bringing your foot back with a slight hollowing of your centre – a retreating shaping movement. It helps your mind to go back to reflect on what has led up to the event and to see how to progress your action in an appropriate sequence – this is the stepping back reviewing thought process. Start with appreciations, then a summary, then the main argument then …. The reviewing thought process stimulates a retreating shaping movement, which in turn enables the reviewing thought process.

Advancing Shaping - Goal Setting Thought Process:
Shaping Commitment by foreseeing outcomes

On your way to work you have to cross a busy road to get to the bus stop. It has been raining. Just before the end of the road there is a huge puddle of water – weight on the front foot you are moving forward slightly, your chest leading the movement. This is advancing shaping. It encourages you mentally to get over and ahead to see how far it is across the puddle and where to aim for – a goal setting thought process. As soon as you have landed on the other side you take another step chest leading – advancing shaping movement which encourages you look down the road trying to foresee if anything might get in your way as you cross the road. The getting ahead advancing shaping facilitates the looking ahead goal setting mode of thought.

At the office you read your emails. There is a budget warning. "Oh no! Project cuts ahead. They'll threaten my research project." – forward-looking goal setting thought process. You are shifting forward in your chair slightly, chin leading. This is a forward-looking advancing shaping movement. It helps your mind to get over and ahead of events "Darn! Still if I reduce general expenditure, my research project can still be completed by the end of the year." The forward looking goal setting thought process evokes the getting ahead advancing shaping movement which in turn supports the goal setting type of thought.

This concludes the descriptions of shaping and related modes of thinking. Did you relate to some of them more easily than others? Good – this will add to your understanding of the most satisfying approach for you.

BECOMING AWARE OF MOMENTS OF WHOLENESS

As the ocean releases the wave and the wave flows back into the ocean so our integrated movement flows in and out of our centre. How do you catch a bird in free flight or a snowflake in mid dance? Emerging moments of wholeness – (when a gesture merges into or out of a posture with the same quality of movement) are normally out of conscious awareness. A relaxed, free-floating attention, characteristic of daydreaming or light meditation helps to bring these fleeting events into awareness as they happen. You need to relax your body and focus on your breathing – let go all tension and allow yourself to sink into a floating frame of mind.

One way to begin is known as the Ocean Wave meditation. Stand with legs slightly apart, knees slightly bent and loose, hands by your sides. Breathe out. Hold breath. Bring the hands up in front of you to a few inches below waist height making sure that only the hands and arms are moving. Breathe in and as you do allow the whole body to participate in the movement of the hands and arms up to about shoulder height. Breathe out as you lower the arms to the original position. Hold breath. Bring the hands up in front of you to a few inches below the waist again making sure that only the hands and arms are moving. Breathe in and as you do allow the whole body to participate in the movement of the hands and arms up to about shoulder height. Breathe out as you lower the arms to the original position. Repeat this for 5-10 minutes. Throughout this process, concentrate on the moment when the whole body joins the arm gesture in the movement. This is a moment of integration – a moment of wholeness.

There are many more self observations and movement/thought experiments such as chatting with a partner confining your movement to gesture only until an integrated movement insists on being expressed, or discussing a slightly difficult topic, observing the initial gestures, becoming aware of the emerging integration as you get to the real nub of the topic. For these and more refer to *As Others See Us* (Ellen Goldman , 1994).

Becoming aware of moments of wholeness in the twelve effort and shaping elements

Feel free to experiment with leading gestures from different body parts. Also experiment with the breath. Does the moment of wholeness happen more easily with an in-breath, out-breath or held breath?

Taking the Ocean Wave into the six shaping elements – begin as before – breathing in and out, noticing when the whole body joins the arm gesture as you breathe in. Then allow the gesture to open into a spreading shaping movement. Repeat this for about 1-2 minutes. Notice how comfortable and natural it feels – or not. Repeat with all the other shaping movements – spreading, enclosing, ascending, descending, advancing and retreating. Do you notice any particular connection between in- or out-breath with convex shaping (spreading, ascending, advancing) as distinct from concave shaping (enclosing, descending, retreating). How comfortable does each one feel?

Turning to the six effort elements – breathing in and out, noticing when the whole body joins the arm gesture. Allow the gesture to move into a directing effort. Repeat this for about 1-2 minutes. As before, notice how comfortable and natural it feels – or not. Repeat with all the other efforts. Indirecting, directing, decreasing pressure, increasing pressure, decelerating, accelerating – feel free to experiment with different body parts in the leading gesture. Experiment with the breath. Does the moment of wholeness happen more easily with an in-breath, out-breath or held breath? Do you notice any particular connection between in- or out-breath with indulging efforts (indirecting, decreasing pressure, decelerating) as distinct from fighting efforts (directing, increasing pressure, accelerating)? How comfortable and natural does each effort feel? Note them down in order of perceived comfort and naturalness.

Pairing effort and shaping movement with the associated thought processes

As you perform the shaping movements as described above pair them with phrases likely to evoke the associated thought processes as follows:

Enclosing/Encompassing – I'm gathering these together – Combining this with this and this – Bringing things in

Spreading/Generating* – I'm opening up to the possibilities – What else is there? This or that or that...

Ascending/Comparing – I'm getting above to see how this fits with – Compares with – Weighing this against that

Descending/Prioritising – I'm getting down to what really matters – What's most important – What's crucial...

Advancing/Goal Setting – I'm looking ahead – What might happen – What I'm aiming for – What's the future

Retreating/Reviewing – I'm getting back to see how I got here – there was X then Y – I'm keeping track

Observe which pairings feel most comfortable and normal to you. Notice which ones flow most easily into whole body integrated movements. Be aware of those where parts of the body seem consistently to be tense or left out of the movement, or which just feel more awkward.

Now go through the effort movements while thinking/saying phrases appropriate to the associated mental efforts:

Indirecting/Connecting Classifying* – I'm meandering – sorting – connecting this with that – seeing what's similar about this and that

Directing/Probing – I'm going deeper – being more specific – seeing what differences there are

Decreasing Pressure/Lightly Persisting – I'm hovering to keep going – continuing with ease, sustaining

Increasing Pressure/Pressuring – I'm putting on pressure, becoming firm and resolved, getting convinced

Decelerating/Pacing – I'm slowing down, taking my time, getting the time right, no rush, plenty of time, not yet

Accelerating/Opportunity Seizing – I'm speeding up – Getting going? Do it now! Seize the moment!

Which ones feel most comfortable and natural for you? Which flow most easily into whole body integrated movements? Which are the ones where parts of the body seem consistently tense or left out of the movement or which just feel more awkward.

A fun way to consolidate awareness is to pair the movements with the opposite phrases – e.g. Directing with – I'm meandering – sorting – connecting this with that – seeing what's similar about this and that.

You now have an introductory awareness of your moments of wholeness, the movement qualities emerging in them; the associated thought processes and which ones you are most comfortable with. Don't worry if you're not sure. If you want to continue to deepen your awareness, practice the meditations, and experiment with combining movements with various phrases. You can also extend your self-observations to everyday movements such as brushing hair and cooking a meal. See what movement qualities you use – is it all gestures or are there moments of wholeness?

INTRODUCTORY WAYS OF SMOOTHING YOUR JOURNEY INTO EMBODIED ACTION

In moments of whole body integration (Posture Gesture Merging), posture, which relates to superego, is in harmony with gesture, which relates to the ego or the executive agent of action (Kestenberg & Sossin, 1979). Another way of expressing it is that the posture holds state of being, or attitude and is harmonising or 'approving' the gestures that are agents of activity. There is no conflict between the posture, the "being" aspect, and gestures, the "doing" aspect of our actions. When whole body integration happens our being and doing is unified. We are **being** what we **do**. Areas that are integrated in this way are comfortable, satisfying and motivating while areas that are not, can be uncomfortable, tedious, frustrating and de-motivating. So how do we complete a task or process that requires all areas of action?

It is normal to love being involved in activities that use our high areas of motivation and avoid, resist or forget those areas that do not. But it means we can get stuck because we are missing out something that is required or doing too much of something that is not really needed. Alternatively, we might force ourselves into a pattern that is not natural because we are conforming to a conventional way of doing something and may not be aware of the way that is right for us. Sometimes it is just that we cannot find a way to begin that is right for us. All of this can result in loss of confidence, blind spots and anxiety. Below are some ways of overcoming and avoiding such problems by preparing yourself well and managing all aspects of the process.

Preparing Intuitively: Keeping your idea/dream in mind begin the Ocean Wave meditation – allow yourself to move into the shaping and effort qualities. Working intuitively, allows your body to lead you through the journey of your idea into action. Receive this intuitive body experience as part of your process.

Preparing Emotionally: Where do your fears, hesitations and blockages lie? Acknowledge them fully. Take them into the Ocean Wave – breath into them – release where possible. Build confidence by affirming your comfortable areas. From the examples of pairings given above you can create a movement/verbal phrase, e.g. suppose your comfortable areas are descending/prioritising and decelerating/pacing. You can perform your descending and decelerating integrated movements with a phrase like "I know what's important and have plenty of time to get this done." This will be confidence building and affirming for you.

Mental Preparation: Think about the process you are about to embark on – like creating a recipe for a cake where the thought processes are the ingredients. Consider which ones are most needed for the task of making this particular idea happen.

What kind of mental effort will help to make your dream or idea happen?* Which of the following outcomes will be needed most, which to some extent, which hardly at all? Will you need…

Precise Analysis*: the outcome of **Probing** (Directing), which answers questions like: What exactly is this? What is the detail? How is this different from…? What's distinctive about this?

Orderly Information: the outcome of **Classifying** (Indirecting), which answers questions like: What connections are there? What belongs with what? What's similar between this aspect and that?

Firm Base for Action: the outcome of **Pressuring** (Increasing Pressure) which answers questions like: What must I definitely have? What do I insist on? What will I resist? What am I convinced of?

Resilient Purpose: the outcome of **Lightly Persisting** (Decreasing Pressure) answering questions like: How will I keep going? How do I bend without giving way? How do I sustain?

Opportune Action: the outcome of **Opportunity Seizing** (Accelerating), which answers questions like – How do I get going immediately? How to speed it up? What are the opportunities for rapid progress?

Flexible Programming: the outcome of **Pacing** (Decelerating), which gives answers to – How do I slow this down? Have plenty of time? Avoid unnecessary rush? Wait for the right moment? *

How do you need to shape your effort to make your idea or dream happen?* Which of the following outcomes will you need the most, which to a moderate extent, which hardly at all? Will you need …

Varied Approach*: the outcome of **Encompassing** (Enclosing) gives answers to – From where can I gather ideas? How does this combine with that? How to bring other things in?

Broad Base for Action: the outcome of **Generating** (Spreading) – gives answers to – How broad is the scope? What are all the options? What else? What am I missing?

Realistic Priorities: the outcome of **Prioritising** (Descending) gives answers to – What are the issues? What's most important? What really matters? What are the priorities?

Clarity of Purpose: outcome of **Comparing** (Ascending) gives answers to – What are the pros and cons? How does this compare? What can I ignore?

Up to Date Action Plans: is the outcome of **Reviewing** (Retreating) gives answers to – What are the steps? In what order? What led up to this? How far have I got? How to keep track?

Farsighted Outlook: outcome of **Goal Setting** (Advancing) gives answers to – What's the aim? What will happen if? What does the future hold? Where is it headed?

Moving the Process: Decide which of the above have been done already. Then work out which will be needed the most by the task from now on and what areas are not so necessary. Work out what order will suit you and the task the best. Now consolidate by acting out the process with accompanying movement. E.g. I'm going to probe the facts (said with directing), then encompass everyone's ideas (with enclosing) then firm up on what I want (pressuring with increasing pressure) …….

Some Helpful Hints

To build and sustain confidence, regularly affirm your comfortable areas. Lead into your process with one of your comfortable areas. When working an area you are less comfortable with lead into it from one of your comfortable ones. For example, suppose you are not comfortable with firm pressuring (increasing pressure) but at ease with probing (directing). Instead of just trying to be firmly pressuring – think – I can probe and define whatever requires firmness and pressuring. Accompany the thoughts with the movements. This will ease you into the difficult area. When operating in your less comfortable areas support yourself with an appropriate posture and attitude, ask the questions listed above, use a technique, get help and support from friends and colleagues, if possible delegate. If you get stuck – go through the preparations again as appropriate. Affirm your comfortable areas again. Start afresh from one of your comfortable areas.

In conclusion Laban said that "The conscious penetration into our effort life ... is necessary for that self-training of our own efforts which is so painfully enforced upon us in the hard school of life. We are striving to become the rulers of ourselves. – (Laban & Lawrence, 1947). Working to bring moments of wholeness into greater consciousness – while difficult and often frustrating – is enormously rewarding. Becoming more aware, moment by moment, of our integrated effort and shaping life and its related modes of thought is not so much to "become rulers of ourselves", rather it is to consciously enter the dance of our body/minds and so harmonise with ourselves and get to our full potential.

REFERENCES

Clynes, M. (1962). Biologic Law of Uni-directional Rate Sensitivity, Annals NY Academy of Science, 30 (98), 806-845.
Goldman, E. (1994). As Others See Us. Body Movement and the Art of Successful Communication. Lausanne: Gordon and Breach.
Kestenberg, J.S., & Sossin, K.M. (1979). The role of movement patterns in development, Vol. 1. New York: Dance Notation Bureau Press.
Laban, R.v. & Lawrence, F.C. (1947). Effort: economy in body movement. London: MacDonald & Evans.
Ramsden, P., & Zacharias, J. (1993). Action Profiling, generating competitive edge through realising management potential. London: Gower Press.

Background Reading

Grof, S.W., & Bennett, H.Z. (1993). *The Holotropic Mind – the three levels of consciousness and how they shape our lives.* New York: Harper Collins.
Kestenberg, J.S. (1995). *Sexuality, body movement and the rhythms of development.* Northvale: Jason Aronson. (Originally published in 1975 under the title Parents and Children)
Kennedy, A. (2007). *Bewegtes Wissen,* Unpublished Manuscript.
Laban, R. v. (1960). *The mastery of movement.* London: MacDonald & Evans.
Laban, R. v (1984). edited by Ullman, L. A. *Vision of Dynamic Spac.* Thame, Oxon: Imago.
Lamb, W. (1965). *Posture and Gesture.* London: Gerald Duckworth.
Payne, H. (1992). *Dance movement therapy: theory and practice.* London: Tavistock/Routledge.
Ramsden, P. (1992). The Action Profile system of movement assessment for self-development. In H. Payne (Ed.), *Dance movement therapy: theory and practice.* London: Tavistock/Routledge.
Ramsden, P. (1973). *Top Team Planning, the power of individual motivation in management.* London: Cassell.
Winter, D. D. (1992). Body Movement and Cognitive Style: Validation of Action Profiling. In S. Loman & R. Brandt (Eds), *The Body-Mind Connection in Human Movement Analysis* (pp. 153-201). Keene, NH.
Winter, D. D., Widell, C., Truitt, G., & George-Falvey, J. (1989). Empirical Studies of posture-gesture mergers. *Journal of Nonverbal Behavior,* 13(4), 207-223.
Winter, D. D., & Goldman, E. J. (1987). *Molecular Study of Action Profiling.* Paper presented to Action Profilers International Conference, Toronto, Canada.

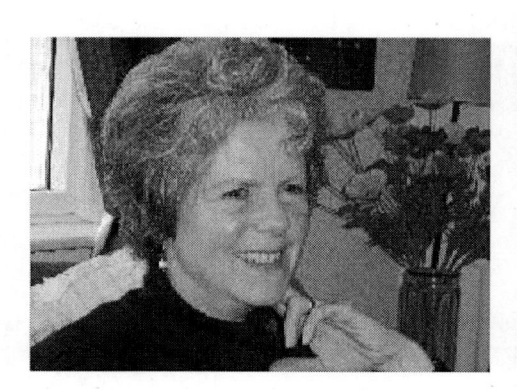

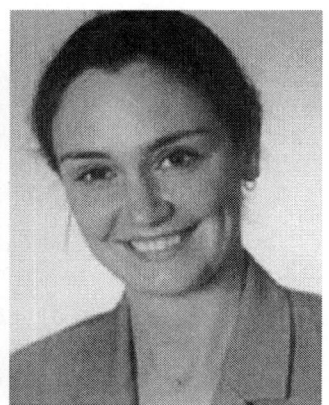

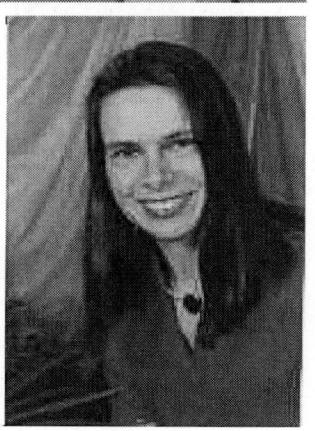

Kedzie Penfield, Mone Welsche and Antja Kennedy

MOVEMENT PATTERN ANALYSIS –
EINE BEWEGUNGSANALYTISCHE METHODE ZUR ERFASSUNG INDIVIDUELLER ENTSCHEIDUNGS- UND HANDLUNGSMOTIVATIONEN

Mone Welsche, Antja Kennedy & Kedzie Penfield

In diesem Kapitel wird die Movement Pattern Analysis vorgestellt. Bei der MPA handelt es sich um eine Methode zur Erfassung der individuellen Entscheidungs- und Handlungsmotivationen, die von Warren Lamb entwickelt wurde und hauptsächlich im Management Kontext eingesetzt wird. Eingehend auf die Wichtigkeit, sich den Entscheidungsprozess bewusst zu machen, werden in den folgenden Abschnitten die Phasen der Entscheidungsfindung kurz dargestellt, bevor die Motivationen in Aktion und Interaktion, deren zugeordneten Bewegungsmerkmale, sowie die Kategorien des *Dynamism* und *Identifying* erläutert werden. Die Besonderheiten der MPA sowie ihre Einsatzbereiche werden erläutert, und abschließend ein Ausblick auf weitere Nutzungsmöglichkeiten gegeben.

Movement Pattern Analysis – A System that describes Action Motivation and Decision Making

This chapter introduces Movement Pattern Analysis; a system of identifying and describing an individual's action motivation and decision making style. After some thoughts about the importance of knowing one's decision making style and the developmental history of this system, the article takes you through the three stage framework of motivation and interaction as identified by movement characteristics. The chapter goes on to present the categories of dynamism and identifying, to give examples of the application of this system to business management and finally to look at the wider possibilities of applying it to self and professional development

Keywords: Entscheidungs- und Handlungsmotivation, Interaktion, Integrierte Bewegungen (PGM), Management, Teamentwicklung, Personalentwicklung

Sich entscheiden – aber wie?

Jeder Mensch trifft Entscheidungen, jeden Tag, mehrere Dutzend Male. Nicht alle Entscheidungen sind dabei von gravierender Tragweite. Manchmal geht es nur darum zu überlegen, ob es Kaffee oder Tee zum Frühstück gibt, oder für den Weg zur Arbeit zwischen Bus und Auto zu wählen. Diese eher unbedeutenden und kleinen Entscheidungen werden oft nebenbei getroffen. Es wird nicht allzu viel Energie und Zeit verwendet, weil sie keine große Relevanz für das Leben haben. Anderen hingegen widmen wir deutlich mehr Aufmerksamkeit und Zeit. Dies sind in der Regel wichtige Entscheidungen, die Konsequenzen und Auswirkungen auf unser Leben haben, wie zum Beispiel der Umgang mit einem Jobangebot, der Kauf eines Autos. Während wir in unserem Privatleben nur von Zeit zu Zeit mit solchen weit reichenden Entscheidungen konfrontiert sind, kann sich die Situation in unserem Beruf anders darstellen. Abhängig davon in welcher Position wir arbeiten, müssen wir gegebenenfalls tagtäglich viele Entscheidungen von großer Tragweite treffen (z. B. im Management oder in der Selbständigkeit).

Beobachtet man Menschen in Entscheidungssituationen kann man feststellen, dass es offensichtlich deutliche Unterschiede in der Art und Weise des Entscheidens gibt. Während einige Menschen darauf achten, gründlich informiert zu sein, bevor sie sich für oder gegen etwas entscheiden, treffen andere ihre Entscheidungen eher aus einem Gefühl der Überzeugung heraus. Einige Menschen wägen ausgiebig Vor- und Nachteile ab, während wieder andere den Entscheidungsprozess bereits mit der Planung der Umsetzung beginnen, und erst später Zeit für Recherche oder Überprüfung der Wichtigkeit aufzubringen. Das Treffen von Entscheidungen hat nur bedingt etwas mit standardisiertem Vorgehen oder Arbeitsanweisungen zu tun, wie sie zum Teil in Ratgebern vermittelt werden. Es ist vielmehr ein persönliches, sehr individuelles Thema, denn Entscheidungen werden von Menschen getroffen und jeder Mensch hat persönliche Präferenzen in seinem Vorgehen. Diese individuellen Entscheidungs- und Handlungsmotivationen werden mit der Movement Pattern Analysis (MPA) erfasst.

Die Entwicklung der Movement Pattern Analysis (MPA)

„Because the body is the seat of all action, character may be read in a person's pattern of movement."[2] *(Moore, 2005, S. 2)*

Die MPA wurde von dem britischen Business Consultant Warren Lamb entwickelt (vgl. Davies, 2001; Moore, 2005; 1982). Diese Methode zur Analyse der Handlungs- und Entscheidungsmotivation baut auf den bewegungsanalytischen Theorien von Rudolf Laban (1879-1958) und deren Anwendungen in der britischen Industrie in Zusammenarbeit mit F.C. Lawrence (1895-1982), einem Pioneer im Bereich des Human Resources Managements, auf (Laban & Lawrence, 1947). Lamb kam 1946 als Schüler zu Laban und wurde von diesem zu Beobachtungsstudien von Arbeitern, später auch Vorgesetzten und Managern, in der Industrie eingesetzt. Laban vertrat die Grundthese, dass Menschen sich mit ihren individuellen Präferenzen in gewissen Mustern verhalten und bewegen. Er hatte damals bereits einige Beobachtungskategorien ausgewählt und erprobt. Allerdings war die Ausarbeitung einer strukturierten Methode noch in der Entwicklung und auch die Interpretation der Beobachtung war von Labans Eingebungen, Ideen und Intuitionen geprägt, was sie wenig strukturiert und manchmal nur schwer nachvollziehbar machte (vgl. Moore, 2005; Moore, 1982). Mit der Gründung seiner eigenen Unternehmensberatung 1953 übernahm Lamb diesen Zweig der Bewegungsanalyse. Er fokussierte seine Tätigkeit auf die Weiterentwicklung der Beobachtung und Interpretation des nonverbalen Verhaltens von Managern. Im Laufe seiner Tätigkeiten mit Managern und Teams von vielen hundert Firmen, erarbeitete er die methodischen und theoretischen Strukturen, die es ermöglichten, das von Laban und Lawrence entwickelte Konzept zu erweitern. Die Methode wurde im Sinne einer „Grounded Theory" (s. Moore, 2005 für Ausführungen zur methodischen Herangehensweise) standardisiert und stellt die heutige MPA dar.

Im Fokus der MPA stehen die *Integrierten Bewegungen* oder auch *Positur-Geste-Mischungen* (PGMs). Dabei handelt es sich um ein Bewegungsphänomen, das bis dahin unbekannt war und sich dadurch kennzeichnet, dass es den flüchtigen Übergang zwischen Geste und Veränderung der Körperhalten darstellt (Lamb, 1965). Anders als einzelne Gesten oder Körperhaltungen können PGMs weder erlernt noch kontrolliert oder manipuliert werden. Dies lässt sie zu einem typischen Bestandteil der Persönlichkeit des Menschen werden. In seiner Tätigkeit als Berater stellte Lamb fest, dass es diese Bewegungen und ihre Muster waren, die eine Aussagekraft über die, wie er sagt, „essence of a person" (Moore, 2005, S. 39) hatten. Durch die Analyse der Antriebs- und Formungsqualitäten der PGMs sowie der Interpretation im Rahmen des Entscheidungs- und Handlungsprozesses bildet sich ein Motivationsprofil ab. Dies teilt sich in verschiedene Bereiche auf:

---

[2] Zu Deutsch: *Da der Körper der Ort/Sitz aller Handlung(en) ist, kann der Charakter aus dem Bewegungsmuster der Person erschlossen werden.*

a) es bildet die Handlungsmotivation des Menschen in den verschiedenen Phasen der Entscheidungsfindung ab,
b) es gibt Auskunft über die generelle Herangehensweise an Entscheidungen (energetisch oder perspektivisch),
c) es zeigt das bevorzugte Interaktionsmuster in den einzelnen Phasen auf,
d) es bildet die Motivation im Umgang mit der Anzahl und der Frequenz mehrerer Entscheidungsprozesse ab (*Dynamism*) sowie den Grad der Reaktionsbereitschaft auf Aktivitäten im Umfeld (*Identifying*) ab.

Interpretationsrahmen: Die Phasen der Entscheidungsfindung

Nach Lamb lässt sich der Entscheidungsprozeß in drei Phasen unterteilen (*Attending, Intending* und *Committing*), denen jeweils in zwei verschiedenen Initiativen - eine energetisch und eine perspektivisch orientierte - untergeordnet sind. Daraus ergibt sich ein Kategoriensystem von sechs verschiedenen Initiativen in der Handlung der Entscheidungsfindung (siehe Abb. 1).

Energetische Initiativen		Perspektivische Initiativen
Investigating Energie einsetzen, um in einem definierten Bereich Informationen zu sammeln, zu untersuchen und zu klassifizieren (Outcome: systematische Forschung, Entwicklung und Etablierung von Standards und Methoden)	**ATTENDING**	**Exploring** Perspektive und Überblick bekommen durch entdecken, aufspüren und empfänglich sein für Informationen aus verschiedenen Blickwinkeln und Bereichen. (Outcome: Entdecken von neuen Möglichkeiten und Alternativen)
Determining Energie einsetzen, um Entschlossenheit und Überzeugung aufzubauen, den Vorsatz zu bekräftigen und zu rechtfertigen. (Outcome: trotz schwieriger Umstände auf Überzeugung und Vorsatz beharren, Resistenz bei Druck)	**INTENDING**	**Evaluating** Perspektive bekommen durch Wahrnehmung der relativen Wichtigkeit, Abwägung der Prioritäten und dringlichen Themen. (Outcome: Klarheit der Intention, Klärung von Themen und Prioritäten, Realismus)
Timing Energie einsetzen, um das Tempo der Umsetzung zu bestimmen, Moment-zu-Moment Abstimmung und Anpassung der zeitlichen Durchführung. (Outcome: Aufmerksamkeit und Gespür für Taktik, zeitlich günstige Umsetzung und Gelegenheiten)	**COMMITTING**	**Anticipating** Perspektive bekommen durch Wahrnehmung der verschiedenen Aktionsphasen und Schritte, voraussehen von Konseqenzen in den verschiedenen Phasen. (Outcome: Ziele festlegen, Fortschritt messen, aktualisieren und anpassen von Umsetzungsplänen)

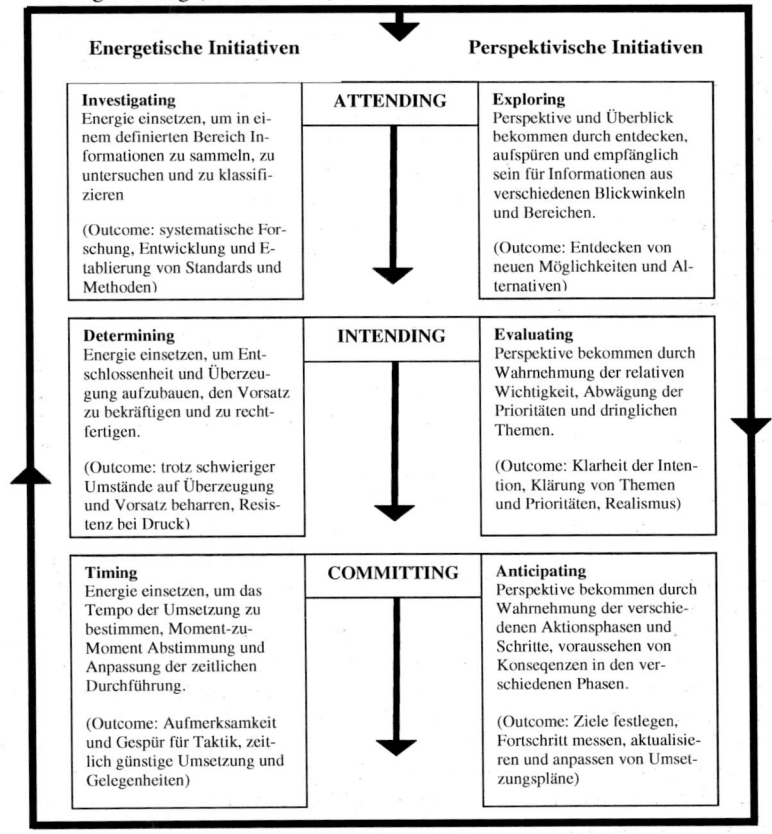

Abbildung 1: Die Phasen und Initiativen des Entscheidungsprozesses (nach Moore, 2005, S. 80, Übersetzung M. Welsche)

Der englische Begriff *Attending* bedeutet in der deutschen Übersetzung soviel wie „etwas Aufmerksamkeit und Beachtung schenken". In dieser Phase des Entscheidungsprozesses wird die Situation aufmerksam betrachtet, mit dem Bestreben Informationen zu sammeln und Ideen zu entwickeln. Während im *Investigating* Information durch detailorientierte Recherche in einem bereits definierten und abgegrenzten Bereich gesammelt, strukturiert und analysiert werden, handelt es sich beim *Exploring* um die Wahrnehmung alternativer Informationen und Quellen aus unterschiedlichen Blickwinkeln und auf breiter Ebene.

Der Begriff *Intending* kann mit „eine Absicht oder einen Vorsatz haben" übersetzt werden. In dieser Phase bildet der Mensch seine Absicht in Bezug zur Entscheidung. In der Initiative des *Determining* wird die Entschlossenheit durch den Aufbau einer inneren Überzeugung gebildet und vertreten. Im *Evaluating* werden Wichtigkeit und Wert der Entscheidung beurteilt.

Committing kann mit „sich verpflichten" übersetzt werden. Im Rahmen der MPA ist nicht nur der Prozess der Verpflichtung, sondern darüber hinaus die Art und Weise der Umsetzung der Verpflichtung gemeint. Im *Timing* stehen der zeitliche Ablauf und die taktische Umsetzung im Vordergrund. *Anticipating* hingegen beschreibt die strategische Umsetzung der Entscheidung durch vorausschauende Planung und Entwicklung von Visionen.

Qualitäten der *Integrierten Bewegungen*

Um das individuelle Handlungs- und Motivationsprofil zu erstellen, werden die *Integrierten Bewegungen* analysiert und im Kontext des Interpretationsrahmens der Entscheidungsfindung interpretiert. Den einzelnen Phasen und ihren Initiativen werden verschiedenen Antriebs- und Formungsqualitäten zugeordnet (Abbildung 2).

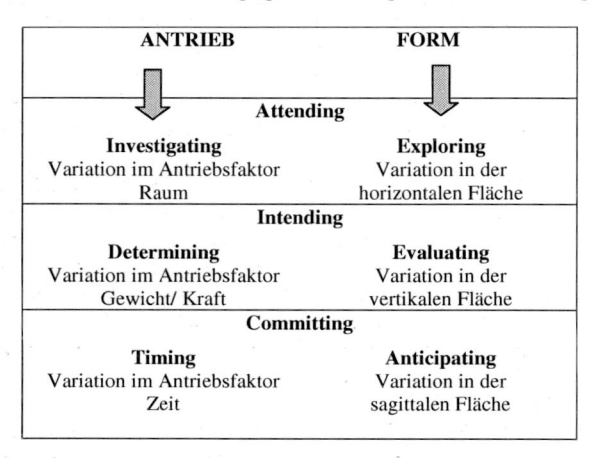

ANTRIEB	FORM
⇩ Attending ⇩	
Investigating	**Exploring**
Variation im Antriebsfaktor Raum	Variation in der horizontalen Fläche
Intending	
Determining	**Evaluating**
Variation im Antriebsfaktor Gewicht/ Kraft	Variation in der vertikalen Fläche
Committing	
Timing	**Anticipating**
Variation im Antriebsfaktor Zeit	Variation in der sagittalen Fläche

Abbildung 2: Zuordnung der Bewegungselemente zu den Initiativen des Entscheidungsprozesses

Die individuellen Motivationen im Entscheidungs- und Handlungsprozess oder – wie entsteht ein Entscheidungs- und Handlungsstil?

In der Entwicklung seiner Methode konnte Lamb herausarbeiten, dass jeder Mensch sein eigenes Muster, seine eigene Art und Weise hat, zu einer Entscheidung zu kommen. Bei den meisten Menschen sind die Motivationen für die einzelnen Schritte des Entscheidungsprozesses unterschiedlich verteilt. Während einige Menschen sehr motiviert sind, Informationen zu sammeln, haben andere vielleicht ein größeres Interesse, sich direkt mit der Umsetzung der Entscheidung zu befassen oder mit der Bildung ihrer Überzeugung zu beginnen. Die Verteilung der Motivationslagen innerhalb der drei postulierten Phasen ist ausschlaggebend für den Handlungs- und Entscheidungsstil des Menschen.

In Abbildung 3 ist beispielhaft und stark vereinfacht dargestellt, wie sich unterschiedliche Motivationen in den einzelnen Phasen abbilden können (nach Moore, 2005, S. 45). Hier werden zum besseren Verständnis nur Unterschiede in der Gewichtung der einzelnen Phasen dargestellt (um eine Vorstellung von dem Zusammenspiel der sechs Initiativen zu bekommen, siehe Moore, 1982, S. 22-32).

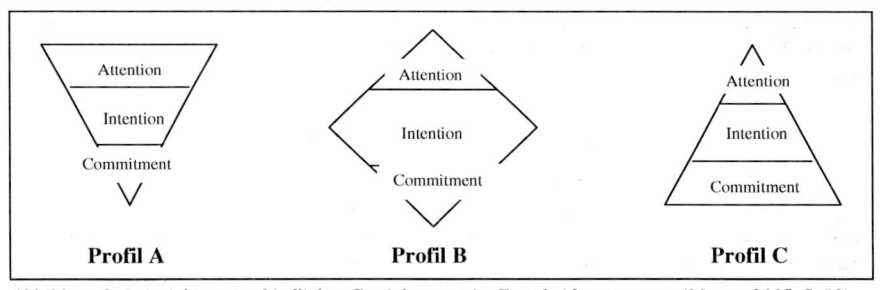

Abbildung 3: Beispiele unterschiedlicher Gewichtungen im Entscheidungsprozess (Moore, 2005, S. 83).

Die unterschiedlichen Motivationsgrade wirken sich auf den Ablauf des Entscheidungsprozesses und die Art und Weise – den Stil – der Handlung aus. Am Beispiel eines anstehenden Autokaufes werden die Charakteristika der unterschiedlichen Profile verdeutlicht:

Person A, zum Beispiel, zeigt eine dominante Motivation für die Phase des *Attending*, was darauf hinweist, dass A sehr motiviert ist, sich über die Hintergründe und Details der anstehenden Entscheidung zu informieren. A wird das Projekt eines Autokaufes mit einer gründlichen Recherche beginnen wollen. Fragen wie z. B. „Welche Modelle kommen in Frage? Was gibt es alles über Autokäufe zu wissen?" werden den Prozess beginnen. Nach dem Einholen von Informationen kommt es zu einer Absichtsbildung, ob und wenn ja welcher Wagen gekauft werden soll (*Intending*) und die Frage des wann und wie (*Committing*) wird erst geklärt, wenn ausreichend Informationen und Absicht generiert wurden.

Die Gewichtung der Motivationen bei Person B zeigen, dass B primär motiviert sein wird, den Wert der Entscheidung zu bestimmen und eine Überzeugung und Entschlossenheit zu bilden. B würde demnach den Entscheidungsprozess mit Fragen wie „Wie wichtig ist es mir ein Auto zu haben?" und „Ist das jetzt gerade richtig und sinnvoll?" beginnen, Vor- und Nachteile sowie Prioritäten bestimmen, und nach der Bildung einer Absicht, diese durch das Sammeln von Informationen und Ideen unterstützen und die Umsetzung anbahnen.

Person C hingegen wird jeden Entscheidungsprozess damit beginnen wollen, sich zu überlegen, wann man am besten ein Auto kauft, ob es gerade eine gute Gelegenheit gibt und günstige Angebote da sind, wie sich die Entscheidung für ein Auto auswirken kann und was die einzelnen Schritte der Umsetzung sind *(Committing)*. Erst im Verlauf der Umsetzung oder Planung wird C motiviert sein, sich mit den Phasen des *Intending* und *Attending* zu beschäftigen.

Anhand dieser drei Extreme wird deutlich, wie sich unterschiedliche Motivationen und Interessen auf den Entscheidungs- und Handlungsstil auswirken und diesen charakterisieren. Auch wenn sich Profile ähnlich sein können, so zeigt doch jeder Mensch ein individuelles Motivationsmuster, das durch das Zusammenspiel der jeweiligen Motivationen in den sechs Initiativen entsteht und die eigene Handlung antreibt und charakterisiert.

Die allgemeine Herangehensweise

Wie in Abbildung 1 und 2 verdeutlicht, werden die sechs Initiativen zwei unterschiedlichen Herangehensweisen untergeordnet. In der Interpretation des Profils spielt das Verhältnis zwischen dem Gesamt energetischer und perspektivischer Initiativen eine wichtige Rolle. Eine hohe Motivation in den energetischen Initiativen spricht dafür, dass viel Energie eingesetzt wird, um die Dinge *in die Hand zu nehmen*. Eine schwerpunktmäßig perspektivische Herangehensweise hingegen ist als ein sich positionierendes und demzufolge strategisches Vorgehen zu beschreiben.

Austausch mit anderen im Entscheidungsfindungsprozess

Das MPA Profil gibt nicht nur Einblick in die Handlungsmotivation, es bildet darüber hinaus den bevorzugten Interaktionsmodus mit beteiligten Personen während des Entscheidungsprozesses ab. Geht Person A lieber im Austausch mit anderen durch einzelne Phasen der Entscheidung *(sharing)*, lieber unabhängig und für sich allein *(private)*, lieber flexibel wechselnd zwischen Unabhängigkeit und Zusammenarbeit *(versatile)*? Oder ergreift er/sie keine Initiative und passt sich den Interaktionspräferenzen des Umfeldes an *(neutral)*? Wie die Tabelle 1 zeigt, wirkt sich der bevorzugte Interaktionsstil in den einzelnen Phasen des *Attending*, *Intending* und *Committing* unterschiedlich aus und kann von Phase zu Phase variieren.

Attending	
Sharing Attending Anderen zuhören, Austausch von Informationen und Ideen initiieren und gemeinsam durch den Prozess des Intending und Exploring gehen wollen.	**Neutral Attending** Aufmerksam sein, ohne die Initiative zu übernehmen, andere in den Prozess einzuladen oder auszuschließen. Anpassungsfähig aber auch abhängig von der Interaktionsgestaltung anderer.
Private Attending Die Ergebnisse des Investigating und Exploring werden berichtet, aber der Prozess selbst findet unabhängig von / ohne den Austausch mit anderen statt.	**Versatile Attending** Je nach Bedürfnis aktiv zwischen Sharing und Private wechselnd.

Intending	
Sharing Intending Die eigene Überzeugung und Absicht betonen, darauf bestehen, eine gemeinsame Haltung und Konsens entwickeln wollen, gegen Widerstände durchsetzen, überzeugen, gemeinsam mit anderen durch den Prozess des Determining und Evaluation gehen wollen.	**Neutral Intending** Eine Intention bilden, ohne andere aktiv in den eigenen Prozess einzuladen oder auszuschließen. Anpassungsfähig aber auch abhängig von der Interaktionsgestaltung anderer.
Private Intending Meinung und Überzeugung kundtun, andere Menschen sind aus dem Prozess Entschlossenheit aufzubauen und zu formen, ausgeschlossen.	**Versatile Intending** Je nach Bedürfnis aktiv zwischen Sharing und Private wechselnd.
Committing	
Sharing Committing Atmosphäre von Beschleunigung oder Verlangsamung verbreiten können, Menschen in der Umsetzung an Ort und Stelle organisieren, antreiben oder entschleunigen, andere einladen, den eigenen Prozess des Timing und Anticipating zu teilen.	**Neutral Committing** Geht durch die Phase des Committing ohne andere Menschen aktiv in den eigenen Prozess einzuladen oder auszuschließen. Anpassungsfähig aber auch abhängig von der Interaktionsgestaltung anderer.
Private Committing Unabhängig von anderen die Umsetzung planen und durchführen wollen. Zeitpläne und strategische Schritte werden berichtet, aber aus dem Prozess des Timing und Anticipating sind andere ausgeschlossen.	**Versatile Committing** Je nach Bedürfnis aktiv zwischen Sharing und Private wechselnd.

Tabelle 1: Interaktionsstile in den einzelnen Phasen des Entscheidungsprozesses (nach Moore, 2005, S. 49. Übersetzung M. Welsche).

Unterschiedliche Interaktionspräferenzen innerhalb eines Teams können für Konfliktpotential sorgen, denn grundsätzlich arbeitet man am liebsten mit Menschen zusammen die ähnliche Interaktionspräferenzen haben, weil man sich dann ohne viele Worte – nonverbal – versteht, und den eigenen Vorlieben folgen kann.

Dynamism

Die Kategorie *Dynamism* gibt Auskunft über die Motivation des Menschen mit einer gewissen Anzahl und Frequenz von Entscheidungen umzugehen. Während Person A lieber einen Prozess abschließt bevor der nächste beginnt, ist Person B motiviert, mehrer Prozesse gleichzeitig laufen zu haben, und sich z. B. über eine neu anstehende Entscheidung informiert und gleichzeitig mit der Umsetzung einer anderen Entscheidung beschäftigt ist. Dieser Faktor ist insbesondere im Kontext der Berufstätigkeit und Passung von Stellenanforderung und Profil wichtig. Ist die Verantwortung, und damit häufig die Anzahl der Entscheidungen, zu niedrig, wird sich jemand mit einem hohen Level in *Dynamism* unterfordert und vielleicht gelangweilt fühlen. Geht der Job dagegen mit einem hohen Maß von Verantwortung einher, was in der Regel eine große Anzahl von sich überschneidenden Entscheidungen impliziert, kann sich jemand mit einem eher niedrigeren Grad in *Dynamism* überfordert und der Stelle nicht gewachsen fühlen.

Identifying

Die Kategorie *Identifying* bildet den Grad an spontanem Reaktionspotential auf Aktivitäten im Umfeld ab. Jemand mit einem hohen Level in *Identifying* wird sich leicht in Aktivitäten einbeziehen lassen, empfänglich für Stimmungen sein, was einerseits ein hohes Maß an Ansprechbarkeit und Reaktion auf das Umfeld mit sich bringt, andererseits ablenkend wirken kann oder Abgrenzung erschwert. Jemand mit einem weniger hohen Grad in *Identifying* wird nicht so spontan reagieren und in die Aktivität anderer einsteigen, was je nach Situation von Vorteil sein kann, z. B. wenn man sich konzentrieren muss, oder eine Situation mit Abstand betrachten sollte. Ein potentieller Nachteil besteht darin, vom Umfeld als nicht verfügbar oder interessiert erlebt zu werden.

Besonderheit der MPA

Da sich die MPA nicht auf Sprache und Selbstauskunft bezieht, ist sie unabhängig von Variablen wie z. B. dem Grad der Selbstwahrnehmung und –einschätzung, sowie Auskunftswilligkeit der befragten Person oder dem richtigen Verständnis der Fragestellung. Dies macht es unmöglich, das Ergebnis des Profils aktiv zu beeinflussen.

Anders als viele Ratgeber zum Thema „Entscheidungsfindung" basiert der theoretische Rahmen des MPA auf dem Verständnis, dass es keinen richtigen oder falschen Weg der Entscheidungsfindung gibt. Allerdings hat jedes Muster potentielle Stärken und Schwächen. Die Wahrnehmung dieser individuellen Eigenschaften und Muster anhand des MPA Profils verschafft Klarheit und Bewusstsein über den eigenen Handlungsstil und dessen Vor- und Nachteile. Die MPA ermöglicht das bewusste Einsetzen und Ausschöpfen der Stärken und eröffnet Optimierungsansätze für Entscheidungsprozesse und wichtige berufliche wie private Schritte. Darüber hinaus können die Kenntnis des eigenen Profils sowie die Wertschätzung anderer Entscheidungsstile im Sinne einer Ergänzung des eigenen Prozesses und im Sinne der Teamarbeit direkt und handlungsbezogen umgesetzt werden.

Anwendungsbereiche und Ausblick

Bis heute wurde diese Analyse der Entscheidungs- und Handlungsmotivation über 50 Jahre lang in mehr als 30 Ländern eingesetzt. Über 30.000 Menschen – schwerpunktmäßig Klientel des Senior Managements – nutzen MPA Profile, einige Firmen und multinationale Konzerne seit mehr als 30 Jahren (vgl. Moore, 2005). Die Anerkennung und Berücksichtigung individueller Motivationen optimiert die Passung von Profil, Aufgabenbereich und Teamzusammensetzung. Die MPA vermittelt Strategien zur Verbesserung von Produktivität, Arbeitszufriedenheit und Zusammenarbeit im Sinne einer kooperativen und komplementären Teamarbeit. Langzeiteffekte des Einsatzes der MPA zeigen sich insbesondere in Firmen, die MPA über größere Zeitspannen nutzten (vgl. Moore, 2005, S. 110).

Primäre Einsatzgebiete sind demnach
   a) die Personalentwicklung, denn das MPA ermöglicht einen den jeweiligen Motivationen und Interessen entsprechenden optimalen Einsatz und die Förderung von Mitarbeitern,

b) die Teambildung, denn durch eine möglichst ausbalancierte und auf die Aufgaben abgestimmte Zusammensetzung verschiedener Profile werden nicht nur die Produktivität optimiert, sondern auch Fehlentscheidungen vorgebeugt,
c) der Aufbau spezieller „Task forces", um Stärken im Kontext bestimmter Aufgabenstellungen zu nutzen,
d) die Besetzung von Positionen nach Anpassung von Profil und Aufgabenbereich und Optimierung der Management-Ebene (s. Teambildung),
e) die Führungsstilanalyse von Managern, um die eigene Wahrnehmung zu schulen und die Zusammensetzung des Managements wie auch der zuarbeitenden Mitarbeiter, passend zum eigenen Profil zu gestalten,
f) die Beratung bei der individuellen Karriere- und Berufsplanung, denn die Tätigkeit, die dem eigenen Profil am meisten entspricht, wirkt sich positiv auf Arbeitszufriedenheit und Effektivität aus, bei Vermeidung von Überbelastung und Stress.

Neben dem Einsatz im Businesskontext (siehe hierzu auch Lamb & Watson, 1979; Ramsden, 1973; Ramsden 1975; Lamb & Turner, 1969) bietet die MPA eine besondere Art der Selbst- und Fremdwahrnehmung auf einer sehr konkreten Ebene. Durch die Abbildung der individuellen Motivation werden nicht nur die eigenen Stärken bewusster, auch wird deutlich gemacht, warum man sich mit einigen Menschen gut versteht und mit anderen weniger – denn unterschiedliche Motivationen im Handlungsprofil sind nicht nur im Arbeitskontext Auslöser für Streit und Missverständnisse. Auch im Privatleben wird durch den Einblick in die eigenen Handlungspräferenzen deutlich, warum man auf Menschen, die ein anderes Muster haben, häufig „allergisch" reagiert – weil ihr Weg in den eigenen Augen keinen Sinn macht oder vielleicht sogar den eigenen Prozess behindert. Durch die Aussagen des MPA wird es möglich, die persönliche Ebene zu verlassen und zu verstehen, dass jemand „nur" eine andere Herangehensweise an den Entscheidungsprozess hat, die nicht der eigenen entspricht, aber gerade deshalb sehr hilfreich sein kann, da sie den eigenen Prozess komplementieren kann.

Gehen z. B. Person C – mit der größten Motivation im *Committing* – und Person A – mit der größten Motivation im *Attending* – gemeinsam das Projekt Autokauf an, ist es sehr wahrscheinlich, dass Streit ausbricht, weil A nicht versteht, warum C schon auf dem Weg zum Autohaus ist, um ein günstiges Angebot wahrzunehmen, während A selbst viel lieber erst genug Informationen haben möchte, bevor A bereit ist, sich für den Kauf eines konkretes Auto zu entscheiden. Andersherum wird As Herangehensweise für C anstrengend sein, da viele Informationen und Ideen, die A sammeln und entwickeln will, für C wahrscheinlich Zeitverschwendung sind und den Kauf nur verzögern. Wenn beide um ihre Motivationen wissen, können sie das Verhalten des anderen besser verstehen und sogar erkennen, dass sie voneinander profitieren können. Denn A hat vielleicht wichtige Informationen oder Ideen, die C übersehen würde, während C sicherstellen wird, dass nicht nur Recherche betrieben wird, sondern auch wirklich ein Auto gekauft wird.

Einige MPA Consultants haben die Methode bereits in der Beratung von Ehepaaren eingesetzt, damit diese ein besseres Verständnis füreinander entwickeln, Wurzeln von Konflikten aufzudecken, sowie Lösungsmöglichkeiten zu finden. Allerdings sind die Einsatzmöglichkeiten der MPA in der pädagogischen Beratung und Therapie noch nicht genauer erprobt oder untersucht und bieten daher Forschungspotential für die Zukunft.

LITERATUR

Davies, E. (2001). *Beyond Dance. Laban's Legacy of Movement Analysis.* London: Brechin.
Laban, R. & Lawrence, F.C. (1947). *Effort.* London: MacDonald & Evans.
Lamb, W. (1965) *Posture and Gesture.* London: Duckworth.
Lamb, W. & Turner, D. (1969) *Management Behaviour.* London: Duckworth.
Lamb, W. & Watson, E. (1979) *Body Code: Meaning in Movement.* London: Routledge.
Moore, C.-L. (2005). *Movement and Making Decisions: The Body-Mind Connection in the Workplace.* New York: Rosen.
Moore, C.-L. (1982). *Executives in Action. A Guide to Balanced Decision-Making.* London: Pitman.
Ramsden, P. (1973). *Top Team Planning.* London: Associated Business Programmes.
Ramsden, P. (1975). The Power of Individual Motivation in Management. *Journal of General Management, 3(3),* 52-66.

EINFÜHRUNG IN DAS KESTENBERG MOVEMENT PROFILE (KMP)

Susanne Bender
Mit einer historischen Einführung von Barbara Birner

Diese Einführung gibt einen komprimierten Überblick über das Kestenberg Movement Profile (KMP) als ein Bewegungsbeobachtungsinstrumentarium mit dessen Analyse alltägliche Bewegungen für entwicklungspsychologische und psychodynamische Diagnosen, Behandlungspläne und Interventionen bei Individuen aller Altersgruppen eingesetzt werden können. Dieses System hat seine Wurzeln in der Laban Bewegungsanalyse, dem Action Profiling, den Objektbeziehungs- und psychodynamischen Theorien. Es wird zur Verifizierung tanz- und bewegungstherapeutischer Interventionen sowie für die Erforschung nonverbalen Verhaltens und Interaktionen bei gesundem und klinischem Klientel eingesetzt.

Keywords: Kestenberg Movement Profile, Bewegungsbeobachtung

Introduction to the Kestenberg Movement Profile

This introduction gives a comprised overview of the Kestenberg Movement Profile (KMP) as a movement observation tool, which can be applied for developmental and psychodyamic diagnosis, treatment planning and analyzing daily movement of individuals of all ages. This system is rooted in Laban Movement Analysis, Action Profiling, Object Relations and Psychodynamic theories. It is being used to verify dance/movement therapy interventions as well as research of nonverbal behavior and interaction in normal and clinical populations.

Keywords: Kestenberg Movement Profile, movement observation

EINFÜHRUNG IN DIE GESCHICHTE DES KMP

Das Kestenberg Movement Profile (KMP) wurde maßgeblich zwischen 1950 und 1960 von einer Forschergruppe rund um Judith Kestenberg (1910-1999) entwickelt, einer Kinderpsychiaterin und Psychoanalytikerin mit einer Vorliebe für Tanz und Bewegung.

Kestenberg studierte ab 1930 in Wien an der Neurologischen und Psychiatrischen Klinik Medizin. Ein Schwerpunkt ihrer Studien war der Zusammenhang zwischen somatischen und psychiatrischen Prozessen und deren Beobachtung. Von Freud (1905) beeinflusst, der die Bewegungen und Tics seiner Klienten selbst ausprobierte, um sich besser in seine Klienten hineinzuversetzen, begann sie die gezielte Beobachtungen von Bewegung durch Nachahmen, was sie als „*kinesthetic identification*" (Kestenberg Amighi et al., 1999, S. 5) bezeichnete. Nach ihrer Emigration 1937 nach New York stellte sie als Schülerin von Schilder fest, dass das gesprochene Wort nicht ausreicht, um die intrapsychischen Prozesse kleiner Kinder zu verstehen. Schilder vermutete bereits 1931, dass

> „....rhythmische Bewegungen im engen Zusammenhang mit Emotionen und der Gefühlswelt stehen .... (während) ....Gezielte Aktion.... eine viel engere Verbindung zu der kortikalen Region hat... (Kestenberg Amighi et al., 1999, S. 5, Übersetzung Barbara Birner).

Daraufhin beschloss sie, das Bewegungsverhalten kleiner Kinder gezielt zu beobachten und begann 1953 eine Langzeitstudie mit drei Neugeborenen, deren Bewegungsmuster sie über 20 Jahre hinweg aufzeichnete. Ihr Ziel war es, für die nonverbale Mutter-Kind-Interaktion Kategorien zu entwickeln, die eine objektive Beschreibung des Verhaltens möglich machen sollten. Kestenberg entwickelte eine neue Beobachtungsmethode von Bewegung: sie nahm die Veränderung der Muskelspannung der

Kinder in ihr eigenes Körperempfinden auf und ließ zu den Bewegungen der Kinder einfach einen Stift auf dem Papier mitlaufen. Dabei stellte sie anhand ihrer Aufzeichnungen fest, dass sich, wie in einem Elektrokardiogramm, bestimmte rhythmische Sequenzen erkennen ließen (Kestenberg 1975).

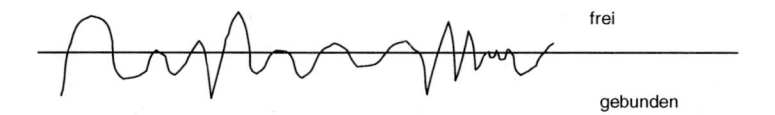

Abb. 1: Notationen der Spannungsflussrhythmen und -eigenschaften (Bender, 2007)

Zu dieser Zeit flossen die Ansätze von Labans Bewegungsanalyse (Antriebe/Formen) (Laban, 1960), die sie intensiv studiert hatte, in ihre Studien mit ein. Ebenso interessierte sie Warren Lambs Arbeiten zur Positur Geste Interpretation (Lamb, 1965).

Ungefähr 10 Jahre später, 1962, startete die Sands Point Movement Study Group, deren Mitglied Judith Kestenberg war, und die mit einer Reihe von Bewegungsspezialisten (u. a. Irmgard Bartenieff, Warren Lamb) zusammenarbeitete. Das Ziel der Gruppe bestand darin, die Ergebnisse der Arbeit von Laban und Lamb auch in der Arbeit mit Kindern anzuwenden. Lamb war es, der entdeckte, dass ihre Freihandzeichnungen mit dem Stift eher die Veränderungen der Muskelspannung wiedergaben, und nicht, wie sie zunächst vermutete, die veränderten Antriebe (Raum, Kraft, Zeit, Fluss) von Laban.

Den theoretischen Rahmen des KMP lieferten zunächst tiefenpsychologische Theorien u. a. von Anna Freud (1965), Winnicott (1965), Erikson (1950), Spitz (1959) und Mahler (1980). Später verglich und reflektierte sie ihre Konzepte anhand der Werke anderer Theoretiker und Säuglingsforscher, z. B. Stern (1985).

1965 besuchte Kestenberg Anna Freud in London, um dort an der Hampstead Nursery ihre Beobachtungen an Kindern mit den entwicklungspsychologischen Ergebnissen von Anna Freud zu vergleichen, wo sie Gemeinsamkeiten ihrer Beobachtungsergebnisse feststellten.

In den folgenden Jahren sammelte Kestenberg weitere Daten, um ihr Beobachtungsverfahren zu standardisieren und entwicklungspsychologische Normen zu finden. 1969 und 1970 besuchte sie verschiedene Kibbuzim in Israel, in deren Folge sie die Bewegungsanalyse von über 150 Babys und Kindern erstellte.

Aus der Sands Point Movement Study Group heraus entwickelte sich das „Center for Parents and Children" und das "Child Development Research Center" auf Long Island. Von 1972 bis 1990 wurden dort die Erkenntnisse aus dem KMP angewendet, um präventiv Eltern zu helfen, das Grundverhaltensmuster ihres Kindes besser zu erkennen und adäquat darauf einzugehen. Die Ergebnisse der dort gewonnenen Bewegungsprofile sind bis heute Teil einer fortlaufenden Forschung. Vor allem Susan Loman, eine Mitarbeiterin am Center for Parents and Children, beschäftigte sich mit der Verbesserung der Kommunikation zwischen Eltern und Kindern, indem sie die Eltern im Umgang mit ihrem Kind für die eigene Einstimmungs- und Anpassungsleistungen sowie Haltung und Atmung sensibilisierte.

Heute wird das KMP genutzt, um die interpersonale Dynamik in Familien zu bewerten, Bewegungsentwicklung zu erkennen und aus den Bewegungspräferenzen einer Person Rückschlüsse bezüglich Bedürfnissen, Affektregulation, Bewältigungsstrategien, kognitiver Lernstile, Abwehrmechanismen und sozialer Kompetenzen zu ziehen.

DAS KESTENBERG MOVEMENT PROFILE (KMP)

Bei der Auswertung der Beobachtungen entsteht für das KMP eine graphische Darstellung von 120 unterschiedlichen Bewegungsfaktoren (in 29 polaren Dimensionen) (siehe Abb. 2). Diese Daten sind aus dem Notationssystem der Laban Bewegungsanalyse abgeleitet, erweitert und statistisch erfasst worden (Loman, 1999). Neben der individuellen Bewegungsanalyse können auch mehrere Profile (z. B. Mutter und Kind) miteinander vergleichen werden, um durch die Unterschiedlichkeit oder Ähnlichkeit des Profils Informationen über interpersonelle Konflikt- bzw. Übereinstimmungsbereiche zu erlangen. In der tanz- und bewegungstherapeutischen Arbeit gibt das KMP der Therapeutin einen Überblick über die normale Bewegungsentwicklung, um auf dieser Basis entsprechende Interventionen zu initiieren.

Das KMP wird in zwei große Subsysteme unterteilt, das sogenannte Spannungsfluss-Antriebs-System (linke Seite des Profils) und das Formfluss-Formen-System (rechte Seite des Profils). System I setzt sich zusammen aus den Spannungsflussrhythmen, den Spannungsflusseigenschaften, den Vorantrieben und den Antrieben und beschreibt die Entwicklung von einer einfachen zu einer komplexen Bewältigung der Realität. Diese frühen Bewegungsmuster drücken die inneren Bedürfnisse und Affekte aus, die sich allmählich zu reiferen Bewegungsmustern herausbilden (Loman, 1992). System II (rechte Seite des Profils) dokumentiert eine Entwicklungslinie zu einer immer komplexeren Gestaltung von Beziehungen zu Menschen und Dingen (Kestenberg Amighi et al., 1999). Es setzt sich zusammen aus bipolarem Formfluss, unipolarem Formfluss, Formen in Richtungen und Formen in Flächen.

Jedes System hat jeweils vier Bewegungskategorien, die sowohl intra- als auch intersystemisch ausgewertet werden. Formflussdesign kam früher zur Anwendung, wird heute aber nicht mehr unterrichtet.

System I	System II
Spannungsflussrhythmen	bipolarer Formfluss
Spannungsflusseigenschaften	unipolarer Formfluss
Vorantriebe	Formen in Richtungen
Antriebe	Formen in Flächen

SYSTEM I

Kestenberg entdeckte in ihren kinästhetischen Aufzeichnungen (siehe Abb.1) zwei Arten von Muskelspannung: den *gebundenen Fluss*, der eingesetzt wird, wenn die Antagonisten (Gegenmuskeln) teilweise die Bewegungen der Agonisten (Primärmuskeln) einschränken, und den *freien Fluss*, der eintritt, wenn die Agonisten von den Antagonisten nicht eingeschränkt werden und primär allein funktionieren. Die meisten Bewegungen alternieren auf einem Kontinuum zwischen diesen beiden Polaritäten. Veränderungen im Fluss können in Begriffen von Rhythmus und Intensität beschrieben werden.

Spannungsflussrhythmen

Kestenberg (1975) konnte aus den Graphiken einzelne, voneinander klar unterscheidbare rhythmische Muster herauslesen, die sie einer biologischen Funktion zuordnete. Sie unterschied fünf Grundrhythmen, die bestimmten Körperzonen (oral, anal, urethral, inner genital und außer genital) entspringen. Diese fünf Grundrhythmen sind jeweils in einen libidinösen, d.h. lustvollen, und einen aggressiven, d.h. trennenden, ablösenden Rhythmus aufgeteilt. Die aggressiven Rhythmen leiten den Übergang zur nächsten Entwicklungsstufe ein. Obwohl alle Rhythmen von Geburt an zu beobachten sind, treten bestimmte Rhythmen in bestimmten Entwicklungsphasen häufiger auf.

Tabelle I: Spannungsflussrhythmen

Körperregion/ Lebensjahr	Rhythmus (Abkürzung)		Thema	Qualität
oral libidinös 1-6 Monate	Saugrhythmus (o)	➔	Einverleiben – Bedürftigkeit	wenig intensive, rund, klein (etwa Herzschlagfrequenz)
oral aggressiv 6-12 Monate	Beißrhythmus (os)	➔	Trennung	wenig intensiv, klein, eckigere Übergänge (etwa Herzschlagfrequenz)
anal libidinös 2. Lj.	Verdrehrhythmus (a)	➔	Ausweichen	ständig welchselnde Spannung
anal aggressiv 2-3 Lj.	Pressrhythmus (as)	➔	Autonomie	abruptes Anspannen, halten der hohen Spannung und abruptes Loslassen
urethral libidinös 3. Lj.	Fließrhythmus (u)	➔	Laufenlassen	mit wenig Energie fließt die Bewegung aus dem Körper
urethral aggressiv 3. Lj.	Stopprhythmus (us)	➔	Unterbrechung	kurze, scharfes Stopps
inner genital libidinös 4-5 Lj.	Wiegerhythmus (ig)	➔	Ausbrüten	ein Hin- und Herwiegen, Streicheln, länger als der Saugrhythmus
inner genital aggressiv 4-5 Lj.	Wogerhythmus (igs)	➔	Gebären	langsam aufbauende hohe Spannung, die auch nur allmählich wieder nachlässt
außer genital libidinös 5-6 Lj.	Hüpfrhythmus (og)	➔	Begeisterung	schnelle, runde Übergänge mit hoher Intensität
außer genital aggr. 5-6 Lj	Sprungrhythmus (ogs)	➔	Explosion	schnelle scharfe Übergänge mit hoher Intensität

Der frühe *Saugrhythmus* zeigt sich nicht nur beim Saugen an der Brust oder Flasche, sondern auch beim Streicheln, Nicken, Schaukeln und in bestimmten Lautäußerungen. Wenn Erwachsene häufig saugende Rhythmen zeigen (meist in den Händen), können wir oft eine Bedürftigkeit in ihrer Persönlichkeit finden (Kestenberg Amighi et al., 1999; Bender 2007). Solche Menschen nehmen für gewöhnlich relativ unkritisch neue Informationen und Ideen auf.

Wenn sich beim Säugling die ersten Zähne zwischen dem vierten und neunten Monat ankündigen, ist der *Beißrhythmus* beim Kauen, Kneifen und Schnappen vorrangig zu beobachten. Erwachsene, die den Beißrhythmus oft gebrauchen, nehmen ebenfalls gerne Informationen auf, aber zerlegen die Informationen, kritisieren sie und unterscheiden die einzelnen Ideen klar voneinander.

Im zweiten Lebensjahr, in dem die Sauberkeitserziehung beginnt, windet sich das Kind im *Verdrehrhythmus* aus dem Schoß der Mutter, um die Welt zu erkunden. Im häufigen Wechsel aus Krabbeln und Hinsetzen verdreht sich die Wirbelsäule ständig. Der *Pressrhythmus* ist der Rhythmus des Stuhlgangs, er wird aber auch beim Aufstehen, Hinsetzen aus dem Stand, Klettern, Krabbeln, Schubsen und Marschieren eingesetzt.

Im dritten Lebensjahr sind die Kinder ständig in Bewegung und beherrschen nach und nach das Einhalten des Urins. Typisch für dieses Jahr ist ein Laufen in einer dahintreibenden und manchmal trödelnden Art *(Fließrhythmus)* sowie plötzliche Stopps in der Bewegung *(Stopprhythmus)*, bevor sie wieder loslaufen.

Im vierten Lebensjahr ist der sanft schwingende *Wiegerhythmen* (den wir auch in Wiegeliedern vorfinden) vorherrschend. Spezifische Verhaltensweisen bei Kindern diesen Alters sind das Wiegen des Kuscheltieres, ein Interesse an Schwangerschaft, Herkunft und Babies, eine Faszination für Behältnisse und Budenbauen. In diesen Beschäftigungen zeigen die Kinder ab und zu einen sehr intensiven, lang anhaltenden *Wogerhythmus*, indem sie z. B. ihre Puppe fest und lange an sich drücken.

Im fünften und sechsten Lebensjahr treten dann die Rhythmen des *Hüpfens* und *Springens* in den Vordergrund. Es muss auf Matratzen herumgesprungen, von jedem Mäuerchen gesprungen und unvermittelte Karatebewegungen in die Luft geschleudert werden. Das ist eine Zeit der intensiven Gefühle und des Stolzes auf die sich verfestigenden motorischen und mentalen Fähigkeiten.

Neben diesen 10 reinen Rhythmen, können rhythmische Qualitäten auch zu sogenannten Mischrhythmen verbunden werden. Menschen setzen all diese Rhythmen in verschiedenen Kombinationen ein. Doch die präferierten Rhythmen hängen im allgemeinen mit ganz bestimmten Bedürfnissen zusammen. Wenn beispielsweise eine Person eine Vorliebe für den *Verdrehrhythmus* hat, wird sie sich auch beim Drücken im Körper verdrehen oder nicht nur einfach den Deckel auf den Stift drücken, sondern ihn auch noch verdrehen.

Spannungsflusseigenschaften

Das individuelle Wechselspiel zwischen *gebundenem* und *freiem* Fluss als Reaktion auf psychologische oder biologische Bedürfnisse ist die muskuläre Vorbereitung für die Antriebe, mit denen der Mensch die Anforderungen der Umwelt meistert. Die Spanungsflusseigenschaften zeigen die nonverbalen Anteile des Gefühlsausdrucks, der Affekte und des Temperaments. (Lewis & Loman, 1992).

Die sechs Spannungsflusseigenschaften sind jeweils drei Gegensatzpaare (Kestenberg Amighi et al. 1999; Loman, 1992; Bender 2007):

Tabelle 2: Spannungsflusseigenschaften

adaptierend Die Muskelspannungsniveau wechselt ständig in kleinen Amplituden. ↘ Anpassung, Ausgelassenheit, Ruhelosigkeit, Wendigkeit.	*gleichbleibend* Die Muskelspannung bleibt auf einem gleichen Niveau von gebunden oder frei. ↘ Beständigkeit, Sturheit.
niedrige Intensität Die Muskelspannung ist nur ein wenig gebunden oder frei. ↘ feine Reaktionen, sanftes Temperament	*hohe Intensität* Die Muskelspannung ist entweder extrem frei oder extrem gebunden. ↘ heftige Reaktionen, leicht erregbar.
graduell Das Niveau und die Intensität der Muskelspannung steigt gemächlich an und fällt ebenso wieder ab. ↘ Geduld, Ausdauer, Sich-Zeit-Nehmen	*abrupt* Die Intensität der Muskelspannung steigt schnell an und fällt schnell wieder ab. ↘ Wachsamkeit, Ungeduld, Impulsivität, Nervosität

Vorantriebe

Die Vorantriebe bilden die Brücke aus Lernstilen und Bewältigungsmechanismen zwischen dem inneren Fokus auf die Muskeltätigkeit (Spannungsflusseigenschaften) und dem Umgang mit den Realitäten der Außenwelt (Antriebe). Immer wenn wir etwas tun, was wir noch nicht richtig können oder bei dem wir uns unwohl fühlen, konzentrieren wir uns nicht nur auf die Aufgabe, sondern auch auf unseren eigenen Körper und darauf, wie er die Aufgabe ausführen muss.

Auch hier haben wir wieder drei Gegensatzpaare, die jeweils aus einem kämpferischen und einem nachgebend, erspürenden Element bestehen:

Tabelle 3: Vorantriebe

erspürend, nachgebend	**kämpferisch**
flexibel Durch ein Umherschweifen durch den Raum wird die Umgebung nicht wirklich erfasst, sondern nur so getan als ob man aufmerksam ist.	*kanalisieren* „Eine Person bewegt sich auf ein Ziel zu, ohne wirklich einen Fokus zu haben" (Bender, 2007, S. 32). Er ist ein Versuch der fokussierten Aufmerksamkeit.
vorsichtig Jemand versucht mit *niedriger Intensität* etwas behutsam zu behandeln, ist aber unsicher.	*vehement/angestrengt* „Die Person versucht, mit *hoher Intensität* an *freiem (vehement)* oder *gebundenem (angestrengt)* Fluss ihrer Intention Ausdruck zu verleihen. Es fehlt aber an Autorität und Effektivität" (Bender, 2007, S.35).
zögerlich	*plötzlich*

Es zeigen sich *graduelle* Wechsel des Spannungsflussniveaus mit dem Versuch einer Verlangsamung, aber innere Bedenken verhindern dies.	Es zeigen sich *abrupte* Spannungsflusswechsel. Die Person fühlt sich innerlich getrieben ohne wirklich die Geschwindigkeit zu erhöhen.

Antriebe

Die Antriebe sind die motorischen Komponenten bei der Bewältigung der äußeren Realität in Bezug auf Raum, Kraft und Zeit. Auch hier finden wir wieder jeweils drei Gegensatzpaare, die sich aus kämpferischen und nachgebenden Qualitäten zusammensetzen:

Tabelle 4: Antriebe

erspürend, nachgebend	**kämpferisch**
Raum	
indirekt Die multifokale Aufmerksamkeit ermöglicht räumlich großzügige Bewegungen, die den Raum eher ausfüllen, als ihn gezielt zu durchqueren.	*direkt* Die Bewegung teilt, erobert und schneidet durch den Raum mit voller Aufmerksamkeit auf einen Fokus. Die Bewegung hat einen direkten Bezug zum Endpunkt.
Kraft	
leicht Das eigene Körpergewicht wird aktiv zur Überwindung der Schwerkraft eingesetzt (Bewegungen wie eine Feder).	*stark* Die Schwerkraft wird aktiv zum Einsatz der eigenen Körperkraft genutzt, um die Intention mit Nachdruck zu verdeutlichen (z. B. das Verschieben eines schweren Klaviers, energisch auf den Tisch hauen).
Zeit	
verlangsamen Hier hat man „alle Zeit der Welt" und kann sich Zeit nehmen, um seine Bewegung und sein Vorhaben zu verlangsamen. Es ist nicht das objektive Maß, sondern die innere Einstellung entscheidend.	*beschleunigen* Aktionen bekämpfen die Zeit und werden verwendet, um Dinge oder sich selbst zu beschleunigen, mit der inneren Einstellung, gegen die Zeit anzukämpfen.

Die Entwicklungslinie eines Antriebselements kann auf seinen entsprechenden Vorantrieb und seine Spannungsflusseigenschaft zurückverfolgt werden. Die Raumelemente geben Aufschluss über die Aufmerksamkeit, die Kraftelemente über die Intention und die Zeitelemente über die Intuition und Entscheidungsfähigkeit einer Person.

SYSTEM II
Formfluss

Die Art wie sich der Körper verformt, bringt die inneren Gefühle über Beziehungen zum Ausdruck und strukturiert sie. Wenn wir uns z. B. sicher fühlen, *wachsen* wir und unsere Körpergrenzen erweitern sich. Wenn wir uns unwohl fühlen, dann *schrumpft* unser Körper, um sich vor der unangenehmen Situation oder dem unangenehmen Stimulus zu schützen. Vertrauen entsteht aus kongruenten Formflussmustern und dem unterstützenden Gehaltenwerden (Kestenberg Amighi et al., 1999).

Bipolarer Formfluss

„Im bipolaren Formfluss *wächst* oder *schrumpft* der Körper eindimensional symmetrisch und drückt ein generalisiertes Bedürfnis an die Umwelt aus" (Bender, 2007, S. 129). Der Körper reagiert auf Impulse aus der Umwelt durch ausdehnende (wachsende) und kontrahierende (schrumpfende) Bewegungen in der horizontalen (seitseit), vertikalen (hoch-tief) und sagittalen (vor-rück) Dimension.

Tabelle 5: Bipolarer Formfluss

horizontal	
verbreitern Der Körper wächst symmetrisch auf beiden Seiten (lächeln).	*verschmälern* Der Körper schrumpft symmetrisch auf beiden Seiten (Schultern nach innen ziehen, Stirne runzeln).
vertikal	
verlängern Der Körper wächst symmetrisch nach oben und unten.	*verkürzen* Der Körper schrumpft symmetrisch nach oben und unten.
sagittal	
auswölben Der Körper wächst symmetrisch nach vorne und hinten.	*aushöhlen* Der Körper schrumpft symmetrisch nach vorne und hinten.

Unipolarer Formfluss

Durch einseitiges Wachsen und Schrumpfen in den drei Dimensionen zeigt der Körper bewusst oder unbewusst, welche spezifischen Interaktionen oder Stimuli anziehend und welche abstoßend sind. Der Körper wächst auf angenehme Stimuli oder Menschen hin bzw. schrumpft von unangenehmen weg.

Tabelle 6: Unipolarer Formfluss

horizontal	
seitlich verbreitern Der Körper wächst asymmetrisch auf einer Seite.	*mittig verschmälern* Der Körper schrumpft asymmetrisch auf einer Seite.
vertikal	
verlängern nach oben *verlängern nach unten* Der Körper wächst asymmetrisch nach oben oder unten.	*verkürzen nach oben* (Schultern hochziehen) *verkürzen nach unten* (Kopf einziehen) Der Körper schrumpft asymmetrisch nach oben oder unten.

sagittal	
auswölben nach vorne *auswölben nach hinten* Der Körper wächst asymmetrisch nach vorne oder hinten.	*aushöhlen nach vorne* *aushöhlen nach hinten* Der Körper schrumpft asymmetrisch nach vorne oder hinten.

Der unipolare Formfluss ist die Basis für Kommunikation, Interaktion, Attraktion und Ablehnung. Durch ihn entsteht eine innere Struktur, die zwischen Gefühlen von Sicherheit und Gefahr unterscheiden und auf sie reagieren kann.

Richtungsbewegungen

Bewegungen die eine Richtung in den drei Dimensionen beschreiben werden ausgeführt, um Menschen und Dinge im Raum zu lokalisieren (z. B. jemanden den vorgesehenen Stuhl zeigen) und um Grenzen zu ziehen und sich zu verteidigen. Auch diese Bewegungen werden in die drei Dimensionen unterteilt.

Tabelle 7: Richtungsbewegungen

horizontal	
seitwärts Das seitliche Ausstrecken des Armes des Schutzmannes, um die Fahrzeuge anzuhalten.	*quer* Das Verschränken des Unterarmes vor dem Brustkorb.
vertikal	
aufwärts Das seitliche nach oben Strecken, um jemanden zuzuwinken.	*abwärts* Das seitliche nach unten Strecken, um z. B. einen Gegenstand aufzuheben.
sagittal	
vorwärts Einen Schritt vorgehen. Den Arm nach vorne strecken.	*rückwärts* Einen Schritt zurückgehen. Den Arm nach hinten strecken.

Formen

Die am weitesten entwickelte Stufe bei den interpersonellen Beziehungen zeigt sich durch das Formen. Der Bewegende schafft konkave (nach innen gewölbte) und konvexe (nach außen gewölbte) multi-dimensionale Formen, die den Raum in der horizontalen, vertikalen und in sagittalen Fläche (zwei Dimensionen) modellieren.

Im ersten Lebensjahr lernt das Kind, große und kleine Bereiche des Raumes durch drehende Bewegungen und öffnende und schließende Bewegungen in der horizontalen Fläche zu erforschen, indem es sich vom Bauch auf den Rücken dreht oder im Sitzen die Gegenstände, die auf dem Boden um es herum liegen, ergreift. Wenn das Kind in das zweite Lebensalter eintritt, nimmt es die vertikale Fläche beim Hinsetzen, Aufstehen, Klettern und Bücken ein. Im dritten Lebensjahr sind die Kleinkinder unentwegt in der sagittalen Fläche am laufen.

Tabelle 8: Formen

horizontal – 1. Lebensjahr	
ausbreiten Die Bewegung öffnet sich der Umwelt, ein großer Raum wird erforscht, es entsteht eine offene, konvexe Form.	*einschließen* Die Körperhaltung schließt etwas oder jemanden ein, es entsteht eine geschlossene, konkave Körperform.
vertikal – 2. Lebensjahr	
steigen Die Bewegung verformt sich seitlich nach oben."Wenn jemand wie ein Salamander an der Sprossenwand hochklettert, *steigt* er in der vertikalen Fläche... Steigen ist eine offene, konvexe Körperform" (Bender, 2007, S. 181)	*sinken* Die Bewegung verformt sich seitlich nach unten. „Der Basketballspieler dribbelt den Ball neben sich und hält ihn durch das *Sinken* des Körpers nah am Boden... Es entsteht eine geschlossene, konkave Körperform (Bender, 2007, 180).
sagittal – 3. Lebensjahr	
vorrücken Die Person geht nicht nur einen Schritt vor, sondern der Körper rückt in einer offenen, konvexen Körperform (mindestens zwei-dimensional) nach vorne. Jemand möchte ein interessantes Geräusch belauschen und *rückt* mit dem ganzen Oberkörper nach *vorne*.	*zurückziehen* Die Person geht nicht nur einen Schritt zurück (das wäre Formen in Richtungen), sondern der Körper zieht sich in einer geschlossenen, konvexen Form (mindestens zwei-dimensional) durch die sagittale Fläche *zurück*.

ANDERE ASPEKTE DES KMP

Die Beobachtung all dieser Kategorien wird anhand statistischer Vorgaben ausgewertet und in das Profil übertragen. Die typischen Phrasierungsmuster einer Person sowie Präferenzen für eine bestimmte Kombination von Mustern können nur durch die Überprüfung der unbearbeiteten Daten erfasst werden.

Auf der Basis von Lambs Movement Pattern Analysis (Lamb, 1979, Davies 2006) unterscheidet das KMP Bewegungen in Form von Gesten, wobei nur ein Teil des Körpers eingesetzt wird, oder in Form von Posituren, in denen der ganze Körper beteiligt ist. Die Bewegungsphrasierungen weisen manchmal das gleiche Muster auf, zuerst in einer Geste und dann in einer Körperpositur oder auch umgekehrt. Diese Abfolgen werden als Geste-Positur- oder Positur-Geste-Mischung bezeichnet und werden im Allgemeinen nicht vor dem Jugendalter integriert. Posituren stellen einen Indikator für echtes Engagement dar, da sie eine größere Beteiligung des Körpers erfordern. Gesten werden oft als Testhandlungen eingesetzt, bevor eine Positur eingenommen wird (Kestenberg Amighi et al., 1999).

Die Komplexität der Handlungsmöglichkeiten einer Person werden im Auslastungsfaktor (load factor) erfasst, der anzeigt wie viele Elemente eines Subsystems an einer Handlung beteiligt sind (33 % Auslastungsfaktor bei einem Element, z. B. nur *direkt* und 100 % bei drei, z. B. *direkt, leicht und schnell*). Das ermöglicht einen Vergleich der relativen Komplexität der einzelnen Subsysteme (Loman, 1999).

Eine weitere, wichtige Statistik ist das Kosten-Nutzen-Verhältnis (gain-expense ratio). Die Anzahl der Bewegungselemente (Nutzen) pro Subsystem wird mit der Anzahl der Bewegungsflusswechsel (Kosten) in ein Verhältnis gesetzt. Dieses Kosten-Nutzen-Verhältnis wird dann in Relation zu anderen Subsystemen interpretiert und zeigt den relativen Grad von Gefühlskontrolle oder -spontaneität in den einzelnen Subsystemen an. Diese Gefühlskomponente wird auch noch zum Verhältnis von freien zu gebundenem Fluss (System I) bzw. von Wachsen zu Schrumpfen pro Subsystem (System II) aufgeschlüsselt (Loman, 1999).

AUSBLICK

Durch die Komplexität und Differenziertheit ist das KMP ein schwer zu erlernendes Bewegungsbeobachtungsinstrumentarium. Es braucht viel Training und Bewegungsbeobachtungsschulung, um sich für die kleinen Veränderungen im Körper zu sensibilisieren. Aber gerade durch die Komplexität wird es auch der Komplexität des menschlichen Wesens gerecht und nimmt keine trivialen Klassifizierungen vor.

Als Ausbildungsleiterin in Tanztherapie konfrontiere ich meine StudentInnen bereits in einem sehr frühen Stadium der Ausbildung mit diesem System, so dass sie genügend Zeit haben, das System in ihrem eigenen Körper zu erfahren, die sonderbaren Spiele ihrer Kinder besser zu verstehen und schließlich die Klienten in ihrem Wachstumspotential zu begleiten. Der Weg dorthin ähnelt häufig dem inner genitalen Ausbrüten und Gebären, wo man an mancher Stelle aufgeben möchte, weil es so mühselig ist. Aber allmählich schließt sich der Kreis und die Komplexität ist integriert und der Reichtum dieses Bewegungsbeobachtungsinstrumentariums kann genossen und therapeutisch genutzt werden.

LITERATUR

Bender, S. (2007). *Die psychophysische Bedeutung der Bewegung* – Ein Handbuch der Laban Bewegungsanalyse und des Kestenberg Movement Profiles. Berlin: Logos.
Davies, E. (2006). Beyond *Dance: Laban's Legacy of Movement Analysis*. New York:Routledge.
Erikson, E. (1950). *Childhood and society*. New York: W.W. Norton & Co.
Freud, A. (1965). Normality and pathology in childhood. assessments of development. New York: International Universities Press, Inc.
Hartmann, H. (1939). *Ich Psychologie und Anpassungsproblem*. Stuttgart: Klett-Cotta.
Kestenberg, J. S. (1975). *Children and parents*. New York: Jason Aronson.
Kestenberg, J., & Sossin, K. (1979). *The role of movement patterns in development*. Volume II. New York: Dance Notation Bureau.
Kestenberg Amighi, J., Loman, S., Lewis, P., & Sossin, M. (1999). *The Meaning of Movement – Developmental and Clinical Perspectives of the Kestenberg Movement Profile*. Amsterdam: Gordon and Breach.
Laban, R.v., & Lawrence, F. C. (1947). *Effort*. London: MacDonald & Evans.
Laban, R. v. (1960). *The Mastery of Movement*. London: MacDonald and Evans.
Laban, R. v. (1988). *Die Kunst der Bewegung*. Wilhelmshaven: Florian Noetzel Verlag.
Lamb, W. (1965). *Posture and gesture*. London: Duckworth.
Lamb, W. (1979). *Body Code*. London: Routledge & Kegan Paul.
Lewis, P. & Loman, S. (1992) *Movement components of affect: Tension Flow Attributes within the Kestenberg Movement Profile (KMP)*. American Dance Therapy Association 27th Annual Conference Proceedings. Columbia: American Dance Therapy Association.
Lewis, P., & Loman, S. (Eds.) (1990). *The Kestenberg Movement Profile: Its Past, Present Applications and Future Directions*. Keene: Antioch New England Graduate School.
Loman, S. (1992). Fetal movement notation: a method of attuning to the fetus. In S. Loman and R. Brandt (Eds.), *The Body Mind Connection in Human Movement Analysis*. Keene: Antioch New England Graduate School.

Loman, S. (1999). *Training Manual for the Kestenberg Movement Profile*. First Edition by the Sands Point Movement Study Group – Child Development Research (Berlow, Buelte, Kestenberg, Robbins, Soodak). New York: Sands Point

Mahler, M., Pine, F., & Bergmann, A. (1980). *Die psychische Geburt des Menschen*. Frankfurt/Main: Fischer.

Spitz, R. (1959). *Vom Säugling zum Kleinkind*. Stuttgart: Klett.

Stern, D. (1985). *The interpersonal world of the infant; A view from psychoanalysis and developmental psychology*. New York: Basic Books.

Winnicott, D. (1965). *The maturational process and the facilitating environment*. Madison, CT: International Universities Press.

The Kestenberg Movement Profile

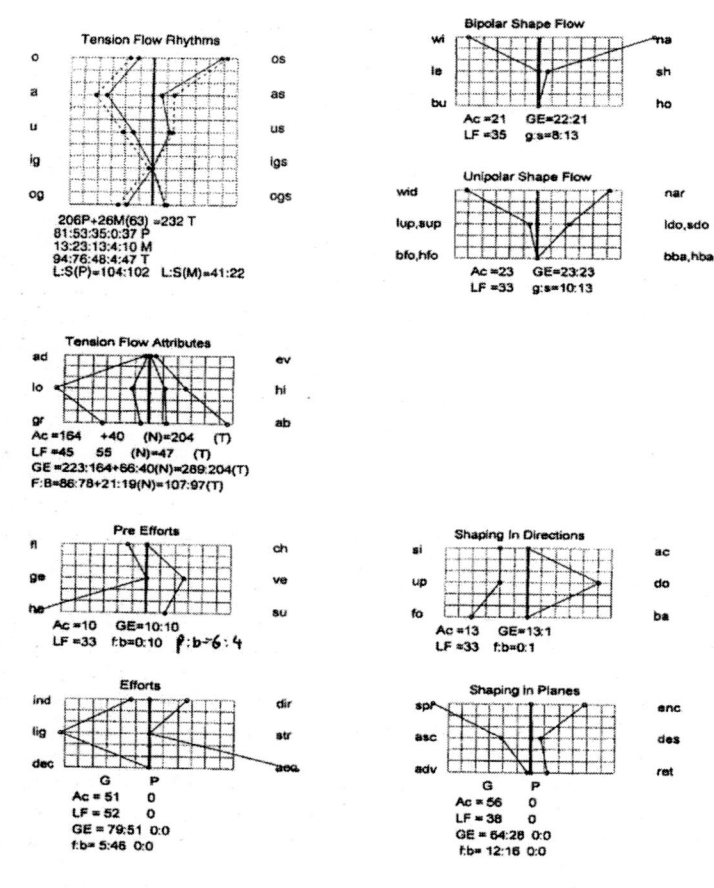

Abb. 2: Ein Kestenberg Movement Profile von einem 30-jährigen Mann

TABELLARISCHE ARBEITSHILFEN ZUR DIAGNOSTIK UND INTERVENTIONSPLANUNG MIT DEM KMP

Marianne Eberhard-Kaechele

Dieses Kapitel gibt anhand von Tabellen eine kurze Übersicht über das Kestenberg Movement Profile (KMP). Die tabellarische Darstellung eignet sich für die schnelle Orientierung bei der Diagnostik und Interventionsplanung in der klinischen Praxis. Vier Tabellenreihen werden vorgestellt: eine Übersichtstabelle für das gesamte KMP und jeweils eine für Spannungsfluss, Spannungsflussrhythmen und Formfluss.

Keywords: Tanztherapie, Kestenberg Movement Profile (KMP), Spannungsfluss, Spannungsfluss Rhythmen, Formfluss.

KMP Diagnosis and Intervention Planning Tables

This chapter provides an overview of the Kestenberg Movement Profile (KMP) in tabular form. This structured mode of presentation offers a fast and efficient means of orientation for diagnosis and the planning of interventions in the context of clinical practice. Four series of tables will be introduced: the first one provides an overview of the KMP followed by one table each for tension flow, tension flow rhythms and shape flow.

Keywords: Dance/Movement Therapy (DMT), Kestenberg Movement Profile (KMP), tension flow, tension flow rhythms, shape flow.

EINFÜHRUNG

Seit 1990 sammele ich Erfahrungen mit dem KMP in stationären und ambulanten Settings mit verschiedenen Krankheitsbildern aus den Bereichen Psychosomatik und Psychotherapie. In diesem Rahmen erstellte ich mir ein übersichtliches Nachschlagwerk, um Interventionsideen und diagnostische Kriterien in den wenigen Minuten zwischen Sitzungen nachlesen zu können. In meiner Tätigkeit als Ausbilderin für Tanz- und Ausdruckstherapie fehlte deutschsprachige Literatur zum KMP, also erweiterte und verfeinerte ich über die Jahre die Praxistabellen für die Verwendung als Unterrichtsmaterial.

Die Begrifflichkeiten des KMP stellte stets eine Herausforderung für KMP Praktizierende in Deutschland dar. Eine kleine Gruppe versuchte im Jahr 2000 anhand der damals vorliegenden deutschen Texte, die Begriffe einheitlich zu übersetzen (Fiedler, 2001). Fokus war die möglichst genaue Wiedergabe der Bedeutungsnuancen der englischen Begriffe. Die Tatsache, dass manche Begriffe ursprünglich deutsch waren, brachte eher mehr als weniger Bedeutungsverzerrungen in der Rückübersetzung. Das Ergebnis von 2000 erwies sich als zu kompliziert für die Verwendung in der Praxis. Studenten witzelten, die Bewegung sei längst vorbei, bevor man den entsprechenden Begriff dafür aussprechen konnte. Außerdem war man sich uneinig, ob die ursprünglichen psychodynamischen Begriffe noch relevant sind (ich meine ja), oder nur die neuen, phänomenologischen. Ich habe mich für den vorliegenden Text mit Sabine Koch und Susanne Bender beraten und einige Neuerungen aufgenommen, doch der Einigungsprozess ist noch nicht abgeschlossen. Die Praxis wird sicherlich die griffigsten Lösungen herausfiltern.

Nach der Devise „die Form folgt der Funktion" sind die vorgestellten Tabellen auf ihre Verwendbarkeit für die Beobachtung und Intervention in der klinischen Praxis ausgerichtet, und nicht zu Forschungszwecken. Die Theorie zu den Themen der Tabellen wird nur kurz vorgestellt um Redundanzen mit anderen Artikeln in diesem Buch zu verringern. Für ein eingehendes Verständnis der Materie verweise ich auf die Texte in diesem Buch und die Literatur im Anhang.

TABELLENREIHE A: ALLGEMEINE ÜBERSICHT DES KMP

„Das Kestenberg Movement Profile ist ein komplexes Instrument für die Beschreibung, Auswertung und Interpretation nonverbalen Verhaltens. Es ist die graphische Darstellung von 120 Bewegungsfaktoren gegliedert in 29 polare Dimensionen oder Subgruppen, sowie Beschreibungen von Körper Einstellungen (body attitudes) und Angaben zu qualitativen Daten (z. B. Kontext)." (Loman, 1994, S. 97).

Das theoretische Fundament des KMP ermöglicht die Interpretation und Auswertung von Bewegungsbeobachtung und liefert zugleich auch Grundsätze für therapeutische Interventionen. Diese Grundsätze sind in dem strukturellen Aufbau KMP Profils enthalten, sind jedoch so komplex, dass sie auf den ersten Blick nicht augenscheinlich sind. (Ein Beispiel des Profils ist in der Einführung von Susanne Bender in diesem Band zu finden).

Die Tabellenreihe A hat das Ziel, diese Grundsätze durch das graphische Mittel der Schattierung sichtbar zu machen. Sie basiert auf KMP Profil (Kestenberg Amighi, et. al., 1999) und Vereinfachungen von Fiedler (2001) und Eberhard (2001). In jeder Tabelle werden durch andere Schattierungen bestimmte strukturelle Merkmale des Profils verdeutlicht und neue Verknüpfungen der Bewegungsphänomene untereinander erkenntlich.

Das KMP differenziert zwei grundlegende Systeme für die Beschreibung von Bewegungsprozessen, die im Wechselspiel miteinander stehen.

System I (in Tabelle A.1 grau schattiert) betrifft den wechselnden gebundenen und freien Spannungsfluss der Muskeln. Freier Fluss reflektiert einen sorglosen innerpsychischen Zustand. Gebundener Fluss entspricht einem kontrollierenden (sorgsamen) innerpsychischen Zustand. Kestenberg erkannte im Spannungsfluss die Eigenregulation der Affekte und Bedürfnisse (Triebe). Über die Einstimmung des Spannungsflusses zweier oder mehrerer Personen kann Affekten nachgespürt und die Grundlage für Empathie gelegt werden (Romer, 1993; Kestenberg Amighi et al., 1999).

System II (in Tabelle A.1 in weiß), betrifft den wechselnden Fluss der Körperformen zwischen wachsen und schrumpfen, genannt Formfluss. Laut Kestenberg ist die Körperform Ausdruck der Beziehung zur Umwelt und Objekten, einschließlich des Selbst als Objekt. Wachsen ist somit die Bezeichnung für die allgemeine Vergrößerung der Körperform und entspricht dem innerpsychischen Zustand des Sich-Wohlfühlens mit sich oder mit der Umgebung. Schrumpfen bezeichnet die allgemeine Verkleinerung der Körperform und entspricht dem innerpsychischen Zustand des Sich-Unwohlfühlens mit sich oder der Umgebung. Die Angleichung oder das Sich-Einstellen auf der Körperformveränderung zweier oder mehrerer Personen (zum Beispiel auf Distanz gehen, wenn jemand sich verschließt, näher kommen wenn er sich öffnet) bildet die Grundlage für Vertrauen (Romer, 1993; Kestenberg Amighi et al., 1999).

Tabelle A 1: Die zwei grundlegenden Systeme
Übersicht: *Vereinfachtes Kestenberg Movement Profile*

Kontext: Kulturelle Aspekte, biographische Informationen, situative Informationen (Ereignisse unmittelbar vor-/nach der Beobachtung, Örtlichkeit, anwesende Personen und vorhandene Medien. [3]
Körpereinstellung: Ganzheitliche/isolierte/fragmentierte Koordination, führende Körperteile; Spannungslinien, -zentren, -blockaden, eingefrorene Spannungsfluss Muster, Phrasierung (bei Vorbereitung, Hauptthema, Abschluss, Übergänge); Ausrichtung (Horizontal, Vertikal, Sagittal), Allgemeine Körperform; Typische Körperhaltung (In Rückenlage, Bauchlage, Sitzend, Stehend); [4]

System I: Spannungsfluss (Empathie)		*System II: Formfluss (Vertrauen)*	
I.1 Spannungsflussrhythmen Regulieren Bedürfnisse/Affekte/ Interaktionsmuster		**II.1.1. Bipolarer Formfluss** Selbstempfinden, Allgem. Urvertrauen, Körperbild	
Saug-Rhythmus (oral-erspürende Phase)	Beiß-Rhythmus (oral-ankämpfende Phase)	verbreitern	verschmälern
Verdreh-Rhythmus (anal-erspürende Phase)	Drück-Rhythmus (anal-ankämpfende Phase)	verlängern	verkürzen
Fließ-Rhythmus (urethral-erspürende Phase)	Stopp-Los-Rhythmus (urethral-ank. Phase)	auswölben	aushöhlen
		II.1.2. Unipolarer Formfluss Annäherung & Vermeidung	
Wiege-Rhythmus (inner genital-ersp. Phase)	Woge/Gebär-Rhythmus (inner genital-ank. Phase)	laterales verbreitern	mediales verschmälern
Hüpf-Rhythmus (außer genital-ersp. Phase)	Stoß-Rhythmus (außer genital-ank. Phase)	verlängern/verkürzen nach oben	verkürzen/verlängern nach unten
		auswölben/aushöhlen nach vorne	aushöhlen/auswölben nach hinten
I.2. Spannungsflusseigenschaften Regulieren Affekte, entspricht dem Temperament		**II.2. Formfluss Eigenschaften (Raumwege)** Strukturieren Affektaustausch, Ver- & Entsorgung	
anpassend	gleichbleibend	windend	linear
niedrige Intensität	hohe Intensität	kleine Amplitude	große Amplitude
allmählich	abrupt	runde Umkehrung	eckige Umkehrung
I.3. Vorantriebe Abwehrmechanismen, Lernverhalten		**II.3. Richtungsbewegungen** Abwehr & Verbindung, Lernprozesse, Orientierung	
flexibel	kanalisierend	seitwärts	quer
vorsichtig	vehement/angestrengt	aufwärts	abwärts
zögernd	plötzlich	vorwärts	rückwärts
I.4. Antriebe Ich-Kontrolle, soz. & motorische Kompetenz, Denkstil		**II.4. Formen** Komplexe Objektbeziehungen, Objektkonstanz	
indirekt	direkt	ausbreiten	einschließen
leicht	stark	steigen	sinken
verlangsamend	beschleunigend	vordringen	zurückweichen

Tabelle A.1.: Darstellung der zwei grundlegenden Systeme im KMP (nach Fiedler, Romer, Eberhard, 2000; Eberhard, Bender, Koch, 2007)

In der Senkrechten werden die Begriffe in der Reihenfolge untereinander geordnet, in der sie in der psychomotorischen **Entwicklung** zur Relevanz gelangen. Die Rei-

---
[3] Kestenberg Amighi et al., 1999, S. 14.
[4] Lewis in Kestenberg Amighi et al., 1999, S. 310-313.

fungsschritte sind in den Subtiteln I.1.-I.4 etc. genannt. Mehr hierzu findet der Leser bei Tabellenreihen B und C. In der Waagerechten werden die Begriffe so angeordnet, dass die **Affinität** zwischen bestimmten Spannungsflussqualitäten des Systems I und bestimmte Formflussqualitäten des Systems II verdeutlicht wird, indem sie in der gleichen Zeile stehen. Zum Beispiel ist es für gewöhnlich so, dass der Fließrhythmus mit auswölben affin ist, hohe Intensität mit einer großen Amplitude einhergeht und der leichte Kraftantrieb meist mit steigenden Formen kombiniert wird.

Die Wechselbeziehung zwischen Spannungsfluss und Formfluss entspricht dem Verhältnis zwischen einem Inhalt und dem Gefäß, in dem er gehalten wird. Die Körperform gibt dem emotionalen Spannungsfluss Struktur und setzt ihn in Beziehung zur menschlichen und dinglichen Umwelt. Die Dynamik des Spannungsflusses gibt der Körperform eine emotionale Färbung (Loman, 1994).

In der Fachsprache wird ein Passen von Bewegungselementen „**Affinität**" und das Nicht-Passen „**Diskrepanz**" (clash) genannt. Das Passen oder Nicht-Passen ist hier nicht als Wertung von falschem oder richtigem Ausdruck zu verstehen, sondern gibt die Komplexität menschlichen Ausdrucksverhaltens wieder (Eberhard, 2001). Beispielsweise könnte ein Schulmädchen eine Diskrepanz zwischen Formfluss und Spannungsfluss zeigen, indem es über einen Witz mit leichtem Antrieb vor Freude kichert und dabei nach unten sinkt, aus Angst vom Lehrer entdeckt zu werden. Das Beispiel zeigt, wie eine Diskrepanz zwischen Spannungs- und Formfluss einen Hinweis auf Konflikte gibt, hier zwischen Freude und Angst.

Unabhängig davon, ob eine Tanztherapeutin weitere Aspekte des KMP nutzt, sind folgende **Grundsätze für die therapeutische Intervention**, die sich aus der Betrachtung der zwei Systeme und ihres Zusammenspieles ableiten, klinisch wertvoll:
1. Einstimmung über den Spannungsfluss fördert Empathie.
2. Anpassung auf den Formfluss des Gegenübers bildet Vertrauen.
3. Nur Empathie oder nur Vertrauen sind nicht ausreichend für eine therapeutische Beziehung, sondern beide Aspekte sollten berücksichtigt werden.
4. Affinitäten können genutzt werden, um die Vermittlung und Integration von bestimmten Bewegungskompetenzen zu erleichtern.
5. Diskrepanzen im Spannungs- und Formfluss können auf Konflikte hinweisen bzw. konflikthafte Gefühle provozieren. Dieses Wissen kann diagnostisch oder zur Gestaltung von herausfordernden Interventionen genutzt werden.

Tabelle A.2: Entwicklungslinien von frühen zu reifen Kompetenzen

Alle Tabellen der Reihe A sind so aufgebaut, dass die einzelnen Qualitäten in der **chronologischen Reihenfolge** gruppiert sind, in der sie sich in der normalen Entwicklung manifestieren. Die Subgruppen 1. – 4. innerhalb der beiden Systeme sind entsprechen der Entwicklung von frühen zu reiferen Formen der psycho-motorischen Organisation geordnet. Dies wird in Tabelle A.2 durch die nach unten dunkler werdende Schattierung illustriert. Die Entwicklung wie sie hier dargestellt wird beginnt mit den Rhythmen und dem biopolaren Formfluss im Mutterleib und dauert bis zur Integration der Antriebe und Formen etwa im 12. Lebensjahr.

Die **Reife** eines Bewegungsmerkmals kann anhand dieser Tabelle bestimmt und entwicklungsgemäße **Interventionsziele** erschlossen werden. Wenn man die Integration einer neuen Bewegungsqualität fördern möchte, zeigt die Tabelle in welcher **Rei-**

henfolge dies normalerweise gelingt. Allerdings muss bedacht werden, dass Traumatisierungen in der Biografie eines Patienten dazu führen können, dass bestimmte Entwicklungsstufen übersprungen oder gemieden werden. Aus diesem Grund müssen manche frühreifen Patienten Qualitäten zurückerobern, die sie längst hinter sich gelassen haben. In diesem Fall ist ein rigides Festhalten an der chronologischen Reihenfolge der Entwicklung kontraproduktiv. Die Reihenfolge dient als Orientierung, doch muss jede therapeutische Intervention auf den Adressaten individuell abgestimmt werden.

Vereinfachtes Kestenberg Movement Profile

I.1. Spannungsflussrhythmen		II.1.1. Bipolarer Formfluss		
Eigenregulation von Bedürfnisse		Mediale Objektbeziehungen/Selbstempfindungen		
Saug-Rhythmus	Beiß-Rhythmus	verbreitern	verschmälern	*früh* =∨
Verdreh-Rhythmus	Drück-Rhythmus	verlängern	verkürzen	
Fließ-Rhythmus	Stopp-Los-Rhythmus	auswölben	aushöhlen	
		II.1.2. Unipolarer Formfluss		
		Teilobjekt Beziehungen/Antworte auf Umweltreize		
Wiege-Rhythmus	Gebär-Rhythmus	laterales verbreitern	mediales verschmälern	
Hüpf-Rhythmus	Stoß-Rhythmus	verl./verk. n. oben	verk./verl. n. unten	
		ausw./aush. n. vorne	aush./ausw. n. hinten	=∨
I.2. Spannungsflusseigenschaften		**II.2. Formflusseigenschaften**		
Eigenregulation von Affekte		Festigung der Selbst-Objekt Differenzierung		
anpassend	gleichbleibend	windend	linear	
niedrige Intensität	hohe Intensität	kleine Amplitude	große Amplitude	*mittel*
allmählich	abrupt	runde Umkehrung	eckige Umkehrung	
I.3. Vorantriebe		**II.3. Richtungsbewegungen**		
Abwehrmechanismen, Lernverhalten		Ambivalente Objektbeziehungen		
flexibel	kanalisieren	seitwärts	quer	
vorsichtig	vehement/angestrengt	aufwärts	abwärts	=∨
zögernd	plötzlich	vorwärts	rückwärts	
I.4. Antriebe		**II.4. Formen**		
Ich-Kontrolle, Bewältigungsstrategien, Denkstile		Objektkonstanz/Komplexe Beziehungen		*reif*
indirekt	direkt	ausbreiten	einschließen	
leicht	stark	steigen	sinken	
verlangsamend	beschleunigend	vordringen	zurückweichen	

Tabelle A.2. Entwicklungslinien von frühen zu reifen Kompetenzen (nach Fiedler, Romer, Eberhard 2000; Eberhard, Bender, Koch, 2007)

In der waagerechten Ebene können passende **Affinitäten** von Qualitäten gefunden werden, die gemeinsam einer bestimmten Reifungsstufe entsprechen und sich daher gegenseitig unterstützen. Zum Beispiel sind Antriebe besser durch Formen zu unterstützen als durch bipolaren Formfluss.

Die Korrelation eines Bewegungsmerkmals mit einer bestimmten Entwicklungsstufe gibt Hinweise auf die **psychischen Themen**, mit denen sich der Mensch innerhalb dieser Entwicklungsstufe, bzw. situationsbedingt im erwachsenen Leben, befasst (näheres hierzu in Tabellenreihen 2 & 3). Jemand der sich z. B. *vorsichtig* bewegt, bemüht sich vermutlich, über seine inneren Aggressionen oder Ängste bei der Ausübung einer Handlung Herr zu werden. Umgekehrt können die entsprechenden Merkmale genutzt werden, um therapeutische Themen zu gestalten. Die Bedeutung des strukturellen Elements der Entwicklungslinien in Tabelle A.2 für die therapeutische Intervention wird zusammengefasst mit den Hinweisen zu Tabelle A.3.

Tabelle A.3: Entwicklungswellen innerhalb der Subgruppen

Die lineare psychomotorische Entwicklung ist ein hilfreiches theoretisches Konstrukt. Tatsächlich vollzieht sich Entwicklung eher in Form von Wellen. Vorläufer von späteren Qualitäten werden bereits in den ersten drei Lebensjahren angelegt und werden bei jeder Entwicklungswelle weiter herausgebildet.

In Tabelle A.3 sehen wir innerhalb jeder Subgruppe der beiden Systeme die Anordnung der polaren Dimensionen jeweils in der Reihenfolge ihrer **sensitiven Phase in der normalen psycho-motorischen Entwicklung**. Die erste Zeile/Polarität einer Subgruppe ist also charakteristisch für das erste Lebensjahr, die zweite für das zweite Lebensjahr und die dritte für das dritte Lebensjahr (durch tiefer werdende Grautöne symbolisiert). In der psychodynamischen Theorie entsprechen diese Lebensjahre thematisch der oralen, analen und phallischen psychosexuellen Entwicklungsphase. Bei den Spannungsflussrhythmen sind die Altersstufen und psychosexuellen Themen differenzierter verteilt und können in der Tabellenreihe C zu Spannungsflussrhythmen weiter unten nachgelesen werden.

Diese Anordnung erlaubt eine entwicklungsorientierte Gestaltung von Interventionen, denn jeweils alle **Bewegungsfaktoren aus dem gleichen Lebensjahr unterstützen gegenseitig ihre Integration**. So kann es sinnvoll sein, diese Faktoren in Interventionen zu kombinieren.

Das dem KMP zugrunde liegende Menschenbild beinhaltet, dass sich Gesundheit unter anderem in der **kumulativen Aneignung möglichst aller Bewegungsqualitäten** zeigt. Ein solches Menschenbild divergiert von der üblichen psychodynamischen Auffassung, dass frühere Verhaltensmodalitäten durch reifere vollständig ersetzt werden sollten. Daraus folgt, dass unabhängig von der absoluten Reife einer Person, sie auf die Bewegungsmerkmale zugreift, die zum Ausdruck bzw. zur Bewältigung bestimmter Themen geeignet sind. Will eine Person zum Beispiel Information aufnehmen, dann nutzen ihr Rhythmen, Dynamiken und Formen der Entwicklungsstufe vom ersten Lebensjahr (Loman, 1994) – in psychodynamischen Begriffen, der oralen Phase. Ein Rückgriff auf diese Stufe würde somit nicht unbedingt heißen, dass die Person regrediert oder fixiert auf diese Phase wäre. Eine solche Aussage wäre erst dann angemessen, wenn keine weiteren Qualitäten im Bewegungsrepertoire der Person zu finden wären.

Weiterhin sind neben der **Vollständigkeit** des Bewegungsrepertoires die **Verhältnismäßigkeit, Strukturiertheit** und die **Bezogenheit auf die Umwelt** entscheidend für die Bestimmung von Gesundheit (Loman 1994; Kestenberg Amighi et al., 1999; Eberhard, 2001).

Kestenberg Movement Profile			
I.1. Spannungsflussrhythmen		**II.1.1. Bipolarer Formenfluss**	
Saug-Rhythmus	Beiß-Rhythmus	verbreitern	verschmälern
Verdreh-Rhythmus	Drück-Rhythmus	verlängern	verkürzen
Fließ-Rhythmus	Stopp-Los-Rhythmus	auswölben	aushöhlen
Wiege-Rhythmus	Gebär-Rhythmus	**II.1.2. Unipolarer Formenfluss**	
Hüpf-Rhythmus	Stoss-Rhythmus	laterales verbreitern	mediales verschmälern
		verl./verk. n. oben	verk./verl. n. unten
		ausw./aush. n. vorne	aush./ausw. n. hinten
I.2. Spannungsflusseigenschaften		**II.2. Formenflusseigenschaften**	
anpassend	gleichbleibend	windend	linear
niedrige Intensität	hohe Intensität	kleine Amplitude	große Amplitude
allmählich	abrupt	runde Umkehrung	eckige Umkehrung
I.3. Vorantriebe		**II.3. Richtungsbewegungen**	
flexibel	kanalisieren	seitwärts	quer
vorsichtig	vehement/angestrengt	aufwärts	abwärts
zögernd	plötzlich	vorwärts	rückwärts
I.4. Antriebe		**II.4. Formen**	
indirekt	direkt	ausbreiten	einschließen
leicht	stark	steigen	sinken
verlangsamend	beschleunigend	vordringen	zurückweichen

Tabelle A.3: Entwicklungswellen innerhalb der Subgruppen (nach Fiedler, Romer, Eberhard 2000; Eberhard, Bender, Koch 2007)

Aus den beiden Tabellen zum Thema Entwicklung A.2 und A.3 ergeben sich in Ergänzung zu den oben genannten Punkten die folgenden **Grundsätze für die therapeutische Intervention**:

6. Bewegungen haben eine entwicklungsmotorische und entwicklungspsychologische Bedeutung, die dekodierend (diagnostisch) oder enkodierend (Themenangebote anhand dieser Qualitäten gestaltend) eingesetzt werden können.
7. Entwicklung ist kumulativ, nicht nur progressiv. Metaphorische „Seitschritte" und „Rückschritte" in der Behandlung sind genau so nützlich wie „Fortschritte" für die Vervollständigung des Bewegungsrepertoires.
8. Einzelne Qualitäten sind wertneutral, können in jedem Lebensalter je nach Situation wertvolle Ressourcen darstellen und werden so gewürdigt.
9. Qualitäten aus den gleichen Entwicklungsstufen unterstützen ihre Integration gegenseitig; eine Kombination ist deshalb empfehlenswert.

Tabelle A.4: Erspürende und ankämpfende Qualitäten

In dieser Tabelle wird die polare Gegenüberstellung erspürender, hingebungsvoller Bewegungsqualitäten (in grau) und ankämpfender, aggressiver Qualitäten (in weiß) innerhalb der beiden Systeme dargestellt. Diese Struktur verdeutlicht weiter, welche Qualitäten aus System I und II mit einander **affin** sind. Bei Tabelle A.2 wurde gezeigt, dass der psychomotorische Entwicklungsprozess sich in der senkrechten Progression der Qualitäten darstellt. In Tabelle A.4 sehen wir, dass sich die normale Entwicklung innerhalb eines Systems in einer Zick-Zack Linie vollzieht: Vom hingebungsvollen Pol links zum ankämpfenden Pol rechts, und weiter unten zum nächst reiferen hingebungsvollen Pol etc. Diese Linie ist beispielhaft in der Rubrik der Spannungsflussrhythmen und des bipolaren Formflusses eingezeichnet, gilt jedoch für alle weiteren Rubriken.

Vereinfachtes Kestenberg Movement Profile

erspürend	ankämpfend	erspürend	ankämpfend
I.1. Spannungsflussrhythmen		**II.1.1. Bipolarer Formfluss**	
Saug-Rhythmus	Beiß-Rhythmus	verbreitern	verschmälern
Verdreh-Rhythmus	Drück-Rhythmus	verlängern	verkürzen
Fließ-Rhythmus	Stopp-Los-Rhythmus	auswölben	aushöhlen
Wiege-Rhythmus	Gebär-Rhythmus	**II.1.2. Unipolarer Formfluss**	
Hüpf-Rhythmus	Stoß-Rhythmus	laterales verbreitern	mediales verschmälern
		verl./verk. n. oben	verk./verl. n. unten
		ausw./aush. n. vorn	aush./ausw. n. hinten
I.2. Spannungsflusseigenschaften		**II.2. Formflusseigenschaften**	
anpassend	gleichbleiben	windend	linear
niedrige Intensität	hohe Intensität	kleine Amplitude	große Amplitude
allmählich	abrupt	runde Umkehrung	eckige Umkehrung
I.3. Vorantriebe		**II.3. Richtungsbewegungen**	
flexibel	kanalisierend	seitwärts	quer
vorsichtig	vehement/angestrengt	aufwärts	abwärts
zögernd	plötzlich	vorwärts	rückwärts
I.4. Antriebe		**II.4. Formen**	
indirekt	direkt	ausbreiten	einschließen
leicht	stark	steigen	sinken
verlangsamend	beschleunigend	vordringen	zurückweichen

Tabelle A.4.: Gegenüberstellung von erspürenden vs. ankämpfenden Qualitäten im KMP (nach Fiedler, Romer, Eberhard 2000; Eberhard, Bender, Koch, 2007)

Die **Gleichberechtigung** der beiden Qualitäten steht in Kontrast zu unserer christlichen Kultur, in der Aggression oft kategorisch negativ bewertet wird. Die Säuglingsforschung zeigt jedoch, dass sowohl aggressive wie hingebungsvolle Bewegungsqualitäten für die gesunde Entwicklung und fortlaufende Alltagsbewältigung notwendig sind. Beziehungen werden reguliert durch das erspürende Einlassen und die ankämpfende Abgrenzung. Bei der Interpretation eines KMP wird daher auf die **Verhältnismäßigkeit** von erspürende zu ankämpfenden Elementen geachtet.

Hingabe und Aggression in ihrer vollen Ausprägung können Patienten Angst machen. Die früheren Entwicklungsformen, wie sie der Tabelle A.4 zu entnehmen sind, können allmählich zu der Zielkompetenz hinführen: zum Beispiel, vom Verbreitern des Rumpfes beim Atmen, zur seitwärts Öffnung der Arme, bis hin zur Ausbreitung des ganzen Körpers vor einem Partner bei hingebungsvollem Formfluss.

Interessant für die Arbeit mit labilen oder stagnierten psychisch kranken Menschen ist auch eine weitere Wirkung der erspürenden und ankämpfenden Qualitäten:

„Für jede neue Art sich selbst zu halten bedürfen wir spezifischer Muster der Stabilität, und für jede neue Art sich in den Raum zu bewegen bedürfen wir spezifischer Muster der Mobilität. Stabilität steht in eindeutiger Verbindung zur Aggression und Mobilität in Verbindung zur Hingabe." (Kestenberg, 1983, S. 201, Übersetzung der Autorin)

Diese Erkenntnisse erweitern die **Grundsätze der Intervention** wie folgt:
10. Hingabe und Aggression sind gleichermaßen wichtige Kompetenzen für Patienten und Therapeuten.
11. Die Pole „erspüren" und „ankämpfen" sollten sich im therapeutischen Prozess abwechseln und in ausgewogenem Verhältnis zueinander stehen.
12. Die Entwicklungschronologie bietet ein didaktisches Modell für die Förderung der Hingabe/Aggression.
13. Ankämpfende Qualitäten fördern die Stabilität, erspürende die Mobilität.

TABELLENREIHE B

In der folgenden Tabellenreihe B werden die einzelnen Systeme des Spannungsflusses und des Formflusses differenzierter vorgestellt. Die Spannungsfluss-Rhythmen werden getrennt in Tabellenreihe C beschrieben. Anhand dieser Tabellen können die Themen, welche mit den einzelnen Entwicklungsschritten und Bewegungsqualitäten in Zusammenhang stehen; erschlossen werden. Diese Information dient der Diagnostik und Interventionsplanung.

Tabelle B.1: Spannungsfluss

Der Spannungsfluss dient der **Eigenregulation von Bedürfnissen und Affekten** und stellt kognitive Strategien für **Lernen** und **Denken** bereit. Die Entwicklung der Spannungsfluss-Kompetenzen beginnt mit den **Spannungsflusseigenschaften,** welche der Regulation innerer Vorgänge dienen. Als nächstes bilden die **Vorantriebe** die Brücke zwischen inneren Vorgängen und der Umwelt. Zuletzt zeigt sich in den **Antrieben** die Kompetenz, Umweltanforderungen und innere Regungen in optimalen Einklang miteinander zu bringen. Faktoren des Spannungsflusses sind die Bausteine, aus denen zwischenmenschliche Handlungsdialoge gestaltet und auf mehrere Sinnesebenen wie sehen, hören, spüren im prozeduralen (Köperwahrnehmungs- und Handlungs-) Gedächtnis gespeichert werden.

Die Tabelle B.1 ist wie folgt aufgebaut: in der obersten Zeile werden die **Formen und Funktionen der Muskelanspannung** neutral, gebunden und frei dargestellt. In Kursivschrift werden ihre Funktionen als Schutzmechanismen für die psychophysische Integrität genannt. Diese Deutungen stammen aus der Arbeit des Traumatherapeuten Ellert Nijenhuis (2004). Es kann für schwer gestörte Patienten hilfreich sein, ihre inhärente Spannungszustände und Dissoziationsphänomene (neutraler Fluss) als Ressource zu erleben und in Bewegungssequenzen zu diesen Modalitäten umzusetzen.

Die nächste Zeile liefert die **Definitionen** der einzelnen Subgruppen von Spannungsfluss und kündigt die **Gliederungspunkte** an, nach denen die einzelnen Bewegungsqualitäten im Weiteren beschrieben werden.

Die schmale Spalte ganz links stellt die physikalischen Faktoren **Raum, Gewicht** und **Zeit** dar. Die Muskeln können im Spannungsfluss auf diese physikalischen Faktoren einwirken. Korrespondierend mit den Entwicklungswellen hat der Umgang mit einem physikalischen Faktor jeweils eine sensible Phase in einem bestimmten Lebensjahr. Dies sind der Raum im ersten Lebensjahr, das Gewicht im zweiten Lebensjahr und die Zeit im dritten Lebensjahr.

Überblick Kestenberg Movement Profile: System I Spannungsfluss

Neutraler Spannungsfluss:	Gebundener Spannungsfluss:	Freier Spannungsfluss:
bewirkt Entspannung oder Immobilisierung, Betäubung. *Selbstschutz durch Todstellreflex ohne Spannung bzw. Elastizität, Preisgabe des Körpers an eine „Höhere Gewalt", Analgesie, Anästhesie*	Bewirkt Kontrolle der Bewegung: **Selbstschutz** durch a) einhalten der Bewegung (verhindert Entdeckung) b) Unterwerfung (verhindert Eskalation von Gefahr) c) Widerstand (verh. Selbstverlust)	Bewirkt Mobilisierung *Selbstschutz durch freie Handlung: Kampf oder Flucht*

Spannungsflusseigenschaften	**Vorantriebe**	**Antriebe**
Regulieren Affekte, drücken Stimmung aus. Entspricht dem Temperament (angeboren), bestimmt Beziehungsbereitschaften: Passung /Kollidierung **Gerichtet auf das Selbst, weniger auf Umwelt oder Aufgaben** Bestehen aus: 1) **Spontaner Bewegungsfluss** 2) *Spezifische Gestalt innerer Regungen wie Affekte, Bedürfnisse, Temperament* 3) Stil des Ausdrucks, der Bedürfnisbefriedigung	Vorstufe zum Antrieb/Ich Kontrolle, Lernverhalten, Abwehr Mechanismen **Gerichtet auf Impulse im Selbst und in der Umwelt, im Wechsel** Bestehen aus: 1) **Ambitendenter Fluss/ zulassen oder zügeln** 2) *Regulationsstrategie für Affekte und Triebimpulse.* 3) Bewegungsstrategie für motorisches Lernen (im Vergleich zu einer Vorgabe) 4) Kognitive Strategie	Ich-Kontrolle, soziale und physikalische Kompetenz, kognitiver Stil **Gerichtet auf die Umwelt, Einfluss nehmen bzw. Probleme bewältigen** Bestehen aus: 1) **Gezielter Fluss, Bewegungsmechanik** 2) *Sozialverhalten* 3) Kognitive Einstellung

Raum	1) anpassend 2) *wechselhafte Affekte, Bedürfnisse, Impulse* 3) angepasst, wechselhaft, unstet, irritiert, beeinflussbar, spielerisch	1) flexibel 2) *Vermeidung* 3) Bew. erfasst grob das Ganze, fahriger, ungenauer als Vorgabe 4) lernen durch assoziieren, Gemeinsamkeiten finden	1) indirekt 2) *diplomatisch, verführerisch* 3) Verallgemeinerung, ausschmücken, Assoziationsketten, Metapher, Phantasien,	**Aufmerksamkeit => Wahrnehmungen**
	1) gleichbleibend 2) *gleichbleibende Affekte, Bedürfnisse, Impulse* 3) beharrlich, besonnen, gefasst, träge	1) kanalisierend 2) *Isolierung* 3) konzentriert auf Teilbereiche der Bew., anderes fällt weg 4) Kog. lernen durch sortieren, differenzieren, unterscheiden	1) direkt 2) *klar, ehrlich, schonungslos* 3) Detailwissen, abstrakt, spezifisch, genau, schlicht	
Gewicht	1) niedrige Intensität 2) *wenig ausgeprägte Affekte, Bedürfnisse, Impulse* 3) mild, gemäßigt, "nett", unbeteiligt, reserviert	1) vorsichtig 2) *Reaktionsbildung* 3) Bew. zurückhaltender, nur angedeutet, möchte Anleitung 4) Kog. lernen durch passives, unkritisches Konsumieren	1) leicht 2) *humorvoll, taktvoll, anerkennend* 3) überfliegen, zufliegen, genial, leicht nehmen,	**Bewertung => Absichten**
	1) hohe Intensität 2) *extrem ausgeprägte Affekte, Bedürfnisse, Impulse* 3) leidenschaftlich, euphorisch, heftig	1) vehement/angestrengt 2) *Identifikation mit Aggressor* 3) Bew. heftiger, selbst erarbeiten statt Anleitung, learning by doing 4) Kog. lernen durch Anstrengung und Eindringen in der Materie	1) stark 2) *belastbar, verpflichtet, mächtig, bestimmend* 3) bewerten, ernst nehmen, wichtig nehmen, ergründen,	
Zeit	1) allmählich 2) *lang dauernde Übergänge zwischen Affekte, Bedürfnisse, Impulse* 3) zäh, bewusst, nachhaltig, geduldig, genüsslich	1) zögernd 2) *phobisch* 3) macht ungern Fehler, daher abwartend, langsamer als Vorgabe 4) Kog. lernen durch anhalten, nachdenken, wiederholen	1) verlangsamend 2) *großzügig, gelassen, vorsichtig* 3) ausführlich, mit Bedacht, abwägend, weise	**Entscheidung => Handlungen**
	1) abrupt 2) *übergangsloser Wechsel von Affekte, Bedürfnisse, Impulse* 3) ungeduldig, sprunghaft spontan, impulsiv, agitiert	1) plötzlich 2) *kontraphobisch* 3) legt sofort los, weiß alles schon, schneller als Vorgabe, ungeduldig 4) Kog. lernen durch Antizipation, Inspiration	1) beschleunigend 2) *effektiv, pünktlich, mutig* 3) zunehmendes Verständnis, Gedanken überschlagen sich	

Tabelle B.1: Darstellung der einzelnen Subgruppen und Qualitäten im System I Spannungsfluss (nach Kestenberg Amighi et al., 1999, und Lewis, 1992)

Die schmale Spalte ganz rechts zeigt auf, welche **kognitiv-emotionalen Funktionen** durch die Faktoren Raum, Gewicht und Zeit und ihre entsprechenden Bewegungsqualitäten konstituiert werden.

Die ganze Tabelle B.1 ist so geordnet, dass von links nach rechts Entwicklungsprozesse verlaufen, von den primitiveren zu den reiferen Ausformungen der gleichen Grundqualitäten. Dies entspricht den **Entwicklungswellen** die in Tabelle A.3 beschrieben wurden. So kann der Leser die Reifung z. B. der erspürenden Raum-Qualität von *anpassend* über *flexibel* zu *indirekt* nachvollziehen. Erspürende Qualitäten sind in Tabelle B1 weiß, ankämpfende grau schattiert.

Außerdem verläuft die **Entwicklungslinie** der jeweiligen Subgruppe in den Spalten von oben nach unten, von den frühen zu den späten Entwicklungen. Dies entspricht den Zick-Zack-Linien der Entwicklung von erspürender zu ankämpfender und wieder zur nächsten erspürenden Qualität, wie es in Tabelle A.4 verdeutlicht wurde. Zum Beispiel entwickeln sich die Antriebe von *indirekt* zu *direkt* zu *leicht* zu *stark* zu *verlangsamend* zu *beschleunigend*.

Methodisch lassen sich aus der Spalte der **Spannungsflusseigenschaften** Übungen zur Förderung der Affektregulation und der Impulskontrolle entwickeln. Aus der Spalte der **Vorantriebe** können Übungen zur Wahrnehmung oder zur Stärkung der Abwehr bei affektlabilen Patienten entwickelt werden. Außerdem können anhand der Merkmale der Vorantriebe Lernstile beobachtet und berücksichtigt werden. Schließlich bieten sich die **Antriebe** zur Gestaltung von Übungen zur Bewältigung von Alltagsproblemen an. Das Problem kann in Form einer Metapher in Bewegung übertragen und dazu improvisiert werden, dabei kann der Antrieb zum Einsatz kommen, welcher das Problem am besten zu meistern hilft. Anschließend wird reflektiert, wie die Bewegungserfahrung sich in Alltagshandlungen oder Sprache übertragen lassen. Zum Beispiel kann ein belastendes Ereignis durch einen schweren Gegenstand symbolisiert werden. Der Patient kann erproben wie (mit welchen Antrieben) und wohin er das Problem bewegen möchte.

Tabelle B.2 System II: Formfluss

Der Fluss wechselnder Formen des Körpers ermöglicht die **Stabilisierung interpersönlicher Grenzen** sowie die **Regulation interpersönlicher Beziehungen** und das Verhältnis zu sich selbst – das **Selbstwertgefühl**. Kompetenz in der Anwendung des Formflusses entwickelt sich in der frühen Kindheit in einer chronologischen Reihenfolge von Stufen. Diese Reihenfolge bietet sich zur Strukturierung des Vorgehens in der klinischen Praxis an.

Tabelle B.2 (über zwei Seiten) ist wie folgt aufgebaut: In der Spalte ganz links stehen in der oberen Hälfte die Gliederungspunkte, die in der jeweilig passenden Zeile beschrieben werden. In der unteren Hälfte der ersten Spalte stehen die physikalischen Faktoren der **Raumdimensionen horizontal, vertikal** und **sagittal**, welche in den Qualitäten der dazugehörigen Zeile dominieren, sowie deren psychischen Korrelate. Diese haben eine Affinität zu den physikalischen Faktoren von Raum (= horizontal), Gewicht (= vertikal) und Zeit (= sagittal) aus Tabelle B1.

Tabelle B.2: System II Formfluss

Übersicht Kestenberg Movement Profile: System II Formfluss

	Bipolarer Formfluss	Unipolarer Formfluss	Formflusseigenschaften	Richtungsbewegungen	Formen
Bew.	**Wachsen und Schrumpfen**	**Annähern & Vermeiden**	**Raumwege und Kinesphäre andeuten**	**1- und 2-dimensionale Bewegungen**	**2- und 3-dimensionale Bewegungen**
Beteiligte Körperpartien	Atem, Rumpfbewegung, Monozentrische Koordination des Gesamtkörpers oder isolierter Körperzentren (Mund, Hand)	Körperhälften und -vierteln, Rumpf, Gliedmaßen; Auf ein (externes) Objekt gerichtete Koordination des Gesamtkörpers oder isolierter Körperzentren	Gliedmaßen, relative Größe der Körperform/Bewegungsraum im vgl. zum anatomisch Möglichem	Gliedmaßen, Rumpf, Finger, Zehen, Zunge etc.	Atem, Rumpf und einzelne Gliedmaßen in polyzentrischer Koordination des Gesamtkörpers oder isolierter Körperzentren (Mund, Hand)
Kinästhetische Qualität	ganzheitlich symmetrisch stabil zentriert	Gegenspannung asymmetrisch labil nach außen orientiert	Reichweite (nah, mittel, fern) Größe der Bewegung Bew. Richtung: vom Körper weg & zum Körper hin Selbst- und Fremdberührung Boden- und Luftmuster	Isoliert speichen- oder bogenartig, Fortbewegung ohne Rumpf-Bewegung	Polyzentrisch elliptisch, ein-/ausschließende oder öffnende Bewegungen, Positur-Geste-Mischung Fortbewegung mit Rumpfbewegung
Psychische Korrelate	Wohl- und Unwohlsein, allg. Ur-Vertrauen/Misstrauen, Sicherheit, Körperbild, Mediale Objektbeziehung (atmosphärisch bedrohlich oder versorgend)	objektbezogenes Vertrauen/ Misstrauen, Körperbild, Teil-Objekt-Beziehungen (nur gut oder nur schlecht)	Strategien basierend auf Selbstwertgefühl/soz. Kontext Selbst und Objekt Differenzierung (Durch Selbst- und Fremdberührung)	Abwehr, Lernstrategien abstraktes Denken u. Sprechen; bestimmen, definieren, deuten Ambivalente Objektbeziehung	Frustrationstoleranz, Soziale Intelligenz, Intersubjektivität, Rollenflexibilität, Denkstile, Sprachliche Komplexität, Symbolisches Denken Komplexe Objektbeziehungen Objektkonstant,
Funktionen	Öffnung für Positives; Schließung gegen Negatives; Selbstgewahrsein, Stabilisierung, Zentrierung	Initiieren und Terminieren von Kontakt; emotionales Engagement nach außen orientieren	Versorgung und Entsorgung; Geben & Nehmen; Sozialen Raum, Anspruch markieren	Lokalisierung von Dingen im Raum; Verteidigung gegen die Umwelt; Verbindung & Trennung; Kontakt bei gleichzeitiger Abgrenzung; Sachlichkeit (emot. Kontrolle); Beweg.-Ökonomie; Lernprozesse	Aufnehmen, Halten, Loslassen; Gibt Beziehungen Kontext, Bedeutung, Struktur, Organisation; Bewegungs- Aussagen verstärken & emotional färben; Kognitive Strategien
Alter	1. Lebensjahr	1. Lebensjahr	2. Lebensjahr	2. Lebensjahr	3. & 4. Lebensjahr

		verbreitern	laterales verbreitern *Rollbewegung Initiieren*	windend	seitwärts	ausbreiten
1. Jahr **Vertrauen** **Horizontal** Aufmerksamkeit, Erforschen, Kommunikation		Aufmerksamkeit, Erforschung, Kommunikation, Großzügigkeit, Gier, Omnipotenz, Fremdvertrauen	Kuscheln, Interesse, Lust	gefällig, gefügig, freundlich	frei assoziieren, verknüpfen	teilen, verteilen, breite Perspektive, verallgemeinern, vielfältig
		verschmälern	**mediales verschmälern** *Rollbewegung, Terminieren*	**linear**	**quer**	**einschließen**
		Verschlossenheit, Introspektion, Abschottung, Bedürftigkeit, Bescheidenheit, Ohnmacht, Selbstvertrauen	Ablösung, Desinteresse, Unlust, Selbstbezogenheit	distanziert, diszipliniert, verteidigt	Ablenkung verhindern, Konzentration, isolieren	exklusiv, Besitz ergreifend, sammeln, verbinden, umfassen, konsolidieren, reduzieren
2. Jahr **Stabilität** **Vertikal** Intention, Präsentation, Evaluation, Konfrontation		**verlängern**	**verlängern/verkürzen** **nach oben** *Bücken, Ergreifen,*	**kleine Amplitude**	**aufwärts**	**steigen**
		Behagen, Euphorie, Stolz, Kompetenz, Wertigkeit, Hoffnung	Streben, Ergreifen, Überraschung, Freude, Verlegenheit, Entlastung	zurückhaltend, gestattend	suche nach Führung, nachfragen	inspirieren, bewundern, anerkennen, glauben, präsentieren, konfrontieren
		verkürzen	**verkürzen/verlängern** **nach unten** *Bücken Aufheben*	**große Amplitude**	**abwärts**	**sinken**
		Unbehagen, Wut, Trauer, Scham, Versagen, Minderwertigkeit, Resignation	Scham, Schmerz, Schutz, Schmollen	expansiv, großzügig, grob, unverschämt	erklären, bewerten	fordern, herausfordern, herablassend, ergründet, geerdet, niederhalten
3. Jahr **Zuversicht** **Sagittal** Antizipation, Entscheiden, Handeln		**auswölben**	**auswölben/ aushöhlen** **nach vorne** *vorwärts gehen, loslassen*	**runde Umkehrung**	**vorwärts**	**vordringen**
		Fülle, Besitz, empfangen, aufnehmen, Zufriedenheit, Überzeugung	Neugier, Eifer, Gier	einladend, harmonisch, verbindlich	Prüfen, Reihenfolgen beachten	initiieren, planen, leistungsorientiert, engagiert, zukunftsorientiert
		aushöhlen	**aushöhlen/ auswölben** **nach hinten** *rückwärts gehen anhalten/festhalten*	**eckige Umkehrung**	**rückwärts**	**zurückweichen**
		Leere, Mangel, Verlust, ausstoßen, verdauen, Verweigerung	Schreck/Angst, Scham	schroff, barsch, schnodderig	erinnern, rückversichern	lernen aus der Vergangenheit, aus der Distanz das Ganze erfassen, konsequent

Tabelle B.2 Darstellung der einzelnen Subgruppen und Qualitäten im System Formfluss (nach Kestenberg Amighi et al., 1999)

Ähnlich wie Tabelle B.1 ist die ganze Tabelle B.2 so geordnet, dass von links nach rechts Entwicklungsprozesse verlaufen, von den primitiveren zu den reiferen Ausformungen der gleichen Grundqualitäten. Dies entspricht den **Entwicklungswellen**, die in Tabelle A.3 beschrieben wurden. So kann der Leser die Reifung z.b. der erspürenden vertikalen Qualität vom *Verlängern*, zum *Verlängern nach oben*, zur *Aufwärtsbewegung* bis zum *Steigen* nachvollziehen.

Die **Entwicklungslinie der jeweiligen Subgruppe** verläuft in den Spalten der zweiten Tabellenhälfte von oben nach unten, von den frühen zu den späten Entwicklungsschritten. Dies entspricht den Zick-Zack-Linien der Entwicklung von erspürender zu ankämpfender und wieder zur nächsten erspürenden Qualität, wie es in Tabelle A.4 verdeutlicht wurde. Hier sind wieder die **erspürenden** Qualitäten in weiß und die **ankämpfenden** in grau schattiert. So entwickelt sich die Kompetenz des Menschen in Richtungsbewegungen von *seitlich offenen* zu *seitlich queren*, hin zu *Aufwärts-* und *Abwärts-* und schließlich zu *Vorwärts-* und zuletzt zu *Rückwärtsbewegungen*.

Selbst wenn eine Therapeutin nicht in der Bewegungsbeobachtung gefestigt ist, kann sie die Tabelle nutzen, um **Interventionen** zu gestalten, die sie initiativ oder psychoedukativ den Patienten anbietet, wenn sie aus anderen Zusammenhängen von ihren Symptomen und Problemen Kenntnis hat. Besonders die Gliederungspunkte „**Psychische Korrelate**" und „**Funktionen**" zeigen auf, welche Kompetenzen durch die Verwendung der darunterliegenden Qualitäten gefördert werden können. Zum Beispiel kann der **bipolare** Formfluss die Zentriertheit und den Bezug zu sich selbst sowie der Schutz vor unangenehmen Reizen stärken.

Übungen mit den Qualitäten des **unipolaren** Formflusses sind besonders dafür geeignet, Patienten bei der Differenzierung zwischen schädlichen und nährenden Reizen zu unterstützen. Häufig ist bei traumatisierten Patienten die Koordination derart gestört, dass sie sich gegenüber Verletzungen öffnen (z. B. aus gelernter Angst vor Repressalien) und gegenüber Nähe verschließen (aus Sorge, erneut enttäuscht und verletzt zu werden).

Anhand der **Formflusseigenschaften** können die Patienten lernen, ihren persönlichen Raum wahrzunehmen und ihn durch ihr Verhalten für andere sichtbar zu markieren.

Richtungsbewegungen geben Patienten ein deutliches Gefühl für ihre Grenzen und helfen ihnen, diese an Interaktionspartner zu vermitteln. Die gleichen Bewegungen der ausgestreckten Körperteile können, eventuell mit einer anderen Spannungsflussqualität, zur Kontaktaufnahme verwendet werden. Auch die Fortbewegung in bestimmte Richtungen können Bedürfnisse nach Nähe (vorwärts) oder Distanz (rückwärts) umsetzen.

Das **Formen** ermöglicht einer Person einen Gegenstand oder eine Person zu umschließen und zu halten, aber auch diese Person/Sache wieder freizugeben. Diese Qualität kann die Objektkonstanz (die Fähigkeit ein inneres Bild von einer Person zu bewahren, auch wenn die Person nicht physisch anwesend ist, und somit Trennungen zu ertragen) unterstützen. Zum Beispiel kann ein Kissen gehalten werden, dann die gleiche Bewegung ohne das Kissen erprobt werden. Das Loslassen von etwas, das unwiederbringlich verloren ist, kann durch die öffnende Variante des Formens gefördert werden.

Außerdem ist das Formen ein Weg komplexen Beziehungen Ausdruck zu geben, zum Beispiel indem der Oberkörper sich in Freude auf eine neue Begegnung öffnet und gleichzeitig der Unterkörper in Vorsicht geschlossen wird.

TABELLENREIHE C: DIE SPANNUNGSFLUSSRHYTHMEN

Die Spannungsflussrhythmen sind wiederkehrende Muster der Spannung und Entspannung der Muskulatur. Diese Muster sind nicht nur im Bewegungsapparat, sondern auch in den inneren Organen zu finden. Somit regulieren diese Rhythmen Funktionen der Bedürfnisbefriedigung auf motorischer Ebene (z. B. sich fortbewegen im Fließrhythmus), psychischer Ebene (z. B. sich abgrenzen im Beißrhythmus) sowie somatischer Ebene (z. B. der Ausscheidung im Drückrhythmus).

Es ist das Ideal der Gesundheit, ein möglichst vollständiges Repertoire an Rhythmen zur Verfügung zu haben. Um das Repertoire zu vervollständigen, kann es erforderlich sein, auf der Entwicklungsleiter vorwärts oder rückwärts zu gehen.

Typische Möglichkeiten für TanztherapeutInnen, einen bestimmten Rhythmus zu fördern, sind:

- Die Therapeutin bewegt sich mit den Patienten und verkörpert als Vorbild den Rhythmus selbst in ihrer Bewegung, Stimme und Verwendung von Medien.
- Entsprechende taktile Kontakte zwischen Therapeut und Klient werden gestaltet.
- Entsprechende Musikangebote und Medienangebote werden gemacht; Vorstellungsbilder eingeführt.
- Entsprechende rein körperliche, vorbereitende Übungen, welche die erforderlichen physischen Kompetenzen für einen Rhythmus vermitteln (z. B. Spannkraft oder Lockerheit in Muskeln/Gelenken oder Gleichgewicht etc.) werden erarbeitet.
- Übungsstrukturen und Aktivitäten, die der symbolischen Bedeutung der jeweiligen Phase entsprechen (z. B. eine Modenschau für die phallisch erspürende und ein Vulkanausbruch für die phallisch ankämpfende Phase) werden ausgelebt.

Aus der Tabellenreihe C können Leser zahlreiche Anregungen für die Förderung der einzelnen Rhythmen erhalten und Verständnis für deren Funktion gewinnen. Methodisch ist es wichtig, in guter tanztherapeutischer Tradition ressourcenorientiert vorzugehen: die vorhandenen Rhythmen des Patienten werden bestätigt und stabilisiert, bevor neue Rhythmen angeboten werden. Bei der Intervention sollte außerdem bedacht werden, dass Rhythmen mit Bedürfnissen, Affekten und biographischer Interaktionserfahrungen zu tun haben, die dem Patienten oft unbewusst sind. Ihre Bewusstwerdung könnte von Scham, Angst oder anderen negativen Reaktionen begleitet werden. Daher ist es wichtig zu reflektieren, ob der Klient von einer Bewusstwerdung profitieren könnte oder ob eine nicht-aufdeckende Vorgehensweise angemessener wäre.

Die folgenden Tabellen zu den einzelnen Spannungsfluss Rhythmen, innerhalb der Entwicklungsphasen, basieren auf Kestenberg Amighi et al. (1999). Neue Elemente aus meiner Erfahrung in der klinischen Praxis sind die Vorschläge für Medien, Passiv/regressive Aggressionsformen bei den erspürenden Rhythmen, Abhängigkeitsabwehr bei den ankämpfenden Rhythmen und meine Beobachtung der assoziierten Krankheitsbilder. Diese Aspekte bedürfen der Ergänzung durch Beobachtungen aus anderen Praxisfeldern. Die Tabellenreihe C ist so gestaltet, dass jede Tabelle eine Entwicklungsphase beinhaltet, unterteilt in den erspürenden (links) und ankämpfenden (rechts) Rhythmus. Die Tabellen C 1-5 sind in chronologischer Reihenfolge geordnet.

Saug-Rhythmus	Spannungsflussrhythmen in der oralen Phase	Beiß-Rhythmus
1.a. oral erspürend (saugen*) **Dominant im Alter von:** 0 – 6 Monate. **Primäre Körperzone / Ursprung des Rhythmus:** Mundhöhle, Lippen, Zunge. Sekundär: Herzschlag, Sinnesreize. Augen und Hände forschen und suchen. Das passive Körpergewicht. Tertiär: Über die peristaltischen Rhythmen Ausdehnung auf die Peripherie, besonders Finger und Zehen. Entspannte Muskulatur/ Fett als weiche Masse. **Charakteristische Motorik:** saugen, schaukeln, streicheln, pumpen, melken, greifen, suchen, nicken, tippen, Fingerspielerei. Am Platz bleibend. Blick: Umher wanderndes oder lang anhaltendes (hypnotisches) schauen, passives liegen und Reize aufnehmen. **Charakteristischer Medieneinsatz:** Tücher, Decken (sich einpackenlassen, ziehen lassen, schwingen lassen). Weiche Materie wie Plüschtiere, Kissen, Softbälle, Schwämme, Sitzsack (gierig raffen, drücken, kuscheln). Erforschung des eigenen Körpers, insbesondere die Finger und Zehen. **Entwicklungsfunktionen:** Nahrungsaufnahme, soziale Einstimmung, Bindung, Trost, Beruhigung, Spannungs- und Schmerzlinderung, Harmonisierung von Körperfunktionen wie Atmung, Verdauung, Blutdruck. **Erforschung** (Wo ist etwas?). **Konflikte** über das Genug-/Zuviel-Haben. **Anwendung im Erwachsenenalter:** s.o. Einnahme von Essen, Trinken, Wissen, Sehenswürdigkeiten, Sinnesreize, Erfahrungen, Lesen. Orale Tätigkeiten wie sprechen, singen, Empfänglichkeit, Nähe herstellen und halten, Abhängigkeiten eingehen, Harmoniestreben, Mitgefühl. Bedürftigkeit signalisieren. **Passive/regressive Aggressionsform:** Gier, Unersättlichkeit, symbiotische Verschmelzung, Vereinnahmung, Spannungsintoleranz, Trennungsintoleranz, kein Ende finden, Monotonie, Gefühlsansteckung. **Körpereinstellung:** weich, flexibel, anpassungsfähig, auch unförmig, undefiniert; in Begleitung breit, wenn einsam eng. **Körperausrichtung:** horizontale Ebene der Kommunikation und Erforschung. **Assoziierte Krankheitsbilder:** Sucht; Depression; Schizophrenie; Adipositas; Angstneurose.	**1.b. oral ankämpfend (schnappen/beißen*)** **Dominant im Alter von:** 6-12 Monate. **Primäre Körperzone / Ursprung des Rhythmus:** Zähne. Sekundär: erregter Herzschlag, Hände, Nägel, Haut, angespannte Muskulatur, Knochen. Tertiär: Kiefer, Nacken, Füße. **Charakteristische Motorik:** schnappen, beißen, kauen, patschen, picken, pieksen, kratzen, klopfen, klatschen, (Haare) zupfen, zwicken, forsches Schaukeln. Blick: Direktes hinschauen, bewusstes wegschauen. **Charakteristischer Medieneinsatz:** Schwamm (zerzupfen), Papier (rascheln, zerzupfen) Igelball (über den Körper rollen, drücken), Bläschenfolie (einzeln die Bläschen zerdrücken), Bälle (leicht prellen), kleine Stöcke (klopfen, als Abstandshalter und Grenzlinien nutzen), Seile (als Grenzlinien). **Entwicklungsfunktionen:** Nahrungsverarbeitung und Verinnerlichung. Auto- und fremdaggressive Spannungs- und Schmerzlinderung, Definition der Körpergrenzen, Individuation, Induktion von Trennung seitens der Bezugspersonen (z. B. durch unangenehme Berührungsarten, abwenden, steif werden). **Konstante räumliche Objektkonstanz** (am gleichen Ort finde ich die gleiche Sache wieder). **Konflikte** über das Zusammensein, Entscheidungsfähigkeit bzgl. ‚an mich heran lassen' oder ‚mich dagegen verschließen'. **Anwendung im Erwachsenenalter:** Definieren, analysieren, Differenzierung zwischen sich und anderen, Trennungsfähigkeit, Konzentration, Dinge oder Prinzipien auseinander halten können, Kritikfähigkeit, Sinn für Satire ‚bissigen Humor', wissbegierig in einer kritischen Weise, vergleichen und unterscheiden, ‚Zähne zeigen'. **Abhängigkeitsabwehr:** Isolation, Harmonieintoleranz => indirekte Störungen wie Koordinations- Probleme, Gleichheitsintoleranz => Variieren, Spitzfindigkeit, Rückzug. **Körpereinstellung:** Solide, stabil, klare Umrisse, auch steif, abgeschottet, unnahbar **Körperausrichtung:** Betonung der Vertikalen im Oberkörper, mit horizontalem Unterkörper oder der enge Variante der Horizontalen. **Assoziierte Krankheitsbilder:** Magersucht; Somatoforme Störungen der Haut wie Neurodermitis, Akne und der Atemwege wie Reizhusten, Asthma; Borderline Persönlichkeitsstörung (Selbstverletzung); Schizoide Persönlichkeitsstörung; PTSD.

Tabelle C.1: *Spannungsfluss Rhythmen in der oralen Phase (Eberhard 2007, nach Kestenberg Amighi et al., 1999, und Lewis, 1992)*
(*= Wörtliche Übersetzung aus d. Englischen; Fiedler, Romer & Eberhard, 2000.)

Verdreh-Rhythmus	Spannungsflussrhythmen in der analen Phase	Drück-Rhythmus
2.a. anal erspürend (verdrehen*) **Dominant im Alter von:** 9-16 Monaten. **Primäre Körperzone / Ursprung des Rhythmus:** analer Schließmuskel. Sekundär: Becken/Gesäß, Gelenke, Wirbelsäule. Tertiär: Hände, Arme, Beine. **Charakteristische Motorik:** sich verdrehen, drehen, winden, rollen, heraus befördern, ausweichen, vermischen, verschmieren, wurschteln, kuscheln, schlängeln, krabbeln, waagerechtes Klettern über niedrige Hindernisse, wackeln, lustvolles Fallen aus niedriger Höhe, necken, sich oder Gegenstände zeigen, seitliche Blicke, mit gesenktem Kopf hoch schauen. **Charakteristischer Medieneinsatz:** Tücher (wurschteln, drehen, Striptease), Decke (sich einrollen), Sitzsack (darüber rollen), Seile (Fesseln lassen, wickeln), Balanceteller (Lust am wackeln), Matte (sich fallen lassen) weiche Knete zum matschen. Alle Medien durcheinander wühlen. **Entwicklungsfunktionen:** Selbstständige Veränderung der Körperposition im Raum. Expansion/Entfernung bei Erhalt einer Verbindung, geben können und zurücknehmen (Ambivalenz), Perspektivenwechsel, Einflussnahme durch Charme, verzaubern. Anpassung an „Körper" (Menschen, Möbel, Landschaften) Erforschen durch drehen (Was ist das?) **Anwendung im Erwachsenenalter:** Lockerheit, Verspieltheit, Flirten, Charme, Humor, Spontaneität, Vielseitigkeit, Neugier, Positions- und Ortswechsel, Gelassenheit: die Dinge leicht nehmen können, sich hingeben können. **Passive Aggressionsform:** Ambivalenz, mit Gefühlen spielen, keine Stellung beziehen, sich herumschieben lassen, ausweichen, täuschen, ablenken, verführen, knatschen, „ohne Rückgrat" sein, Unverpflichtetheit, Hinterhältigkeit, Unordnung. **Körpereinstellung:** flexibel, verdreht, labil, wechselhaft **Körperausrichtung:** labile vertikale, Fallsucht/angst **Assoziierte Krankheitsbilder:** Angststörungen; Histrionische Persönlichkeitsstörung; Ängstlich-vermeidende Persönlichkeitsstörung; Bulimie; Sucht; Somatoforme Störungen des Gastrointestinaltraktes; „Messy" (= Kehrseite der Anankastischen oder Zwanghaften Persönlichkeitsstörung).	**2.b. anal ankämpfend (anspannen-loslassen*)** **Dominant im Alter von:** 18 Monaten. **Primäre Körperzone/Ursprung des Rhythmus:** analer Schließmuskel, Beckenboden. Sekundär: Becken, Wirbelsäule (& Knochen allgemein), eingerastete Gelenke, Muskeln, Rumpf, das aktive Körpergewicht. Tertiär: Beine, Hände, Arme. **Charakteristische Motorik:** Stabilität, Gleichgewicht, sich hochziehen, dauerhaft und trotz Störungen stehen, sich kontrolliert herunterlassen, ziehen, holen, schieben, drücken, festhalten, zurückhalten, loslassen, wegwerfen, senkrechtes klettern, hochheben, fallen lassen, auf Abstand halten, mit „eingerasteten" Gelenken, Leistung und Produkte zeigen, sortieren, ordnen, von oben herabschauen, Blicken standhalten, Anstarr-Kämpfe (wer wegschaut verliert). **Charakteristischer Medieneinsatz:** Stöcke (werden in vertikaler Positionen präsentiert, spiegeln die aufrechte Haltung), Seile (Tauziehen mit Betonung auf Halten statt gewinnen, andere fesseln), Klötze (Turm bauen, als Ware geben und nehmen), Balanceteller (Lust an ruhigen Gleichgewicht), Papier, Tücher (feste wringen, falten). Schwämme, Kissen (pressen, kleinkriegen), Knetmasse, Sitzsack (eine Form geben). **Entwicklungsfunktionen:** Selbstständig sitzen und stehen, Autonomie, Bestimmtheit, Konfrontation, Durchsetzungsvermögen, Konzentration trotz Ablenkung, Widerstandsfähigkeit, Ordnungs- und Strukturierungsfähigkeit, Entscheidungsfähigkeit in Bezug auf die Wertigkeit, festhalten oder endgültig hergeben können (Umgang mit Besitz). Stolz, Selbstwertgefühl Funktionslust (Bereitschaft zu und Lust an der Anstrengung die eine Leistung hervorbring). **Konflikte über das Wollen.** **Anwendung im Erwachsenenalter:** s.o. Einschätzung der Wertigkeit von Dingen, Wert-Prioritäten setzen können, Evaluationsfähigkeit, Treue, Zuverlässigkeit, Pflichtbewusstsein. Kontrolle durch Schuldgefühle machen, Selbstbehauptung, sich und Dinge präsentieren. **Abhängigkeitsabwehr:** Rigidität, Sturheit, Eingleisigkeit, Verbissenheit, Zwang, Unterdrückung/Zurückhaltung von Impulsen, Nachtragen, Impulsdurchbrüche, Anerkennungssucht. **Körpereinstellung:** standfest, stabil, auffällig gedrungen oder hochstrebend **Körperausrichtung:** Vertikal in der Türebene **Assoziierte Krankheitsbilder:** Zwangsstörungen; Anankastische/Zwanghafte Persönlichkeitsstörung; Bipolare affektive Störung (Manisch-depressiv); Somatoforme Störungen des Gastrointestinaltraktes; Burn-Out Syndrom; Erschöpfungssyndrom; Narzisstische Persönlichkeit auf Borderline Niveau; Anorexie.

Tabelle C.2: Spannungsflussrhythmen in analen Phase (Eberhard 2007, nach Kestenberg Amighi et al., 1999, und Lewis, 1992)

Fließ-Rhythmus	Spannungsflussrhythmen in der urethralen Phase	Stopp-Los-Rhythmus
3.a. urethral erspürend (laufen lassen/dahin treiben*) **Dominant im Alter von:** 2 Jahren. **Primäre Körperzone / Ursprung des Rhythmus:** Blase, urethraler Schließmuskel. Sekundär: Beine, Vorderseite des Rumpfes. Tertiär: Finger, Zehen. **Charakteristische Motorik:** Selbständig gehen, laufen (lassen), gießen, verschütten, rieseln lassen, wandeln, taumeln, tröpfeln, entspannen, trödeln, stolpern, vor Übermut fallen, plappern „ohne Punkt und Komma". Unruhiger Blick streift von einem zum nächsten, ferner oder unscharfer Blick. **Charakteristischer Medieneinsatz:** Tuch (beim rennen hinter sich flattern lassen, weg fliegen lassen), Erbsen, Wasser, Reis, Sand (gießen, schütten, zwischen Fingern oder Zehen laufen lassen), Facetten Ball (chaotisch hin- und herspringen lassen). **Entwicklungsfunktionen:** Umgang mit Zeit durch spielen mit den Möglichkeiten erlernen, sich einer Sache hingeben statt kontrollieren zu wollen, verloren gehen als Vorstufe zur Orientierungsfindung der urethral ankämpfenden Phase. Abhängigkeit zulassen und genießen als Erweiterung der eigenen Möglichkeiten, etablierte Strukturen außer Acht lassen und dadurch neue Erfahrungen und Entdeckungen machen können. Kreativität i.S.v. quer denken. Autonomie in der zeitlichen Gestaltung entdecken. **Konflikte** über das Wie-Lange und Wann **Anwendung im Erwachsenenalter:** Erinnern, zulassen, loslassen, weinen können, den Weg als Ziel genießen, „verstreuter Professor oder Künstler" der in seiner Hingabe an eine Sache das Lebenspraktische vergisst oder von Hilfsperson erledigen lässt. Freies Arbeiten ohne Zeitplan oder Terminvorgabe. **Passive Aggressionsform:** zu spät kommen, Dinge verlieren, durch sein unberechenbares oder ausgedehntes Zeitmaß den anderen belasten, Flucht aus der Verantwortung/ Konfrontation, Unstetigkeit, Sprunghaftigkeit, aus Unachtsamkeit grenzüberschreitend in Zeit und Raum. **Körpereinstellung:** weich, flüssig, mal mobil und sprunghaft, mal träge und lenkbar **Körperausrichtung:** sagittal **Assoziierte Krankheitsbilder:** Somatoforme Störungen des urogenitalen Systems, Abhängig-dependente Persönlichkeitsstörung, „Messy" Ausprägung von Zwangserkrankungen. ADHS.	**3.b. urethral ankämpfend (laufen lassen-anhalten*)** **Dominant im Alter von:** 2 ½ Jahren. **Primäre Körperzone / Ursprung des Rhythmus:** Blase, urethraler Schließmuskel. Sekundär: Beine, Rückseite des Rumpfes, Po. Tertiär: Finger, Handballen, Fersen. **Charakteristische Motorik:** Anhalten und Richtungswechsel, schießen, spritzen, zielen, koordiniertes Rennen, bewegliche Dinge loslassen-anhalten, unterbrechen-weitermachen, hibbeln, wibbeln, Fuß- oder Fingertrommeln, suchen und finden, Orientierungsspiele, Wettlauf- mit-der-Zeit-Spiele, „Timing"-Spiele wie Fangen, Start-Stopp Spiele. Genaue analytische Beobachtung von Abläufen. **Charakteristischer Medieneinsatz:** Facettenball (nachlaufen, einzufangen versuchen), Seil (springen, insbesondere zu dritt), Bläschenfolie > Spannung vor dem „Pop", Hindernisparcours, Musikinstrumente. **Entwicklungsfunktionen:** Antizipation und Kausalität: was passiert, wenn ich x mache? Zeitliche Strukturen: „Erst das Hauptgericht, dann der Nachtisch". Grenzen von sich und anderen erkennen und einhalten oder bewusst überschreiten/testen, Orientierungssinn, Planungsfähigkeit, Entscheidungsfähigkeit in Bezug auf erwartete Folgen. **Zeitliche Objektkonstanz:** „Wann kommt Papa nach Hause?" **Anwendung im Erwachsenenalter:** „Macher": zielorientiert, ehrgeizig, konkurrierend, protestantische Arbeitsethik „Du bist was Du tust", Prinzipienreiter: „Erst die Arbeit, dann das Vergnügen!". Listen und Pläne schreiben, „Hans Dampf in allen Gassen", braucht etwas Struktur aus der anal-ankämpfenden Phase um Projekte zu beenden. **Abhängigkeits-Abwehr:** Herumkommandieren: „Erledige erst das, dann das, dann zuletzt das!" Nähe vermeiden durch: Hektik verbreiten, Ungeduld, Überforderung, voller Terminplan, Freizeitstress, Wechselhaftigkeit. **Körpereinstellung:** mobil, elastisch, unter Druck wie ein Feuerwehrschlauch **Körperausrichtung:** sagittal **Assoziierte Krankheitsbilder:** Somatoforme Störungen des urogenitalen Systems, Narzisstische Persönlichkeitsstörungen. ADHS. Manie.	

Tabelle C.3: Spannungsfluss Rhythmen in der urethralen Phase (Eberhard 2007, nach Kestenberg Amighi et al., 1999, und Lewis, 1992)

Wiege-Rhythmus	Spannungsflussrhythmen in der inner genitalen Phase	Woge-/Gebär-Rhythmus
4.a. inner genital erspürend (wiegen*) **Dominant im Alter von:** 3 bis 4 Jahre. **Primäre Körperzone / Ursprung des Rhythmus:** Vagina, Uterus, gesteigerter Östrogenspiegel bzw. Prostata, Tunika Dartos (Muskel, der die Hoden hebt), gesunkener Testosteronspiegel. Sekundär: ganzer Körper als harmonisierte Einheit durch Koordination und Beherrschung. Tertiär: Gliedmaßen als schmückendes Beiwerk für Gebärden. **Charakteristische Motorik:** , wiegen, schwingen, schaukeln, pflegerische Handlungen, Balance auf einem Bein, polyzentrische Koordination, Körperbeherrschung im Sinne von Grazilität und Geschicklichkeit, Phrasen wie Anfang – Mitte – Ende bilden, einladender, umsichtiger, sorgender Blick. **Charakteristischer Medieneinsatz:** Fallschirm, Tücher, Seil (gemeinsames schwingen), Weiche Medien (wie ein „Kind" herumtragen, versorgen). **Entwicklungsfunktionen:** Integration von kindlichen und erwachsenen Anteilen versinnbildlicht durch die Schwangerschaft mit dem inneren Kind. Aneignung von mütterlich/väterlichem Verhalten als Vorbereitung auf die Selbstfürsorge und spätere Elternaufgaben. Mögliche Rekapitulation und Korrektur früherer Phasen. Geistiges Interesse an Kommendem und Vergehendem, Geburt und Tod bei Menschen, Tieren, Pflanzen, Produkten (Müllentsorgung). **Anwendung im Erwachsenenalter:** „Schutz der Erbmasse" durch Versorgung, Geborgenhalten, Verantwortlichkeit, Integration von Vergangenheit, Gegenwart und Zukunft, Nörgeln, beschweren => Versorgungsverbesserung, Konfliktschlichtung, Integration von Differenzen, Bescheidenheit statt Interesse an einem Werk, einem Auftritt oder Wettbewerb, Betonung von Prozessen und inneren Werten. **Passive Aggressionsform:** Sich einmischen, Überversorgung, den anderen klein halten, Verantwortung abnehmen, Harmoniezwang, Abgrenzungsverbot. **Körpereinstellung:** Taille entsteht und schwingende Hüftbewegungen prägen das Bild **Körperausrichtung:** mehrdimensional **Assoziierte Krankheitsbilder:** Depression, PTSD, Co-Abhängigkeit		**4.b. inner genital ankämpfend (wogen/gebären*)** **Dominant im Alter von:** 3 ½ - 4 Jahre. **Primäre Körperzone / Ursprung des Rhythmus:** Vagina, Uterus, gesteigerter Testosteronspiegel bzw. Prostata, Tunika Dartos (Muskel, der die Hoden hebt). Sekundär: Muskeln, Haut und Organe als Träger von Schmerz => Anlass zu Mut oder Definition von Grenzen, die es zu erweitern gilt. Tertiär: Akute Verwundungen und Verletzungen => Anlass zu Tapferkeit. **Charakteristische Motorik:** Schwingen, schwanken und drehen fast bis zum Umfallen, sich und andere in extremen, fast unmöglichen Positionen halten, extreme Forderung von Kondition und Durchhaltevermögen wie Marathonlauf, Fasten, Workaholic, schmerzvoller, trauriger, geduldig ertragender oder intensiv leidenschaftlicher Blick. **Charakteristischer Medieneinsatz:** Balanceteller (Lust an der Gefahr), Abenteuerspielgeräte wie Abseilen, über Schluchten auf Wackelbrücke gehen und sonstige Mutproben. **Entwicklungsfunktionen:** Aufgeben von Besitzphantasien (bezüglich Babypuppe als Kindersatz), Fähigkeit zu Realitätskonfrontation und Frustrationstoleranz, langfristig angelegte Bedürfnisbefriedigung (Buchstaben lernen, um lesen und schreiben zu können), Bedürfnisaufschub, Endgültiges Aufgeben von Regressionswünschen und Identifikation mit reifen, nährenden Erwachsenen, Umgang mit Tod, Trennung, Schmerz integrieren. **Anwendung im Erwachsenenalter:** Geistige, politische, wirtschaftliche oder künstlerische „Kinder" zur Welt bringen, intensive „leiden-schaftliche" Liebesbeziehungen eingehen und wieder lösen, Trauerprozesse, Verinnerlichungsprozesse, Wiedervereinigungsprozesse, allgemein die Verarbeitung von tiefen Emotionen, Verpflichtetheit, Opferbereitschaft, Geduld, Kompromissfähigkeit, Gandhi: durch Ausdauer und Freundlichkeit den Gegner zermürfen. **Abhängigkeitsabwehr:** Masochistischer Triumph (Ich werde in meinem Leiden Euch die Freude verderben), alles ertragen und aushalten oder alles aufgeben und neu beginnen, Schuldzuweisungen, Denunziation => „Hexenverfolgung", überwältigend, erstickend (Mutter Theresa: Macht durch Güte, Künstler Mutter die engagierter ist als ihr Kind). **Körpereinstellung:** rundliche Bauchregion, durch Kleidung betont, gespannt, dramatisch, intensiv, theatralisch, überwältigend. **Körperausrichtung:** in Vorbereitung auf Drehungen und auf Strebungen über die Körperachse hinaus. **Assoziierte Krankheitsbilder:** Burnout Syndrom; Selbstverletzung; Suizidalität; psychischer Anteil von onkologischen und andere somatopsychischen und psychosomatischen Erkrankungen insbesondere chronischer Schmerz.

Tabelle C.4: Spannungsfluss Rhythmen in der inner genitalen Phase. (Eberhard 2007, nach Kestenberg Amighi et al., 1999, und Lewis, 1992)

Hüpfrhythmus	Stoßrhythmus
5.a. außer genital erspürend (hüpfen*)	**5.b. außer-genital ankämpfend (spurten/rammen*)**
Dominant im Alter von: 4 Jahren.	**Dominant im Alter von:** 5 Jahren.
Primäre Körperzone / Ursprungs des Rhythmus: Klitoris bzw. Penis. Sekundär: Ganzer Körper in einheitlicher Koordination (vs. Polyzentrik) Tertiär: Arme und Beine als Sprungfeder.	**Primäre Körperzone des Ursprungs des Rhythmus:** Klitoris bzw. Penis. Sekundär: Differenzierter, zweckorientierter Einsatz von Arme, Beine und Rumpf Tertiär: Hände und Füße als Waffen.
Charakteristische Motorik: Hüpfen von zwei Beinen auf zwei Beinen, über Hindernisse springen mit Stützhilfe wie beim Froschhüpfen, Turnen, seilspringen, Bälle werfen mit Interesse an ballistischen Phänomenen, Ausgelassenheit verursacht unabsichtliche Zusammenstöße, akustischer Ausdruck durch Kichern, Lachen, Redeschwalle, Kreischen, Liedfetzen singen usw., Hopsen, sich oder sein Besitz oder sein Können zur Schau stellen, „Bad in der Menge" = nicht nur fallen sondern sich hineinwerfen in Menschen oder Medien, toben, um sich zu zeigen, sich zu befreien, bemüht, den Blick des Publikums auf sich zu ziehen.	**Charakteristische Motorik:** Weites Springen von einem Bein auf das andere, über Hindernisse springen ohne abstützen wie beim Hürdenlauf, „Ab-rocken" = heftiges tanzen, absichtliche Zusammenstöße, um das eigene Territorium zu erweitern; lautes Schreien, Fluchen; Kombinationen von gegensätzlichen Bewegungsqualitäten, um die Intensität zu erhöhen, z. B. nach unten federn, um höher zu springen, Arm nach hinten schwingen, um weiter zu werfen; boxen, treten, schlagen, stechen, zerreißen, wegreißen; gezieltes, absichtliches Treffen und Zerstören, um neu aufzubauen; explodieren, um Hindernisse zu zerstören; „Wenn Blicke töten könnten."
Charakteristischer Medieneinsatz: Lautes, Buntes, Hauptsache damit auffallen oder Chaos anstiften. Bälle schießen und abfangen, Seile zum hüpfen und einfangen/steuern, Emporen und Erhöhungen die erobert und zur Selbstpräsentation genutzt werden.	**Charakteristischer Medieneinsatz:** Dinge, die zerstört werden oder eine Menge aushalten können, wie dickes Papier, Schwämme, Stöcke, Türme, Matten, Boxsack, starkes Tuch, Gymnastikstöcke, Matten zum Knallen, Trommeln, Tücher oder Gummibänder an die Wand peitschen. Papier, Schaumstoff etc., das durchbohrt werden kann Vulkanausbruch unter Medienberg aus Matten und Tüchern.
Entwicklungsfunktionen: Entdecker- und Eroberungsdrang bewirkt die Überschreitung von Grenzen in freudiger, nicht aggressiver Qualität. Auflockern von Differenzierungen zwischen Gegensätzen wie innen/außen, Wahrheit/Lüge, gütig/gemein. Fähigkeit zu aktiven und passiven Rollen: Jäger/Gejagte, Biene/Blume. Stimmungsschwankungen, Identifikation mit männlichen Eigenschaften wie körperl. Stärke, Autonomie, Jagen statt Sammeln, Sexualitätsvorläufer: Spaß an Erregung durch reiben, wie kommt eine Sache in etwas hinein?	**Entwicklungsfunktionen:** Absicht, Fokus, Penetranz, Entschiedenheit, Klarheit, Behauptung. Überschwang, Exhibitionismus, sexuelle Erregbarkeit auf Ziel Personen oder Zwecke gerichtet; klare Differenzierung und Festlegung von Rollen: gut/böse, aktiv/passiv, Mann /Frau, Unterscheidung von Realität und Phantasie. Sicherung der Erbmasse d. Beseitigung von Konkurrenten, Eroberung von Territorium/Partner/Beute.
Anwendung im Erwachsenenalter: Dynamisch, impulsiv, emotional, handlungsorientiert, externalisierte, Bewerbung, Umwerbung, Aufmerksamkeit erlangen und somit auserwählt/beachtet werden. Dieser Rhythmus ergibt einen guten Darsteller, Redner, Geistlichen, Verkäufer, Visionär, Pionier.	**Anwendung im Erwachsenenalter:** Sich beweisen. hoch motivierte, explosives, aggressives, ballistischen und penetrierendes Benehmen – ergibt „Gewinner Typen": Sportler, Wirtschaftsbosse, ehrgeizige Eltern, Coachs, Trainer, Lehrer.
Passive Aggressionsform: Im Überschäumen „aus Versehen" stören, Grenzen übersehen und übergehen; durch plötzliche passive Vulnerabilität sich der Verantwortung des eigenen Tuns entziehen; durch schillerndes Benehmen das Gegenüber blenden bzgl. Grenzüberschreitungen, Fehler, freundliche Aufdringlichkeit, viel Rauch um nichts.	**Abhängigkeitsabwehr:** Statt Fehler oder Niederlagen einzugestehen, den anderen in Rache vernichten, den anderen zur Selbsterhöhung ausbeuten und dann ausrangieren. „Gefühlsduselei" überwinden, um nicht gewissenlos aber nach eigenen Gesetzen handeln zu können; Verachtung, Hass, Getriebenheit.
Körpereinstellung: federnd, einheitlich	**Körpereinstellung:** lang und dünn, nicht einheitlich sondern differenziert, spitz, kantig
Körperausrichtung: vertikal, lang und dünn	**Körperausrichtung:** vertikal und sagittal wie eine Rakete
Assoziierte Krankheitsbilder: Somatoforme Störungen des Herzens; narzisstische, borderline & histrionische Persönlichkeitsstörungen.	**Assoziierte Krankheitsbilder:** Dissoziale Persönlichkeitsstörung; Narzisstische Persönlichkeitsstörung; Borderline Persönlichkeitsstörungen bei Männern; PTSD bei Gewalt.

Tabelle C.5: Spannungsfluss Rhythmen in der außer genitalen Phase. (Eberhard 2007, nach Kestenberg Amighi et al., 1999, und Lewis, 1992)

SCHLUSS

Für Tanztherapeuten bietet das KMP eine wissenschaftlich fundierte Grundlage für Bewegungsdiagnostik, Intervention, Dokumentation und Berichterstattung in interdisziplinären Teams. Hierzu dienen die Übersichtstabellen als praktische Hilfe. Alle KMP Themen können individuell und prozessorientiert oder im Sinne einer Psychoedukation in Serie angeboten werden. Zu letzterem Zweck eignen sich Gesichtspunkte wie: verschiedene Aggressionsformen, verschiedene passive Aggressionsformen, gesunde Bedürfnisse des Menschen, verschiedene Formen Bedürfnisse zu befriedigen, verschiedene Wege sich einzulassen, verschiedene Wege sich abzugrenzen, verschiedene Formen der Sexualität usw. Für die Gestaltung einer großen Bandbreite von so gearteten Übungseinheiten können die Tabellen eine effektive Orientierung sein.

LITERATUR

Eberhard, M., Bender, S. & Koch, S. (2007). *Persönliche Kommunikation über KMP Begriffe.*
Eberhard, M. (2001). Im Tanz ist die Tiefe an der Oberfläche. In Landschaftsverband Rheinland (Hrsg.), *Vorhang auf! Tanz- und Dramatherapie im Rheinland* (S. 127-148). Pulheim: Rhein-Eifel-Mosel Verlag.
Fiedler, I. (2001). Zur Vereinheitlichung der Kestenberg Movement-Begriffe. *Zeitschrift für Tanztherapie 8 (14),* 22-26.
Kestenberg, J. & Kestenberg Amighi, J. (1993). *Kinder Zeigen was sie brauchen.* Freiburg i.Br.: Herder.
Kestenberg, J. (1983). Prevention, Infant Therapy, and the Treatment of Adults, III: Periods of Vulnerability in Transition from Stability to Mobility and Vice Versa.. In G. Call, E. Galenson & R. Tyson (Eds.), *Frontiers of Infant Psychiatry* (S. 200-216). New York: Basic Books.
Kestenberg Amighi, J., Loman, S., Lewis, P. & Sossin, K.M. (1999). *The Meaning of Movement: Development and clinical perspectives of the Kestenberg Movement Profile.* New York, NY: Gordon & Breach.
Lewis, P. (1992). Persönliche Notizen von der Fortbildung „Bewegungsbeobachtung und Bewegungsanalyse" vom 20 – 24. 07.1992 an der Deutschen Sporthochschule Köln.
Loman, S. (1994). Einordnungsverfahren in der Tanztherapie: Modelle zur Beobachtung und Analyse von Bewegung: Nervenklinik Spandau (Hrsg.), *„Sprache der Bewegung" Anwendung der Tanztherapie in der psychiatrischen Klinik .Fachvorträge des Ersten Internationalen Kongresses für Tanztherapie in Berlin.* 1. – 4. 9.1994. (S. 96 – 138).
Loman, S. (Hrsg.) (1992). *The Body-Mind Connection in Human Movement Analysis.* Antioch New England Graduate School Press, Keene, New Hampshire.
Loman, S. & Merman, H. (1996). The KMP: A Tool for Dance/Movement Therapy. *American Journal of Dance Therapy. 18(1),* 1-70.
Nijenhuis, E.R.S., Van der Hart, O. & Steele, K. (2004). Trauma-related structural dissociation of the personality. *Trauma Information Pages website*, January 2004. URL: http://www.trauma-pages.com/nijenhuis-2004.htm
Romer, G. (1993). Choreographie der Haltenden Umwelt. Hörmann, K. (Hrsg.) *Tanztherapie (*S. 33-56). Göttingen: Verlag für Angewandte Psychologie.
Stern, D. (1985). *The interpersonal world of the infant. A view from psychoanalysis and developmental psychology.* New York: Basic Books.

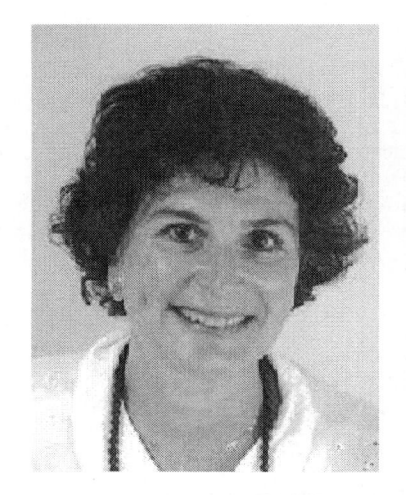

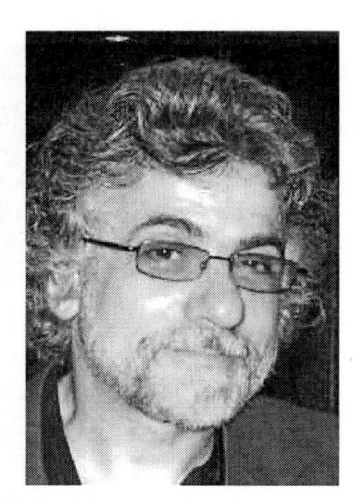

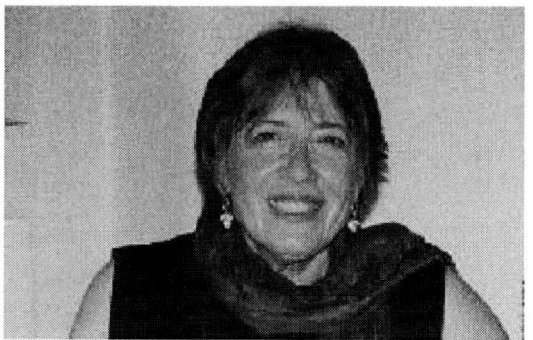

Susan Loman, Mark Sossin, and Janet Kestenberg Amighi (Second Generation KMP).

DAS KMP ALS KLASSIFIZERUNGSINSTRUMENT FÜR DIE TANZTHERAPIE[5]

Susan Loman

Das Kestenberg Movement Profile (KMP) wird von vielen TanztherapeutInnen als das Auswertungsinstrument für nonverbales Verhalten gewählt. Dieses integrierte System, das seine Wurzeln in der Laban Bewegungsanalyse, dem Action Profiling, den Objektbeziehungs- und psychodynamischen Theorien hat, kann als ein Entwicklungs- und psychologisches Instrumentarium für die Diagnose, den Behandlungsplan und die Intervention bei Individuen aller Altersgruppen eingesetzt werden. Einige TanztherapeutInnen nutzen das KMP zur Erhebung von Bewegungsqualitäten, mit denen sich nonverbales Verhalten sowohl bei normalen und als auch klinischen Populationen klassifizieren lässt.

Schlüsselwörter: KMP, Spannungsfluss, Formfluss, Beziehung, Vorantrieb, Antrieb

The Kestenberg Movement Profile (KMP) has been used by many dance/movement therapists as the nonverbal assessment tool of choice. This integrated system, rooted in Laban Movement Analysis, Action Profiling, Object Relations and Psychodynamic theories, can be used as a developmental and psychological tool for diagnosis, treatment planning and intervention for individuals of all ages. Some dance/movement therapists use the KMP as a survey of movement qualities, which can catalogue nonverbal behaviour in normal as well as clinical populations.

Keywords: KMP, tension flow, shape flow, relationship, pre-effort, effort

TanztherapeutInnen verlassen sich bei ihren Interventionen oft auf ihre Intuition. Zwar kann das Behandlungsergebnis wirkungsvoll sein, aber die KMP-geschulte Therapeutin hat einen wertvollen Bezugsrahmen für das Verständnis der Körperbewegungen ihrer Patienten. Das KMP gibt den Tanztherapeutinnen ein System zur Beobachtung und Analyse der nonverbalen Sprache von Patienten an die Hand, mit dem sie Bewegungsstärken und -schwächen erfassen kann und eine theoretisch-bewegungsanalytische Orientierung bei der Auswahl der Interventionen hat. Ebenso gewinnt sie einen Überblick über den Grad der Entwicklung eines Individuums, seine Bewegungspräferenzen und Bereiche körperlicher Harmonie und Konflikte. Wenn man die KMPs von zwei oder mehreren Individuen miteinander vergleicht, lassen sich zudem interpersonelle Affinitäten und Diskrepanzen messen. Ferner kann das KMP als Testinstrument angewandt werden, um Veränderung festzustellen. Da das KMP für die Beobachtung natürlicher Bewegungsabläufe gedacht ist, und es nicht nötig ist, dass die Patienten spezielle Anweisungen befolgen, kann es

---

[5] Dieses Kapitels ist eine gekürzte und von S. Bender überarbeitete/aktualisierte Version des Vortrags von Susan Loman beim 1. Internationalen Tanztherapie Kongress „The Language of Movement" in Berlin, 1994 (Übersetzung Dipl. Dolmetscherin Sabine Buken, Berlin, Susanne Bender, Tanztherapeutin, München); Teile dieses Kapitels wurden in nachfolgenden Publikationen von Susan Loman wieder verwendet.

für alle Populationen verwendet werden. Mit Hilfe der Bewegungsbeobachtung kann die Tanztherapeutin erkennen, welche Entwicklungs- und Beziehungsprobleme sich beim Patienten zeigen und wie sich daraus Interventionen auf der Bewegungsebene ableiten lassen und eine Erweiterung seiner Ausdrucksmöglichkeiten gefördert und Wachstum unterstützt werden können.

DIE ANWENDUNGSMÖGLICHKEITEN DES KMP IN DER TANZTHERAPIE

Meine erste tanztherapeutische Arbeit mit Kindern und ihren Eltern fand in dem von Judith Kestenberg geleitetem Center for Parents and Children statt. Eine vorrangige Aufgabe dieses Zentrums bestand darin, Eltern und ihren Kindern dabei zu helfen, sich mithilfe nonverbaler Methoden besser verstehen zu können, wie z. B. durch Einstimmung, gegenseitiges Halten, Atmungsunterstützung und kreative Therapien.

Die Grundprinzipien der Vorbeugung, die in dem Zentrum verwendet wurden, konnten alle auf die therapeutische Beziehung angewandt werden. Ich habe es in meiner eigenen Arbeit mit verschiedenen klinischen Populationen im Sinne einer Richtschnur für wirksame therapeutische Interventionen als ungeheuer nützlich empfunden, einen Überblick über die normale Bewegungsentwicklung zu haben. Das gibt mir ein Wissen über das breite Spektrum der normalen Bewegung und die Unterscheidung zwischen den diagnostischen Symptomen und dem Durchbruch zu normalen Entwicklungsmustern.

Seit 1987 bilde ich Tanztherapie-Studentinnen an der Antioch New England Graduate School im KMP-System aus. Es gibt den StudentInnen ein umfassendes Instrumentarium zur Einordnung von klinischen Populationen aller Altersgruppen und stellt einen Bezugsrahmen um festzustellen, welche Fortschritte bei der motorischen Entwicklung erzielt worden sind.

In unserer kreativen Bewegungsgruppe für Kinder und Eltern können ortsansässige Kinder im Alter von sechs Monaten bis zu vier Jahren teilnehmen, sofern sie in Begleitung eines Elternteils, der Großmutter oder des Großvaters bzw. einer Betreuung sind. Die Studentinnen in der Gruppe können bei der Arbeit mit dieser Altersgruppe ihren eigenen Stil entwickeln. Wenn man einmal verstanden hat, dass Kinder ihre eigenen Bewegungsvorlieben und -stile haben, lernt man allmählich, wie man mit jedem Kind individuell am besten umgeht. Eines der Kinder, das so tat, als würde es sich verstecken, mochte es, wenn es von einer Gruppenleiterin in die Interaktion durch gutes Zureden sozusagen hereingelockt wurde. Wenn die Leiterin ausrief: „Wo ist denn Ulla? Wo kann sie denn nur hingegangen sein? Ich kann sie nirgends sehen, ihr vielleicht?" begann das Kind zu lächeln und kam wieder zum Vorschein. Andere Kinder mögen es vielleicht lieber, wenn man eher vorsichtig, schüchtern oder auch ganz direkt auf sie zugeht.

Im Hinblick auf die Bewegungsanalyse, hilft das KMP der Tanztherapeutin, einem ganzen Spektrum von Verhaltensweisen jeweils eine Bedeutung zuzuordnen: was fördert die Entwicklung, die Fähigkeiten, die Beziehungen und was hemmt die Anpassung. Die Bewegungsbegriffe im KMP bieten eine ganze Reihe von Interventionsmöglichkeiten: Einstimmung, Anpassung, Empathie, Diskrepanzen, Haltemuster, Unterstützungsmuster, Körpereinstellung und die Bewegungsphrasierung in der Entwicklung.

In Bezug auf die Behandlung kann das Profil aufzeigen, welche Bewegungsmuster im Repertoire des Patienten fehlen und bei welchen Bewegungsansätzen sich der Patient am wohlsten fühlen würde. Die Therapeutin kann den Patienten helfen, die fehlenden Bewegungsmuster zu entwickeln. Die Tanztherapeutin, die mit dem KMP und der Bewegungsentwicklung vertraut ist, hat damit ein Schema zur Verfügung, aus dem ersichtlich ist, welche Abfolge von Bewegungsmustern zu fördern ist.

„Das Beobachten und Beurteilen von Bewegungen schärft den Blick der Tanztherapeutin, verfeinert klinische Fähigkeiten und steuert den Behandlungsprozess, so dass die Arbeit mit den Patienten fachgerechter, zielgerichteter und sachkundiger wird. Da die Tanztherapie natürlicherweise ein hohes Maß an Intuition verlangt, sind Beobachtung und Einordnung absolut unerlässlich, damit diese Arbeit die nötige Ausgewogenheit bekommt. (...) Die kinästhetische Identifizierung und die Schaffung einer stabilen Umwelt sind Möglichkeiten für die Arbeit mit den regredierteren und labileren Patienten, ob es sich nun um Kinder, Jugendliche oder Erwachsene handelt. Eine bewusstes Begreifen des eigenen kinästhetischen Gedächtnisses und der eigenen Bewegungsspräferenzen sowie Reflexionen darüber, ob diese mit denen der Patienten eher harmonieren oder kollidieren, sind ebenfalls wichtige Aspekte, die bei der Beziehung zwischen Tanztherapeutin und Patient Beachtung finden sollten" (Hastie Atley, 1991, S. 86-87, 78).

Spannungsfluss- und Formfluss-Muster

Eines der grundlegenden Instrumente bei der nonverbalen Kommunikation ist das Spiegeln. Dies ist ein umfassender Begriff, der sich auf die therapeutische Bewegungsbeziehung zwischen Therapeutin und Patient bezieht.

Das KMP gibt der Tanztherapeutin eine Differenzierung ihrer Spiegelungsmöglichkeiten durch die *Einstimmung* auf den Spannungsfluss und die *Anpassung* an den Formfluss (Kestenberg, 1985a).

Nach Kestenberg (1985a) ist der Spannungsfluss

...eine Abfolge von Veränderungen in der Körperspannung. Der grundlegende Rhythmus beim Spannungsfluss ist ein alternierender Fluss von freier und gebundener Spannung, der die Förderung und Hemmung von Nervenimpulsen widerspiegelt (...) Eine Einstimmung auf den Spannungsfluss tritt dann ein, wenn Veränderungen im Spannungsfluss bei einer Person zu ähnlichen Veränderungen bei einer anderen Person führen. Die Empathie beruht auf der Wahrnehmung von Spannungsveränderungen (Kestenberg, 1985a, S. 163).

Und der Formfluss ist

...eine Abfolge von Veränderungen in der Form des Körpers. Der Grundrhythmus des Formflusses besteht in einem Wechsel von Wachsen (wie beim Einatmen und beim Lächeln) und Schrumpfen (wie beim Ausatmen oder beim Stirnrunzeln). Der Atemrhythmus ist der Kernmechanismus, der dem Körper die Form gibt. Alle Ausdrucksbewegungen basieren auf Ableitungen oder auf dem direkten Ausdruck von Veränderungen in der Atmung. (...) Das Ausmaß an Vertrauen und Misstrauen basiert auf der Aufnahme von dem, was gut ist, und der Zurückweisung dessen, was schlecht ist. Das richtige Gleichgewicht zwischen beiden ruft ein Gefühl des Vertrauens - Selbst und anderen gegenüber - hervor (Kestenberg, 1985a, S. 162).

Die Einstimmung basiert auf einer gegenseitigen Empathie, indem Veränderungen in der Muskelspannung mitgemacht werden. Der Körperform muss dabei nicht notwendigerweise entsprochen werden. (Loman, 1991). Die Anpassung basiert auf gegenseitigem Vertrauen, wobei die Bewegungsmuster, die den Atemrhythmus regulieren, mitgemacht werden. Die Einstimmungs- und Anpassungsprozesse stellen nonverbale Ausdrucksformen der Empathie und des Vertrauens dar (Kestenberg 1985a), wodurch eine vertrauensvolle und vorhersehbare Beziehung verstärkt wird, die es dem Patienten ermöglicht, sich auf den therapeutischen Prozess einzulassen. Eine beständige „haltende Umgebung" (Winnicott, 1965) und ein Gefühl der Kontinuität kann in der Therapie durch die gleichbleibende Anordnung des therapeutischen Raumes und die verlässliche Präsenz der Therapeutin geschaffen werden.

Die folgenden Übereinstimmungen und Unstimmigkeiten in Spannungsfluss- und Formflussmustern exemplifizieren die relevanten Begriffe, die die KMP-geschulte Tanztherapeutin bei den Patienten identifizieren und für ihren Behandlungsplan nutzen kann:

Einstimmung ohne Anpassung – Es zeigen sich gemeinsame Spannungsflussmuster ohne die entsprechenden Formflussmuster (z.B. *gleichbleibend* ohne *verschmälern*), so dass Gefühle ohne äußere Manifestation gezeigt werden. Einstimmung allein reicht in der Therapeut-Patient-Beziehung nicht aus. Die Therapeutin sollte nicht nur Empathie und Verständnis vermitteln, sondern auch Unterstützung, Struktur und Vertrauen zum Ausdruck bringen (Sossin & Loman, 1992).

Anpassung ohne Einstimmung – Es zeigen sich gemeinsame Formflussmuster ohne das entsprechende Spannungsflussmuster (z. B. verschmälern ohne gleichbleibend), so dass der Ausdruck von Emotionen ohne die entsprechende innere Empfindung abläuft. Obwohl der Patient im *Verkürzen* einen Ausdruck des Ärgerns zeigt, wird dieser nicht von einer Gefühlsdynamik der *hohen Intensität* begleitet.

Diskrepanz – Die Interaktion läuft über entgegengesetzte Bewegungsqualitäten. Ein wütender Patient in *hochintensivem, gleichbleibendem* Spannungsfluss, der von der Therapeutin in einem *niedrig intensivem* und *adaptierendem* Spannungsfluss gespiegelt wird, („Mach Dir keine Sorgen, es ist alles in Ordnung."), wird sich kaum verstanden fühlen. Diskrepante Muster in der frühen Zeit der ersten Nahrungsaufnahme sind besonders problematisch, weil Kinder zu dieser Zeit lernen, ihr Aufnahmeverhalten, wie saugen und atmen, zu regulieren. Diese Diskrepanzen können später zu Essstörungen führen (Charone, 1982). Ein 13 Monate alter Junge sitzt seiner Mutter gegenüber, die ihn mit einem Löffel füttert. Er zeigt einen *graduellen, niedrig intensiven* und *adaptierenden* Spannungsfluss, während er sich aufmerksam im Zimmer umsieht. Seine Mutter runzelt die Augenbrauen, zieht die Schultern hoch und ihr Spannungsfluss wird dabei *intensiver* und *abrupter*. Dieses Konfliktmuster wird besonders beim Füttern ständig wiederholt.

Während der Einstimmung wird auf körperliche Bedürfnisse und Gefühle reagiert. *Visuelle Einstimmung* entsteht, wenn der Bewegende angesehen aber nicht berührt wird. Wenn ein Säugling z. B. heftig mit seinen Beinen strampelt, so bedeutet Einstimmung in diesem Fall, sich durch die gleichzeitige Bewegung eines Körperteils (z.B. die Hand) in diese Bewegung hineinzuversetzen, um zu erspüren, wie sich diese Strampelbewegung des Kindes anfühlt. Der „Einstimmer" muss also nicht selbst mit den Beinen strampeln (Loman, 1990). Bei der *taktilen Einstimmung* durch Berührung legt z.B. eine Person im gleichen Rhythmus und Spannungsgrad ihre Hand auf den Bewegenden. Die zahlreichen Varianten und sensorischen Kombinationen, die dem empathischen Einstimmen inhärent sind, werden von Stern (1985) als „intermodale Einstimmung" beschrieben.

Wenn man auf eine Person, die aufgeregt ist, mit Einstimmung reagiert, indem die Sinne (visuelle, taktil oder auditiv) involviert sind, kann sich das beruhigend auswirken und zu gegenseitigem Verständnis führen. Zu Anfang passt man sich der von dem Kind oder dem Erwachsenen geäußerten Spannung an und kann sie allmählich zu weniger intensiven und beruhigenderen Mustern verändern (Loman, 1980). Weinende Kinder reagieren positiver, wenn man sich ihrem Rhythmus und Intensitätsgrad angleicht, als wenn man auf sie mit einer entgegengesetzen Sanftheit reagiert. Die Übereinstimmung von Intensität, die durch den Einsatz der intermodalen Einstimmung geschaffen wird, vermittelt sowohl bei der Therapeutin als auch bei dem Patienten eine kinästhetische Erfahrung der Gegenseitigkeit. Wie Jordan (1991) betont, „sind die auf Gegenseitigkeit beruhenden Beziehungen, in denen man sich gehört, gesehen, verstanden und zur Kenntnis genommen fühlt, und in denen es ein Zuhören, Sehen, Verstehen und ein gefühlsmäßiges Füreinander-Dasein gibt, für das seelische Wohlbefinden der meisten Menschen von lebenswichtiger Bedeutung. In vielerlei Hinsicht lernen wir uns selbst durch Beziehungen kennen." (Jordan et al. 1991, S. 96)

Während ich als Tanztherapeutin im Center for Parents and Children arbeitete, habe ich mich während einer Kunstsitzung, bei der mit Ton gearbeitet wurde, auf ein Kind eingestimmt, das den Ton presste und knetete. Ich spürte die Knetbewegungen in meinem eigenen Körper nach, ohne sie identisch zu „kopieren". Dadurch gab ich dem Mädchen zu verstehen, dass ich mich ihrer Tätigkeit anschließen und ihre Freude an dieser kreativen Ausdrucksform verstehen wollte.

Tanztherapeutinnen, die mit ihren eigenen Form- und Spannungsflussbewegungspräferenzen vertraut sind, können in den therapeutischen Beziehungsprozess mit größerer Klarheit eintreten. Im Idealfall können sie sich in jeden vom Patienten zum Ausdruck gebrachten Gefühlszustand hineinversetzen (Lewis & Loman, 1992). Wenn es zu einem schwerwiegenden Bruch bei der Einstimmung kommt, besonders in der frühen Phase der Vertrauensbildung, ist die Kontaktfähigkeit, die Förderung des Verständnisses sowie die Empathie für den Patienten gestört. Manchmal ist es besonders schwierig, sich auf bestimmte Patienten einzustimmen. Die TherapeutInnen haben ihre eigenen Bewegungspräferenzen, die unter Umständen mit den Bewegungsmustern derjenigen kollidieren, mit denen sie arbeiten sollen.

Patienten, die ein Übermaß an neutralem Fluss aufweisen, und leblos, schlaff, hölzern oder leer sind, können manchmal alle Kraftreserven der Therapeutin herausfordern (Sossin & Loman, 1992). Da es die „Hauptaufgabe und -verantwortung eines Therapeuten bleibt, die Beziehung aus Phasen der Unverbundenheit wieder in Verbundenheit zu führen" (Stiver, 1992, S. 6), ist es für die Therapeutin von Vorteil, wenn sie ein tiefgreifendes Verständnis für ihre persönlichen Bewegungspräferenzen und -hemmungen hat. Diese Bewusstmachung dient sowohl der Schaffung als auch der Äußerung von häufig ambivalenten und konfliktgeladenen Gefühlszuständen (Lewis, 1993).

Spannungsflussrhythmen

Der KMP-Ansatz kann das Verständnis für die Abfolge von Bewegungsphasen, die für die Entwicklung typisch sind, fördern und kann die Therapeutin in die Lage versetzen, ein geeignetes Umfeld zu schaffen, in dem Entwicklung entstehen kann.

In einer Tanztherapie-Gruppe, die ich auf einer psychiatrischen Akutstation leitete, lief eine schizophrene Frau während der Sitzung dauernd auf und ab, wie sie das auch oft auf der Station tat. Es gelang mir, ihr Hin- und Herlaufen in eine Gruppeninteraktion zu integrieren, indem ich ihren abrupten Stopprhythmus übernahm. Die Patientin wurde ermutigt, die Gruppe in eine Bewegungsinteraktion zu führen, die zweieinhalbjährige Kinder gerne machen. Die anderen nahmen ihren Rhythmus auf, der aus plötzlichem Starten und Stoppen bestand. Die Patientin dirigierte die Gruppenaktion, indem sie „Stopp" und dann wieder „Go" sagte. Ein Grund für ihre positive Reaktion auf diese Struktur lag darin, dass diese dem Stand ihrer Bewegungsentwicklung entsprach.

Das Entwickeln von Bewegungsthemen, die dem jeweiligen Alter angemessen sind, wie z. B. das "hüpfende Popcorn" für die Vierjährigen, ermöglicht es den Kindern, ihrem altersgemäßen Bedürfnis zu springen Ausdruck zu verleihen. Die Kinder können selbst bestimmen, wie klein oder groß sie als Popcorn-Kerne sein möchten bevor sie bereit sind, als Popcorn auf- und abzuspringen. Schließlich bestimmen sie auch, wann das Popcorn fertig ist und ferner, ob sie eine Popcorn-Party machen wollen.

Ein beliebtes Thema bei den Dreijährigen ist, mit dem Fallschirm große und kleine Meereswellen zu erzeugen. Die Kinder können im Meer oben auf den Wellen schwimmen, sie können aber auch unter den Wellen durchtauchen und unter Wasser schwimmen. Bilder wie Schwimmen wie ein Fisch, sein „Fisch-Haus" finden und Riesenfischen aus dem Weg gehen, tragen dazu bei, dass diese Aufgaben immer interessant bleiben. Die Kinder erinnern sich an Themen aus den vergangenen Stunden und entwickeln Fortsetzungen der kreativen Spiele. Diese Vorschläge spiegeln verschiedene Entwicklungsstadien wider und tragen zum Zusammenhalt der Gruppe bei.

In dem folgenden Falles (Loman, 1994b) stimmte ich mich auf die Bewegung eines dreijährigen autistischen Jungen ein, indem ich ihn durch den gemeinsamen Spannungsfluss eine empathische Unterstützung anbot und mich auch der Form seines Körpers anpasste, um eine vertrauensvolle und verlässliche Interaktion zu fördern, die es dem Kind ermöglichte, in seiner eigenen Zeit eine nonverbale Beziehung zu entwickeln. Der Patient begann die Sitzung, indem er um eine Übungsmatte, die mitten im Therapierraum lag, herummarschierte. Seine Schultern waren angespannt und nach oben gezogen, sein Körper machte einen starren Eindruck. Er zog seine Knie weit nach oben und machte mit seinen Füßen laut aufstampfende Geräusche. Jedes Mal, wenn er den Fuß auf den Boden setzte, stieß er dabei einen kurzen „i"-Laut aus. Ich machte seinen Marschrhythmus mit, in dem ich im Rhythmus seiner Füßen mit meinen Händen leicht auf die Matte schlug. Ich fiel auch in seine „i"-Laute mit ein.

Er bemerkte meine leichten, schlagenden Geräusche, lächelte und wechselte von seinem Marschrhythmus über zu schnellen, kurzen Spurts. Ich passte mich diesen Veränderungen an, indem ich meinen Schlagrhythmus entsprechend dem Lauftempo des Kindes beschleunigte oder verlangsamte. Er hielt die ganze Zeit Augenkontakt mit mir, während er wiederholt vom Rennen zum Marschieren und wieder zurück zum Rennen wechselte und mich beobachtete, um sicherzugehen, dass ich seinen Variationen auch folgte. Der Junge guckte, drehte sich weg, zwinkerte mir zu und lachte ausgelassen. Wenn er wegguckte, guckte ich auch weg; wenn er mir zuzwinkerte, zwinkerte ich zurück.

Das Kind wechselte dann sein Bewegungsmuster des Um-mich-Herumlaufens, rannte aus dem Kreis und kehrte zu einem Punkt hinter mir zurück. Er drehte sich um, zwinkerte, lachte und rannte zurück zu mir. Als er den Kreis verließ, lehnte ich mich mit meinem Körper zurück, um ihn anzusehen, woraufhin er anfing zu lachen. Jedes Mal wenn das Kind aus dem Kreis herausging, lehnte ich mich zurück, und sobald das Kind den Kreis wieder betrat nahm ich eine sitzende Haltung ein. Ich reagierte auf die Änderungen im Verhaltensmuster des Kindes durch ähnliche aber nicht identische Handlungen. Einmal hatte ich mich entschlossen, liegen zu bleiben, um zu sehen, wie der Junge darauf reagieren würde. Er kam zu mir, und als ich nicht aufstand, legte er seine Hand auf mein Knie, mit einer Geste, die offenbar bedeutete, dass ich mich aufsetzen sollte. Als ich darauf reagierte, indem ich mich wieder aufsetzte, fing das Kind an zu lachen und hielt Blickkontakt mit mir.

Es entwickelte sich ein Muster, bei dem das Kind zur Ecke lief und ich mich hinlegte. Es rannte zurück und berührte mein Knie, um mich dazu zu bringen, mich wieder hinzusetzen. Nach einer Weile berührte der Junge auch meinen Kopf, womit er zum Ausdruck brachte, dass ich mich aufsetzten sollte und verwendete dann mehr Kraft darauf, meinen Kopf nach oben zu bewegen. Als es Zeit war, die Sitzung zu beenden, bot ich dem Kind meine Hand an. Wir marschierten Hand in Hand zurück zu dem Klassenzimmer, gaben „i"-Laute von uns und lächelten.

Das war das erste Mal, dass das Kind durch das Halten von Blickkontakt, das Lächeln, durch verbale Äußerungen und Berührungen eine fortgesetzte bewusste Wahrnehmung meiner Person zu erkennen gegeben hatte. Ein neues Vertrauen schien sich zu entwickeln, das es dem Kind ermöglichte, die Initiative zu ergreifen und eine gewisse Kontrolle über seine Umgebung auszuüben, was er dadurch zum Ausdruck brachte, dass er mein Knie und meinen Kopf berührte, damit ich mich aufsetzte. Da ich mich auf ihn intermodal eingestimmt hatte, indem ich seinen Rhythmus mitmachte, anstatt seinen Marschschritt einfach zu imitieren, konnte er kreativer auf mich reagieren.

Das Entwickeln eines Bewegungsrituals zwischen dem Kind und mir hatte dazu beigetragen, eine vorhersehbare Form zu schaffen, innerhalb derer sich die Beziehung strukturieren konnte. Vorhersehbarkeit in einer Beziehung bietet die Form, von der ausgehend sich Vertrauen entwickeln kann. Kreativität, Spontaneität und emotionale Dynamiken – all das konnte innerhalb dieser festen Form passieren. Das Kind konnte im Rahmen der Sicherheit dieses Rituals zu mir in Beziehung treten, bevor es bereit war, neue und spontane Muster zu erproben. Das Ritual wurde erstmals geschaffen, als ich mich mit meinen rhythmischen Geräuschen an den Rhythmus des kindlichen Marschierens anglich (Bewegungsempathie). Dieses Ritual wurde im Verlaufe der Sitzungen noch weiter ausgearbeitet und reduzierte sich erst als das Kind in der Lage war, in die Anfangsstadien einer echten Interaktion einzutreten. Anhand dieser Interaktion wird deutlich, dass die Einstimmung auf der Ebene der Verkörperung dazu beigetragen hat, die Grundlagen für die Entwicklung einer auf Gegenseitigkeit beruhenden, empathischen Beziehung zu schaffen.

Insgesamt haben Tanztherapeutinnen durch das Spiegeln erfolgreich auf ihre Patienten reagiert. Unsere Arbeit hat eine magische Qualität, die von vielen TherapeutInnen als Intuition bezeichnet wird. Indem TanztherapeutInnen die Begriffe des KMP über Spannungsflusseinstimmung und Formflussanpassung erlernen, beginnen sie – theoretisch wie praktisch – die Gründe zu entmystifizieren, aus denen ihre Interventionen wirksam bzw. unwirksam waren.

Als ich anfing, mit dem vierjährigen Warren (Loman, 1994b) zu arbeiten, befand er sich in erster Linie in der Phase des Pressrhythmus, die für ein achtzehn Monate altes Kind typisch ist. In dieser Phase arbeitet das Kind an Kontrolle des Stuhlgangs, Kletterfähigkeit, Autonomie, Stabilität, Organisation, Konfrontation, Vertikalität, Intentionalität und Selbstdarstellung. Dass Warren sich in dieser Phase befand, konnte ich an seinen folgenden Bewegungsmuster feststellen: Pressrhythmus, der Gebrauch der vertikalen (aufwärts und abwärts) Dimension, das Halten seines Körpers wie ein festes Stück, wobei Ober- und Unterkörper fest miteinander verbunden waren, Interesse an Klettereien und der allgemeine Einsatz von Bewegungsmustern aus der analen Phase wie: *hohe Intensität* (Spannungsflusseigenschaft), *pressen* (Spannungsflussrhythmus), *vehement* (Vorantrieb) und *stark* (Antrieb), die bei seinen Handlungen und Vokalisierungen das Übergewicht hatten.

Im Laufe der Behandlung begann Warren zur nächsten Phase der Entwicklung überzugehen – der urethralen Phase. Seine Bewegungen wurden flüssiger und beweglicher, eher zeitbewusst als stabil und gewichtsbewusst. Er begann damit zu experimentieren, seine Hände und Arme in einer kontinuierlich fließenden und schwebenden Art zu bewegen. Er begann Interaktionen des Rennens und Jagens in der sagittalen (vorwärts und rückwärts gerichteten) Dimension zu initiieren. Er arbeitete jetzt nicht mehr so sehr an Problemen der Konfrontation und des Sich-Behauptens, sondern die neue Aufgabe bestand nun darin, Beziehungen aufzunehmen und zu beenden, in der Welt zu agieren und das Schnell- und Langsamlaufen verstehen zu lernen.

Während dieser heiklen Übergangszeit zu einer neuen Entwicklungsphase war es sehr wichtig, dass ich die neu entstandenen Bewegungsmuster des Kindes unterstützte. Obwohl ich für dieses Kind kein vollständiges Kestenberg Movement Profile erstellt hatte, konnte ich meine Einordnung anhand der Bewegungsbeobachtungen in den Tanztherapiesitzungen vornehmen. Ich stützte mich dabei auf Beobachtungen, Interaktionen und Interventionen, die auf dem KMP-System basieren.

Spannungsflusseigenschaften

Die Bewegungskategorie Spannunngsflusseigenschaften beschreibt, wie ein Individuum seine Gefühle ausdrückt. Ein Bewusstsein von den nonverbalen Aspekten der Affekte kann der Tanztherapeutin helfen, die Besonderheiten des Gefühlsrepertoires eines Patienten besser einzuschätzen (Lewis & Loman, 1992).

Die Spannunngsflusseigenschaften spiegeln die nonverbalen Anteile von Affekt und Temperament wider, die durch Veränderungen in der Muskelspannung sichtbar werden. Außerdem liefern uns die Spannunngsflusseigenschaften Informationen über die lebendigen im Gegensatz zu den nicht animierten Bewegungsqualitäten (neutraler Fluss). Andere diagnostische Merkmale, die von Bedeutung sind, betreffen den Grad von Komplexität oder Einfachheit des Affektausdrucks, das Verhältnis zwischen Kontrolliertheit (gebundener Fluss) und spontanem (freier Fluss) Gefühlsausdruck sowie das Verhältnis zwischen den Gefühlen der Sicherheit (freier Fluss) und der

Angst (gebundener Fluss). Die Spannungsflusseigenschaften selbst sind keine Affekte; sie stellen vielmehr das Ausdrucksmedium für die Affekte dar (Sossin & Loman 1992).

Die eigenen Präferenzen der Tanztherapeutin in den Spannungsflusseigenschaften werden in den therapeutischen Prozess mit eingebracht, so dass wir wissen, bei welchen Patienten uns die Einstimmung leichter fällt. Im Idealfall haben wir Zugang zu allen Eigenschaften (*gleichbleibend* und *adaptierend*, *hohe* und *niedrige Intensität*, *abrupt* und *graduell*), so dass wir uns in jeden vom Patienten dargestellten Gefühlszustand hineinversetzen können.

Oft sind es die Spannungsflusseigenschaften, die für Harmonie oder Diskrepanz in Beziehungen verantwortlich sind. Die Rhythmen und Wesensmerkmale einer Person zu erfassen, trägt dazu bei, Kommunikationskanäle zu öffnen. Es sind häufig diskrepante Spannungsflusseigenschaften, die häufig dem Gefühl der Ungleichheit zwischen Menschen zugrunde liegt. Wie Eltern manchmal sagen: „Zu dem einen Kind habe ich irgendwie keinen rechten Draht, während ich mit meinem anderen sehr gut auskomme." Natürlich gibt es viele verschiedene Arten von Diskrepanzen, und wenn man sie versteht, kann das dazu beitragen, die durch sie entstehenden Konflikte zu lösen.

Vorantriebe

Laban hat den Begriff Antrieb (1960; Laban & Lawrence, 1947) gebraucht, um Bewegungsveränderungen in Bezug auf Raum, Kraft und Zeit zu beschreiben. Den Antrieben gehen in der Entwicklung Vorläufer voraus, die motorische Entsprechungen für Lernstile und Bewältigungsmechanismen sind. Die Vorantriebe sind hilfreich während einer Lernphase, sobald eine Tätigkeit aber erlernt ist, treten die Antriebe auf.

„Die Tanztherapeutin muss in der Lage sein, kleinste Bewegungen bei scheinbar trägen, regredierten oder depressiven Patienten zu beobachten, sich auf dieses Niveau begeben und den Patienten dabei helfen, ihr Bewegungsspektrum zu erweitern. Weniger ausgereifte Bewegungsqualitäten im Formfluss und bei den Vorantrieben liefern Informationen und können zu differenzierteren, angepassteren Qualitäten bei den Antrieben führen" (Merman 1990, S. 86).

Während einer kleinen Gruppentanztherapie-Sitzung mit drei entwicklungsverzögerten Jungen kam eines der Kinder, Eli, zu spät in die Sitzung. Michael und Kenny, die anderen Kinder in der Sitzung, bewegten sich schon. Eli stampfte zornig *vehement* auf die Matte. Ich machte diese Qualitäten mittels Muskelspannung und durch die Formung meines Körpers mit. Michael schien sich zu freuen, Eli zu sehen und lief sofort zu ihm hin. Als Reaktion auf das wahrgenommene Eindringen in seinen persönlichen Raum öffnete Eli seinen Mund und zeigte die Zähne. Er widerstand Michaels Annäherungsversuchen, indem er still *kanalisierend* dastand. Diese unreife Form der Aggression hatten auf Michael nur minimale Wirkungen.

Antriebe

Die Antriebe sind die motorischen Komponenten bei der Bewältigung der äußeren Realität in Bezug auf Raum, Kraft und Zeit. Individuen entwickeln allmählich ihre eigene charakteristische Verteilung der Antriebselemente. Die Enwicklungslinie eines Antriebselements kann auf einen spezifischen Vorantrieb zurückverfolgt werden und sogar noch weiter zurück auf eine spezifische Spannungsflusseigenschaft. Eine ausgereifte Konstellation von Antriebselementen gibt Aufschluss über die Präferenzen eines Individuums in Bezug auf Aufmerksamkeit, Intention und Entscheidungsfähigkeit.

Die Reifung der Bewegungsmuster ermöglicht es einem Individuum, auf seine Umgebung Einfluss auszuüben. Anfangs hatte Eli, das entwicklungsverzögerte Kind, seinen Ärger dadurch zum Ausdruck gebracht, dass er aggressiv die Zähne gezeigt hatte, was wenig bis gar keine Wirkung auf das andere Kind hatte. Im Verlaufe der Therapie konnte er angemessenere Bewegungsqualitäten ähnlich dem eines Wutanfalls einsetzen und seine Gefühle offener zeigen. Gegen Ende der Behandlung konnte er Muster der Selbstverteidigung einsetzen, z. B. konnte er seine Spielsachen festhalten, wenn andere Kinder versuchten, sie ihm wegzunehmen. Er konnte auch angemessener mit den beiden anderen Jungen in den Sitzungen interagieren. Es wurden Interventionen vorgenommen, um Eli zu ermutigen, für sich selbst einzustehen. Es war auch wichtig, klare Grenzen zu setzen und Eli zu helfen, seine Aggressionsattacken, die so typisch für seine Entwicklungsphase waren, zu steuern. Es war notwendig, dass ich der Intensität des Kindes entsprechend, reifere Formen von Stärke zum Ausdruck brachte.

ENTWICKLUNG VON BEZIEHUNGEN

Der im Rahmen des Kestenberg Movement Profile (Loman, 1990) angelegte Entwicklungsfortschritt kann die nonverbalen Grundlage für die Entwicklung von Beziehungen schaffen. Das KMP bietet Bewegungsbeschreibungen an, die mit den frühen Interaktionen zwischen Säugling und Pflegeperson beginnen und die sich zu multidimensionalen und komplexeren Interaktionen entwickeln.

Formfluss

Die Formflussmuster stellen ein Mittel dar, die inneren Gefühle über Beziehungen zum Ausdruck zu bringen und zu strukturieren. Wenn wir uns z. B. sicher fühlen, haben wir die Tendenz, zu *wachsen* und unsere Körpergrenzen in horizontalen, vertikalen und sagittalen Dimensionen zu erweitern. Andererseits kann dieses Wachsen, wenn es in einer unsicheren Umgebung geschieht, zu einer Diskrepanz zwischen den inneren Gefühlen und ihrem Ausdruck führen. Wenn in dem Gleichgewicht zwischen dem Gefühl und seinem Ausdruck eine Störung eintritt, können Individuen sich innerhalb von widersprüchlichen Bewegungsmustern bewegen und Schwierigkeiten haben, ihre Bedürfnisse und Gefühle in Beziehungen wirksam zu äußern.

Die Herausbildung positiver Selbst-Gefühle beim Säugling hängt von einer vertrauenswürdigen Umgebung ab. In dem Maße, wie sich das Selbstvertrauen aufbaut, schafft es die Grundlage für die Interaktion mit anderen. Einige Tanztherapeutinnen haben die Bewegungsqualitäten untersucht, die der Entwicklung von Vertrauen oder der Formflussanpassung zugrunde liegen. Lewis (1984), die bei Kestenberg ausgebildet wurde, spricht von der Harmonisierung der Formflussatmungsmuster, um die Entwicklung von Vertrauen zwischen dem Patienten und der Therapeutin zu erleichtern.

Obgleich einige Tanztherapeutinnen (Skove, 1986) über verschiedene Bewegungsreaktionen geschrieben haben, die zu einer Entwicklung von Vertrauen und zu einer persönlichen Beziehung führen können, bieten Kestenbergs Vorstellungen des Formflusses eine entwicklungspsychologische Grundlage für das Maß an Vertrauen.

Bipolarer Formfluss

Von Geburt an dient der bipolare Formfluss (das beidseitige Wachsen und Schrumpfen) dem Ausdruck von Selbstgefühlen und ist die nonverbale Demonstration von Gefühlen und Stimmungen, die in Verbindung mit Lust oder Unlust stehen. Säugling und Bezugsperson können durch gemeinsame Formflussmuster eine Beziehung entwickeln, die auf gegenseitiger Unterstützung durch Interaktionen wie das Sich-Anpassen an die Muster der Atmung und des Gehaltenwerdens durch den anderen stützt. Vertrauen entsteht aus der Vorhersehbarkeit, die in den kompatiblen Atemrhythmen und dem unterstützenden Gehaltenwerden liegt.

Unipolarer Formfluss

Der unipolare Formfluss (einseitiges, asymmetrisches Wachsen und Schrumpfen), der schon im Uterus existiert und das ganze Leben hindurch bleibt, bildet die Grundlage dafür, dass wir auf Menschen zugehen und uns von unangenehmen und schädlichen Kontakten zurückziehen können – eine Basis für Kommunikation, Interaktion und das Herzstück von Attraktion und Ablehnung. Durch den unipolaren Formfluss kann das Kind als Reaktion auf bestimmte Anreize und Menschen in seiner Umgebung asymmetrisch wachsen und schrumpfen und zeigen, welche Interaktionen anziehend (wachsen) und welche abstoßend (schrumpfen) sind. Der unipolare Formfluss liefert die nötige Struktur, damit zwischen den Gefühlen von Sicherheit und Gefahr unterschieden und auf sie reagiert werden kann.

Formen in Richtungen

Die Ausdehnung der Körpergrenzen zwischen sich selbst und einem anderen Menschen kann sich mit Hilfe des Formens in Richtungen artikulieren. Diese speichenartigen und bogenförmigen Bewegungen werden ausgeführt, um Menschen und Dinge im Raum zu lokalisieren (wie z. B. auf jemanden zeigen) und um schützende Grenzen zu ziehen und sich zu verteidigen. Die Fähigkeit, klare Grenzen zum Selbstschutz zu ziehen wird als ein weiterführender Entwicklungsschritt angesehen. Beim unipolaren Schrumpfen z. B. kann das Individuum lediglich kleiner werden und vor der gefährlichen Umwelt oder vor einem Angreifer zurückweichen. Beim Einsatz des Formens in Richtungen kann das Individuum den Körper schützen, indem es lineare Vektoren im Raum schafft, die den Körper gegenüber dem Angreifer abschirmen, wie z. B. das Hochreißen des Armes, um einen von oben kommenden Schlag abzuwehren.

Formen in Flächen

Die am weitesten entwickelte Stufe der Beziehungsfähigkeit kann durch das Formen in Flächen erfolgen. Die sich bewegende Person schafft konkave und konvexe multi-dimensionale Formen, die den Raum in Kombinationen von horizontalen, vertikalen und sagittalen Flächen (zweidimensional) modellieren. Im Unterschied zu den speichenartigen und bogenförmigen (eindimensionalen) Bewegungen des Formens in Richtungen umfasst das Formen in Flächen elliptische Bewegungen. Sie können dreidimensionale Aspekte der Interaktion darstellen und sind häufig in lebhaften Unterhaltungen zu beobachten, bei denen die Teilnehmer voll engagiert sind. Diese Flächen spiegeln auch die Reifung innerhalb einer Entwicklung wider. Im ersten Lebensjahr lernt das Kind, große und kleine Bereiche des Raumes in der horizontalen Fläche zu erforschen. Wenn das Kind in das zweite Lebensalter eintritt, nimmt es die vertikale Fläche beim Klettern, Sich -Bücken, Stehen und bei der Konfrontation mit der Welt ein. Im dritten Lebensjahr sind die Kleinkinder nun nicht mehr zu halten und laufen in der sagittalen Fläche. Sie haben keine Zeit für Gespräche und werden Ihren Vorhaltungen auch kein Gehör schenken und bevor Sie mit dem, was Sie sagen wollten, zu Ende sind, sind sie bereits auf und davon.

Die Einbeziehung von Bewegungsmustern, die das Formen beinhalten, verläuft entsprechend den Kriterien des Beziehungsmodells zur Verbesserung von Beziehungen (Loman & Foley, 1994).

Bewegungen, die die Formung und das Halten des Raumes ermutigen, bringen ein Gefühl der Kreativität und des Könnens mit sich. Die sich bewegende Person hat die Freiheit, sich selbst in eine Beziehung voll einzubringen, während er auf den anderen eingeht und vom anderen bewegt wird. Die Entwicklungsmöglichkeiten des Formens führen zu immer tieferen Ebenen von Verbundenheit, deren Grundlage die authentische Selbstdarstellung ist. Die Fähigkeit durch das affektive Einlassen auf sich selbst, den anderen und den bi-personalen Raum, die verkörperte Umwelt zu gestalten, zu schaffen und zu umfassen, lässt Gefühle der Verbundenheit und der Empathie entstehen (Lewis, 1993).

Stadien der Beziehungsentwicklung

Es gibt ein breites Spektrum von Möglichkeiten wie ein Individuum sich bewegen möchte, indem es diese vier Kategorien (bipolarer, unipolarer Formfluss, Formen in Richtungen und Formen in Flächen) verwendet. Das folgende Beispiel (Loman & Foley, 1994) veranschaulicht die Evolution der Beziehungsphasen in der Entwicklung. Es wird das gleiche Ziel, nämlich der Versuch, mithilfe einer Umarmung einen Kontakt mit einem anderen Menschen herzustellen, demonstriert.

Im frühesten Stadium kann das Individuum im biploaren Formfluss nur symmetrisch wachsen und sich zusammenziehen, was eine stabilisierende und in sich geschlossene Wirkung hat. Bei ausschließlicher Anwendung des bipolaren Formflusses gibt es keine Möglichkeit, einen anderen zu erreichen. Wenn sich die Personen dagegen schon in einer Umarmung befinden, können sie ihren Atemrhythmus beim Einatmen und Ausatmen gemeinsam koordinieren.

Bei der nächsten Kategorie, dem unipolaren Formfluss, kann das Individuum zu einer anderen Person hinwachsen, indem es sich an die Brust oder andere „gemütliche" Körperteile des anderen anschmiegt. Diese Annäherung kann den Wunsch nach Umarmung oder Kontakt mit dem anderen signalisieren, es ist aber keine wirkliche Umarmung möglich, wenn ausschließlich unipolarer Formfluss eingesetzt wird.

Im Formen in Richtungen können die Personen aufeinander zeigen oder sich über einzelne Körperteile berühren, wie beim Berühren der Ellenbogen oder Finger, aber eine wirkliche umschließende Beziehung kann sich nicht bilden. Erst wenn die Personen ihre Arme auf der horizontalen Fläche bewegen, um einen anderen Menschen formend zu umkreisen, ist eine wirkliche Umarmung gegeben. Innerhalb dieser Kategorie können die Personen sich wirklich vollständig umarmen, wobei sie gegenseitig den Beziehungsraum für den intimen Kontakt schaffen. Wird die Atemunterstützung mittels Formfluss während des Umarmens eingesetzt, so ist die Interaktion noch enger. Die sich Umarmenden können ineinander hineinatmen, während sie einatmen, und sie können beim Ausatmen voneinander wegatmen (Kestenberg, 1978). Dieser Atemrhythmus kann eher als Modell für ein ausgewogenes Gleichgewicht zwischen der Kontaktherstellung und der Gewährung eines persönlichen Raumes dienen als das wechselweise Atmen. Aufgrund dieses synchronen und doch individuellen Atemmusters können die sich Umarmenden eine enge Verbundenheit erfahren, ohne dabei aber das Selbst zu verlieren (Stiver, 1992). Bei dem wechselseitigen Atmen würden die Atmenden ständig in Kontakt miteinander sein (der eine atmet hinein in das Ausatmen des anderen). Damit würde den Menschen keine Möglichkeit für einen eigenen Raum bleiben, und die Personen wären wie in einem Netz gefangen. Anstatt die Qualität des Formens in der Verbundenheit zu unterstützen, können bestimmte Formflussqualitäten auch einen widersprüchlichen Effekt bei der Schaffung von Beziehungen haben. So kann, z. B. eine vom Arm ausgehende einladende Geste ein gemischtes Signal aussenden, wenn dabei zur gleichen Zeit die Schulter hochgezogen wird. Der Arm deutet auf eine Bewegung des Willkommenheißens hin, aber die Schulter macht eher den Eindruck, etwas zurückhalten zu wollen. Derartige, widerspruchsvolle Bewegungsmuster sind repräsentativ für das „Paradox", wie es im Rahmen des Beziehungsmodells definiert wird.

> *„Angesichts der wiederholt gemachten Trennungserfahrungen, glauben wir, dass die Menschen sich stärker noch nach Beziehungen sehnen, die ihnen in diesem Gefühlswirrwarr helfen. Gleichzeitig entwickeln sie aber auch so viel Angst, mit anderen über ihre Erfahrungen zu sprechen, dass sie wichtige Teile ihrer selbst aus der Beziehung heraushalten, d. h. sie entwickeln bestimmte Techniken, um sich von Bindungen fernzuhalten. ...Genau angesichts einer so dringend erforderlichen Bindung entwickeln wir ein ganzes Repertoire von Methoden, die wir glauben beibehalten zu müssen, nur damit wir uns nicht wirklich auf jemanden einlassen müssen" (Miller & Stiver, 1991, S. 2).*

Eine ausbreitende Geste kann sehr wohl zusammen mit einer schrumpfenden Geste auftreten. Muster des Wachsen und Schrumpfens zu oder weg von einer Person, die Bildung von vertrauensvollen und nicht vertrauenswürdigen Beziehungen und frühe Muster körperlicher Unterstützung und Haltens haben dauerhafte Auswirkungen auf Beziehungen. Reaktionsmuster auf Kindesmissbrauch und/oder Trauma, Krankheit, unvorhersehbare Betreuer und Umgebungen sowie übermäßige oder reduzierte Stimulierung können Auswirkungen auf Beziehungen haben. Eine nonverbale therapeutische Intervention ist besonders wirksam in Fällen, in denen das Trauma auf einer körperlichen Ebene oder in präverbalen Zeiten entstanden ist.

ZUSAMMENFASSUNG UND DISKUSSION

Wenn Sie das KMP erlernt haben, werden Sie feststellen, dass alle diese Diagramme sich zu einem umfassenden Instrumentarium der Bewegungsanalyse zusammenfügen. Das KMP erfasst die Vielfältigkeit der Bewegungen und ihre diversen Formen der Interaktion in einer Art und Weise, die komplex und zugleich hochgradig durchorganisiert ist.

Das KMP erfordert schon eine gewisse Zeit, bis man es beherrscht. Im Unterschied zu den Bewertungsskalen ist das KMP ein komplexes Instrumentarium, das geschulter und erfahrener Personen bei der Aufzeichnung bedarf. Ich biete dazu regelmäßig einen dreiteiligen (3x4 Tage jeweils Ende Juli) Kursus am Zentrum für Tanz & Therapie in München. Dieser Kurs vermittelt alle Grundlagen der Bewegungsbeobachtung, Aufzeichnung und Interpretation, die zur vollständigen Erstellung eines Patientenprofils (KMPs) benötigt werden.

Das Kestenberg Movement Profile kann TanztherapeutInnen ein Instrumentarium zur Erweiterung ihres Verständnisses für die subtilen und komplizierten Möglichkeiten der nonverbalen Beziehung an die Hand geben. Es bietet ein Fachvokabular und ein hochentwickeltes Notationssystem, um die nonverbalen Aspekte, die ständig innerhalb von Beziehungen auftreten, klar beschreiben zu können. Ein größeres Wissen über nonverbale Kommunikation dient der Verbesserung des klinischen Verständnisses und der Interventionsmöglichkeiten..

Bewegungsbeobachtung und Interaktion fördern die Empathie und die Verkörperung von Beziehungen. Das KMP hat als klinisches und Einordnungsinstrument zur Schärfung von Beobachtungsfähigkeiten sowie zur Beschreibung und Analyse von nonverbalem Verhalten viel zu bieten. Ich möchte die Verbreitung seiner Anwendung innerhalb unseres Berufsfeldes der Tanztherapie mit Nachdruck empfehlen.

LITERATUR

Amighi, J. K. (1990). The application of the KMP cross-culturally. In P. Lewis & S. Loman (Eds.), *The Kestenberg Movement Profile: Its past, present applications, and future directions.* Keene, NH: Antioch New England Graduate School.

Amighi, J. K. (1992). Nonverbal Communication of Affect in Bali: Movement in parenting and dance. In S. Loman & R. Brandt (Eds.), *The Body Mind Connection in Human Movement Analysis.* Keene, NH: Antioch New England Graduate School.

Atley, S. H. (1991). *In search of a standard form of assessment: The Kestenberg Movement Profile as diagnostic tool and treatment guide integrated into the practice of dance therapy.* Unpublished master's thesis, Antioch New England Graduate School, Keene, NH.

Berger, K. J. (1994). *Language of motion: An introduction to the Kestenberg Movement Profile.* Unpublished master's thesis, Antioch New England Graduate School, Keene, NH.

Binette, L. (1993). *A KMP analysis of moshing: The study of a communal ritual dance amongst adolescent males of the 1990's.* Unpublished master's thesis, Antioch New England Graduate School, Keene, NH.

Charone, J. K. (1982). Eating disorders: Their genesis in the mother-infant relationship. *International Journal of Eating Disorders, 1,* 15-41.

Daigle, R. (1993). *Application of the Kestenberg Movement Profile to the clinical assessment of the mother autistic child dyad.* Unpublished master's thesis, Antioch New England Graduate School, Keene, NH.

Freud, A. (1965). Normality and pathology in childhood: Assessments of development. In *The writings of Anna Freud* (Vol. 6). New York: International Universities Press.

Jordan, J. V., Kaplan, A. G.; Miller, J. B., Stiver, I. P., & Surrey, J. L. (1991*). Women's growth in connection:* Writings from the Stone Center New York: The Guilford Press.

Jordan, J. V., Surrey, J. L, & Kaplan, A, G. (1991). Women and Empathy: Implications for Psychological Development and Psychotherapy. In J. V. Jordan, A. G. Kaplan, J. B. Miller, J. P. Stiver, & J. L. Surrey, *Women's growth in connection*: Writings from the Stone Center New York: The Guilford Press.

Kestenberg, J. S. (1975). *Children and parents.* New York: Jason Aronson.

Kestenberg, J. S. (1978). Transsensus-outgoingness and Winnicott's intermediate zone. In S. A. Grolnick & L. Barkin (Eds.), *Between reality and fantasy: Transitional objects and phenomena.* New York: Jason Aronson.

Kestenberg, J. S. (1985a). The flow of empathy and trust between mother and child. In E. J. Anthony & G. H. Pollack (Eds.), *Parental influences: in health and disease.* (pp. 137-163). Boston: Little Brown.

Kestenberg, J. S. (1985b). The role of movement patterns in diagnosis and prevention. In D. A. Shaskan & W. L. Roller (Eds.), *Paul Schilder: Mind explorer.* (pp. 97-160). New York: Human Sciences Press.

Kestenberg, J. S. (1992). The use of expressive arts in prevention: facilitating the construction of objects. In S. Loman & R. Brandt. (Eds.), *The Body Mind Connection in Human Movement Analysis.* Keene: Antioch New England Graduate School.

Kestenberg, J. S., & Buelte, A. (1980). Prevention, infant therapy and the treatment of adults: 3. Periods of vulnerability in transitions from stability to mobility and vice versa. In J. Call, E. Galenson, and R. Tyson (Eds.), *Frontiers of Infant Psychiatry.* New York: Basic Books.

Kestenberg, J., & Sossin, K. (1979). *The role of movement patterns in development.* Volume II. New York: Dance Notation Bureau.

Korn, S. (1990). *Rhythms of Life: The Kestenberg Movement Profile and Dance Therapy.* Video master's thesis. Lesley College, Cambridge, MA.

Laban, R. & Lawrence, F. C. (1947). *Effort.* London: MacDonald & Evans.

Laban, R. (1960) The mastery of movement. (2nd ed.). London: MacDonald & Evans.

Lamb, W. (1965). *Posture and gesture.* London: Gerald Duckworth.

Lamb, W. (1992). The essence of gender in movement. In S. Loman & R. Brandt (Eds.), *The body mind connection in human movement analysis.* Keene, NH: Antioch New England Graduate School.

Lemon, J. (1990). *The use of dance/movement therapy in professional sport: A Kestenberg Movement Profile of Joe Montana.* Unpublished master's thesis, Antioch New England Graduate School, Keene, NH.

Levy, F. (1988). *Dance/Movement Therapy: A Healing Art.* Reston, Virginia: American Alliance for Health, Physical Education, Recreation, and Dance.

Lewis, P., (Ed.), (1984). *Theoretical approaches in dance-movement therapy,* Vol. II. (2nd Ed.). Dubuque, IA: W.C. Brown-Kendall Hunt Publishing Co.

Lewis, P. (Ed.), (1986). *Theoretical approaches in dance-movement therapy,* Vol. I. Dubuque, IA: W. C. Brown-Kendall Hunt Publishing Co.

Lewis, P. (1990). The Kestenberg Movement Profile in the psychotherapeutic process with borderline disorders. In P. Lewis & S. Loman (Eds.). *The Kestenberg Movement Profile, its past, present applications, and future directions.* Keene, NH: Antioch New England Graduate School.

Lewis, P. (1993). *Creative transformation: The healing power of the arts.* Wilmette, IL: Chiron Publications.

Lewis, P. and Loman, S. (Eds.) (1990). *The Kestenberg Movement Profile: Its past, present applications and future directions.* Keene: Antioch New England Graduate School.

Lewis, P. & Loman, S. (1992*) Movement components of affect: Tensionflow attributes within the Kestenberg Movement Profile (KMP).* American Dance Therapy Association 27th Annual Conterence Proceedings. Columbia: American Dance Therapy Association. Dance Therapy Association.

Loman, S. (1980). *Attunement.* Child Development Research News. New York.

Loman, S. (1990). Introduction to the Kestenberg Movement Profile. In P. Lewis and S. Loman (Eds.). *The Kestenberg Movement Profile: Its Past, Present Applications and Future Directions.* Keene: Antioch New England Graduate School.

Loman, S. (1991). Refining movement interventions in dance/movement therapy: A model of nonverbal interaction utili-zing the Kestenberg Movement Profile (KMP) System of movement analysis. In *Shadow & light: Moving toward wholen-ess.* Columbia, MD: American Dance Therapy Association.

Loman, S. (1992). Fetal movement notation: a method of attuning to the fetus. In S. Loman and R. Brandt (Eds.). *The Body Mind Connection in Human Movement Analysis.* Keene: Antioch New England Graduate School.

Loman, S. (1994a). Methods of attuning to the fetus and the young child. *Zero Three Journal* (September Issue).

Loman, S. (1994b). Autism: A case study utilizing the Kestenberg Movement Profile. In: F. Levy, (Ed.). *Dance/Movement therapy: A healing art.* Vol. II. Reston, VA: American Alliance for Health, Physical Education, Recreation, and Dance.

Loman, S. & Brandt, R. (Eds.) (1992). *The body mind connection in human movement analysis.* Keene: Antioch New England Graduate School.

Loman, S. & Bürden, K. (1994, April). *The interface between the Kestenberg Movement Profile and Body-Mind Centering.* Presentation at the Fourth Kestenberg Movement Profile Conference. Antioch New England Graduate School. Keene, NH.

Loman, S. & Foley, L. (1994). *Models for understanding the nonverbal process in relationships.* Publication Pending.

Lotan, N. (1994). *Personal communication.*

Merman, H. (1990). The use of precursors of effort in dance/movement therapy. In P. Lewis & S. Loman (Eds.). *The Kestenberg Movement Profile: Its past, present applications and furture directions.* Keene, NH: Antioch New England Graduate School.

Miller, J. B. & Stiver, I. P. (1991). *A relational reframing of therapy.* Work in Progress, (No. 52). Wellesley, MA: Stone Center Working paper series.

Ramsden, P. (1973). *Top team planning.* New York: Halsted Wiley.

Siegel, E. (1984). *Dance-Movement Therapy: Mirror of our Selves.* New York: Human Sciences Press.

Skove, E. (1986). The psychophysical effects on the dance/movement therapist working with a schizophrenic population. *American Journal of Dance Therapy, 9*, 6.

Sossin, K. M. (1983). Movement patterns of infant and mother and the ontogenesis of aggression. *Dissertation Abstracts International 45.* (University Microfilm No. 8405489).

Sossin, K. M. (1987). Reliability of the Kestenberg Movement Profile. *Movement Studies: Observer Agreement, 2,* 23-28. New York: Laban/Bartenieff Institute of Movement Studies.

Sossin, K. M. (1994). Personal communication.

Sossin, K., & Loman, S. (1992). Clinical Applications of the Kestenberg Movement Profile. In S. Loman & R. Brandt (Eds.), *The Body Mind Connection in Human Movement Analysis.* Keene: Antioch New England Graduate School.

Stern, D. N. (1985). *The interpersonal world of the infant; a view from psychoanalysis and developmental psychology.* New York: Basic Books.

Stiver, I. P. (1992). *A relational approach to therapeutic impasses.* Work in Progress, (No. 58). Wellesley, MA: Stone Center Working Paper Series.

Stupka-Mally, A. (1992). *The KMP explored: An illustrated presentation of the tension flow rhythms.* Unpublished master's thesis. Antioch New England Graduate School, Keene, NH.

Winnicott, D. W. (1965). *The maturational processes and the facilitating environment.* New York: International Universities Press.

HISTORY AND FUTURE OF THE KESTENBERG MOVEMENT PROFILE

K. Mark Sossin

As developed, elaborated, studied, and implemented over the last 40 years, the Kestenberg Movement Profile (KMP) offers a Laban-derived system of coding and deciphering movement. The KMP is a descriptive tool, and it lays a theoretical foundation for interpretation of nonverbal behavior. Here, I offer an account of past and present applications of the KMP, considering some plans and ideas regarding its future. The KMP is considered across a broad range of relevance: including personality assessment; psychoanalytic developmental theory; methods of observational research pertaining to infant mental health, parent-infant interaction, and transmission; gender differences in movement; primary prevention; children with autism spectrum disorders; and clinical approaches to parent-infant psychotherapy as well as to child and adult psychotherapy and psychoanalysis. New approaches to dyadic profiling and sequential analyses envisage further research and clinical contributions of the KMP.

Geschichte und Zukunft des Kestenberg Movement Profils

Das über die letzten 40 Jahre entwickelte Kestenberg Movement Profil (KMP) ist ein Laban-basiertes System zur Kodierung und Analyse von Bewegung. Es dient der deskriptiven Beobachtung und Systematisierung von nonverbalem Verhalten. Dieses Kapitel beschreibt vergangene und gegenwärtige Anwendungen des KMP und entwickelt einige Ideen für die Zukunft.

Keywords: Kestenberg Movement Profile (KMP), Movement Analysis, Observation Method, developmental psychology, psychoanalysis.

The Broad Scope of the Kestenberg Movement Profile

Judith Kestenberg (1975) built upon and synthesized psychoanalytic views of development and of the body alongside Rudolf Laban's (1966; Laban & Lawrence, 1974) understandings of body-movement in assembling a tour de force for research and clinical applications. Notably, the Kestenberg Movement Profile (KMP) was, and remains, anchored in the contributions of Warren Lamb (1965), who taught Laban's notational system and theories, especially pertaining to Effort/Shape, simultaneously to Kestenberg and Irmgard Bartenieff (Bartenieff & Lewis, 1980). Of course, many psychoanalytic theorists influenced Kestenberg's thinking, especially Paul Schilder (1935), who (parallel to Laban) clearly linked changing body-image and motility to psychic states and attitudes. While Kestenberg was in Vienna in the 1930's, Schilder's work was pivotal (cf. Kestenberg, 1985a), and it was he who facilitated her move to New York in 1938, where she initially worked under his tutelage. In addition, the "Metapsychological Profile" of Anna Freud (1965) served as an encompassing structural model for reference in consideration of personality assessment, framing initial diagnostic formulations. By considering the correspondence between nonverbal KMP impressions and psychoanalytically derived inferences, applications of the Metapsychological Profile offered developmental guideposts as well as the initial validational support Kestenberg and colleagues needed to proceed with such multifaceted work.

An extraordinary observer, Kestenberg became increasingly convinced that the nonverbal behavioral repertoire of an individual could bring to light fine distinctions in attitudes, emotions, and personality features. She understood that a cumulative frequency profile was just that, a summary statement at arms length from movement in vivo. The scope and breadth of the KMP (incorporating a notational system and, concurrently, a systematizing of complex theoretical contributions about developmental ascendancies and intersystemic affinities and clashes, harmonies and conflicts), somewhat outshined Kestenberg's deep interest in sequential patterns (phrasing), and in temporally framed dyadic patterns of synchrony and coordination (cf. Kestenberg, 1975; Kestenberg & Buelte, 1977a, b; Kestenberg & Sossin, 1979). In other words, not all KMP-notation data, nor all KMP-informed features and insights, are incorporated in the standard profile. Methodologically, the KMP was applied in naturalistic observation settings, and via film (mostly 8mm), and later video. A prescient theorist and researcher, Kestenberg's initial ideas emerged prior to the coming of age of video/computer technologies which have since made true micro-analytic studies more manageable.

Historically, the KMP lens is what sharpened Kestenberg's focus on re-invigorating psychoanalytic ideas regarding psychosexual phase transitions, especially pertaining to urethral and inner-genital phases. Her movement-aware perceptions of the inward orientation, visceral sensations, and modes of rhythmic discharge linked to the inner-genital phase in both females and males (Kestenberg, 1968), as well as to tendencies to externalize inner-genital impulses, as in doll-play, and the ongoing need to integrate related sensations, led to substantive contributions to the psychoanalytic understanding of sexuality. The scope of Kestenberg's body-informed work is far-ranging, extending to considerations of pregnancy, prenatal-postnatal continuities, parenting, development, narcissism, trauma, affect-expression, psyche-soma relations, clinical symptomatology, intergenerational transmission, and therapeutic approaches. In general, Kestenberg's own theoretical, preventative, and clinical contributions employing the KMP often derived from depthful small-sample or single-subject studies, outpaced corroborating research incorporating more controlled procedures, which are now emerging (Birklein & Sossin, 2006; Sossin & Birklein, 2006; Koch, 2007).

Nonetheless, the KMP has been a valuable tool in the assessment of an individual's developmental progress, learning styles, personality characteristics, and relational styles, as well as of the accord or discord between individuals involved in interaction. Sossin and Loman (1992) outlined clinical applications of the KMP, which included considerations of autism, further implemented and described by Loman (1995). Lewis (1999) and Sossin (1999) outlined approaches to the clinical interpretation of the KMP regarding adults. The KMP's applicability across the life-span is of great advantage in infant and early childhood work, specifically in infant-parent psychotherapy (Sossin, 2002); it has also been a key tool for use in dance-movement therapy (Loman & Merman, 1996), and it has highly informed clinical psychoanalytic practice (LaBarre, 2001). While the KMP literature is extensive and growing, an effort to offer an overview of the KMP, and to capture the essence of specific movement patterns and clusters, flanked by applications involving assessment and intervention, is reflected in *The Meaning of Movement* text (Kestenberg Amighi et al., 1999).

So it is that the KMP is several things at once – Laban-derived ethogrammatic tool for human movement-process description; an encompassing theoretical model that offers psychological refinements in understanding the interface between dynamics and structure; a basis for developmental assessment (applicable even with the youngest preverbal children); a means of assessing personality, linking psychic functioning to bodily behavior; a research tool for denoting dyadic interaction patterns; and, a basis upon which to frame and implement clinical interventions, across disciplines. The KMP reflects a cross-fertilization of developmental-psychoanalytic perspectives finding areas of convergence among drive-, ego-psychological-, object-relational-, and self-psychologies (Sossin, 1990).

In brief, the KMP literature suggests that distinct classes of movements are indicative of: drives (tension-flow-rhythms); affects pertaining to safety/danger and pleasure/displeasure (tension-flow attributes); defenses and learning/coping styles (precursors of effort); ego-controls and masteries (effort); affects pertaining to comfort/discomfort and self-feelings/primary narcissism (bipolar shape-flow); approach-avoidance affects (unipolar shape-flow); culturally-influenced manners of traversing kinespheric space (shape-flow-design); manners of localizing, defining, and defending against people and/or environmental objects (shaping in directions); and, the nature of multidimensional, complex, and internalized relationships (shaping in planes). Effort and shaping gestures, while ego-laden, are differentiated from postures that reflect commitment, and hence, psychologically, imply the role of a conscience or superego.

Thus, the KMP incorporates significant theoretical propositions. These include an embedded affect theory, in which feelings of comfort/discomfort and approach/avoidance can be consonant or dissonant with each other, while nonetheless matching or mismatching and providing structure for feelings of pleasure/displeasure. Empathy for another via tension-flow attributes may or may not be correspondent or discrepant from trust and predictability, as reflected by the shape-flow. The baby, Kestenberg proposed, enters the world with two primary regulatory systems operative, in the form of tension-flow, reflecting the elasticity of drive- and affect-related animate existence, and in the form of shape-flow, reflecting the plasticity of relational experience and structuralization.

Intergenerational Transmission. In the author's recent work with Silvia Birklein (Sossin & Birklein, 2006; Birklein & Sossin, 2006), the KMP proved to be a powerful instrument in finding patterns of intergenerational transmission. Knowing the type and degree of stress of parents, we saw this evidenced in the parent's movements, somewhat in the child's movements, and most clearly in the heightened discordances between parent and child. Stress elevated intrapersonal mismatching and interpersonal discordance in affect-related patterns. Hence, while we psychologically speak of psychic phenomena, mental states, and concerns "transmitting," a significant conduit indeed appears to be body movement, and the KMP is so far able to detail this. Additional patterns are being coded, so that we investigate the roles of precursors of effort, effort, shaping in directions, and shaping in planes in such transmission processes.

Emergent Research Regarding Personality Assessment

Each of the purposes to which the KMP has thus far been put requires its own research agenda. A crucial area is personality assessment. As per the description above, the KMP summarizes incidence frequencies of different movement patterns indicative of temperament, mood, and of harmonies and/or clashes among different personality domains. For purposes of both validation and interpretive-refinements, studies employing the KMP in comparison with varied standardized methods such as the Rorschach

Technique and the Minnesota Multiphasic Personality Inventory (MMPI-2, MMPI-A) are needed alongside expanded norms.

Comparatively, one might suggest that the KMP does with nonverbal behavior what the Rorschach does with perception and verbal expression. Yet, Exner (2003) and Weiner (2003) utilize well-developed norms and empirically supported conclusions in regard to the Rorschach, which has proven powerful in demonstrating ways of differentiating patterns of psychopathology. Rorschach codes are shorthand qualitative descriptors of perceptual and associational processes reflecting processes involved in developing responses to specific visual stimuli. Separate from the word/thematic content and meaning, these codes then become frequencies, ratios and scores that have individual meanings, and they load into larger functional clusters via what is called the "Structural Summary". Rorschach clusters include: affective features, capacity for control and stress tolerance, cognitive mediation, ideation, information processing, interpersonal perception, self-perception, and situation-related stress (Exner, 2003, p. 223). Theoretical propositions, supported by years of application, support the idea that a nonverbal behavior repertoire can provide comparably useful information about personality functioning, possibly even moreso, but focused research is just beginning.

An advantage of movement observation is that no formal stimuli are required, only a non-impinging space in which the individual can move as naturally as is possible. A few hypotheses and exploratory questions can exemplify how such research might proceed. One Rorschach value, derived from a percentage of responses utilizing a certain type of form to determine the percept, interpretively bears upon how open or closed to experience one is. Does one have a narrow frame of reference with little tolerance for ambiguity, or does the individual have an excessive openness to experience? A related code pertains to how efficient one is in organizing information. Does the individual take in more information than he or she can handle, or too little? While the Rorschach and KMP inevitably have different components, the hypothesized correspondences are notable. We could posit that KMP correlates of such variables would be reflected in load factors (LFs) (i.e. measures of complexity) in both effort and shaping in planes, and in the balance of indulging/fighting patterns, in association with open and closed shape patterns, alongside the particular case of direct and indirect spatial effort patterns.

The KMP, like the Rorschach, speaks to the modulation of affect (or receptivity to emotional stimulation). Does the use of achromatic color as an indicator of unpleasant emotional qualities, and the use of chromatic color as reflective of pleasurable modulation of affect, relate to the KMP? A simple set of hypotheses, e.g. anticipating correlations between the perceptive use of achromatic color and more heightened use of bound tension-flow, fighting tension-flow-attributes, and shrinking shape-flow could proceed. Are Rorschach indicators of relatively unmodulated and spontaneous processing of emotion correspondent to the free:bound and growing:shrinking ratios derivable from the KMP?

Many similar ideas pertain. The Coping Deficit Index of Exner's Rorschach method, and the degree to which one musters adequate psychological resources under stress, and features of flexibility and consistency in preferred patterns of coping would hypothetically link to relative degrees of balance and imbalance in precursors of effort, LF of these precursors, and the relative degrees of matching/mismatching between precursors of effort and shaping in directions. Of course, research might empirically find these hypotheses wanting, or such research might find unanticipated correlations. Similarly, such studies would help expand KMP research opportunities, and extend KMP ideas regarding interpersonal involvement and comfort, attachment needs, and hypervigilance.

Such a research path paves the way for further validation of the KMP as an assessment instrument, as well as for further exploration of movement-personality correlates. Of course, other measures than the Rorschach can be usefully examined in relation to the KMP. The Rorschach is particularly paradigmatic, however, in that it is layered in meaning. While the structural summary addresses major constellations of personality, the specific narrative/verbal-phrasing is also open to interpretive analysis. Similarly, while the KMP clusters, built upon comparative polarities and ratios, lend meaning to the movement, the actual pattern combinations, synchronicities, and sequences further elucidate affective, motivational, defensive, adaptive and relational features of personality.

Autism Spectrum Disorders

Research is unfolding in which the KMP is being applied with children in the autism spectrum. Correspondences with standardized appraisals such the CARS, ADOS, and the Functional Emotional Assessment Scale (Greenspan, DeGangi & Wieder, 2001) will help determine if the KMP generates definitive criteria for early diagnosis. Moreover, the KMP may highlight distinct resources among spectrum children, fostering more individualized interventions.

The observations of children with autism noted by Sossin & Loman (1992) bear more formalized study. It is anticipated that children with autism will show excessive neutral tension-flow, excessive neutral shape-flow, and excessive localization of gesture. They will likely show a lack of more adaptive partial stabilization of tension. Moreover, it is anticipated that there will be very little shaping in planes, even relative to others at young ages, as these patterns are linked to multidimensional relationships, which are deficient. It is expected that intrapersonal matching (between dynamic and structural patterns) will also be highly limited, and that imbalances will be especially notable as per stereotypic styles. Interpersonal patterns are expected to be notably discordant overall. In addition to these general hypotheses, exploratory questions will especially be applied with sequential analyses of KMP patterns to investigate the correlates of fleeting engagements or non-engagements, few back-and-forth interactions, low-levels of initiation, and, into the 2nd year of life, a lack of pretense and representation. It is hoped that the KMP can contribute to initial assessment, but even moreso, to a framing of nonverbal treatment interventions, and to appraisal of ongoing changes over time.

Infant Mental Health

The KMP, especially in its derived temporal iteration, seems particularly well-suited to address patterns of infant/toddler self-regulation, motor planning, under-/over-responsivity to sensations, sensory-seeking behaviors (especially with regard to proprioceptive and vestibular senses), as well as the dyadic modalities of shared-attention, affective engagement, reciprocity, and shared intentions. These are major domains in the major diagnostic manuals pertaining to infancy and early childhood (Zero-to-Three, 2005; ICDL, 2005).

Recent efforts to integrate psychoanalytic phase theory with careful infant observation, developmental research and attachment theory have led to consequential advances in the reframing and conceptualizing of the elemental building blocks of self-development (Fonagy, 1999, 2001; Fonagy, Gergely, Jurist & Target, 2002). Such advances have addressed crucial questions pertaining to development that are at once cognitive, affective, relational and self-defining. An infant's attainment of an intentional stance, a theory of mind perspective, as well as one's early-formed characteristic sense of security, have underscored the need for observational tools and methodologies to meaningfully identify and distinguish among nonverbal patterns of behavior and affects. These patterns are often the portals through which the clinician assesses the nature of a young child's state, affect and motivation, as well as parental sensitivity. Furthermore, it is through observation and awareness of nonverbal behavior that the clinician gains cognizance of the interactive/reciprocal feedback loops that are so often sustaining of impediments to developmental progress, or are, in health, facilitative of predictability, trust, and a developing sense of efficacy. These individual and dyadic nonverbal patterns become focal in the work of parent-infant psychotherapists just as they are integral in developmental assessment of the infant/toddler and parent-child dyad, and in the cataloguing choices of researchers studying infant-parent interaction at a microanalytic level. Within the infant mental health domain, the question arises as to whether the primary and sufficient level of analysis needs to be the mutually constructed meanings of given behaviors in the infant-parent relationship (e.g. Lieberman, Silverman & Pawl, 2000; Greenspan & Wieder, 2006), recognizing the importance of attribution and socially constructed meanings, or whether an additional level of analysis, that of intrinsic meaning of movement and paralinguistic patterns, can usefully be brought to bear in appraisal, understanding and intervention. Laban Movement Analysis and the KMP indicate that these nonverbal patterns communicate meaning beyond clinical descriptives.

At the beginnings of infant mental health work, Fraiberg, Adelson and Shapiro (1975), while highlighting the significance of intergenerational transmission ("ghosts in the nursery"), shared their honed perceptivity to qualities of eye-contact, gestures and paralanguage in their observational appraisal of parents and their young children. Others, such as Sander (1995), began to outline emerging developmental processes and phases that conceived of infant and maternal states and behaviors as becoming increasingly coordinated and reciprocal; only upon sufficient attainment of mutual coordination of these patterns could inner organization in the infant proceed. While close observation brought great attention to nonverbal behaviors, meaning was generally linked not to qualitative aspects of these behaviors, but rather to emerging mutuality, and to seeming regulatory indicators that the infant was developing an increasing sense of competence and, as Sroufe (1989) described: "...a recognition of the self as the author of experience.... The core of self lies in patterns of behavioral and affective regulation, which grant continuity to experience despite development and changes in context" (Sroufe, 1989, p. 83).

Dyadic infant-parent psychotherapy has emerged with a range of conceptual frames and intervention strategies to bear mutative influence, through insight, guidance and support. Stern (1995) differentiated among "ports of entries," reflecting different issues that infant-parent psychotherapists may attend to, each offering a way into the relational system. Stern's outline of clinical approaches include the child's behavior, the parent-child relationship, the parent-therapist relationship, and both the child's and parent's representations of themselves and each other. In making therapeutic choices as to which port of entry to use, the therapist is attending carefully to emotional expressions and their modulation. Are such inferences about affects clinically obvious? Does the clinician benefit from training in more formal classification systems of infant affect, such as the AFFEX (Izard & Dougherty, 1980) or Baby FACS (Oster, 2001; Camras, 2002)? An additional possibility, reflected by the KMP's explication of essential meanings of movement patterns (Kestenberg Amighi et al., 1999), is that the qualitative aspects of nonverbal infant behaviors and dyadic exchanges between parent and child, are themselves reflective of psychological dynamics that lend themselves to a therapist's understanding and potential interpretation.

Published clinical case reports in the arena of infant-parent assessment and psychotherapy continue to reflect how rich, detailed observations, e.g. of holding patterns, vocal intensities, gaze, and movements (from the manner in which a baby may wiggle, to the manner in which a baby turns) lead to thoughtfully differentiated diagnoses utilizing the Diagnostic Classification System DC:0-3R (Zero to Three, 2005; Lieberman, Wieder, & Fenichel, 1997), as well as to specific intervention strategies.

The "closely observed infant," Tavistock-originated model of training involves the central role of thorough-going, narrative and holistic observations of parent and child made in naturalistic settings in everyday, non-theoretical language (Rustin, 1999). These observations are then carefully linked to states of mind of the parent, infant and also the observer, only then to be coalesced into meaning that is psychoanalytically framed. In the context of such training, the observer is encouraged to attend to the impact of their own non-intrusive participation, and to attend to bodily movement with the understanding of "...inseparable links between mental and physical development from an early age" (Rustin, 1999, p. 62). However, no referenced "language" of such movement patterns is suggested. Rustin parallels the capacities and efforts of the baby observer to those of the psychoanalytic clinician. The observer has to be a receptive register of emotions in others and oneself.

An enhanced appreciation for the roles and varying complexities of gesture in defining boundaries, opening and closing circles of communication, and expression of affect, has been explicated by Greenspan (1997), who links their origins in the context of early interactive parent-child relationship experiences to later developing representational capacities and clinical presentations. Greenspan further suggests that developmentally-aware therapists establish clear, reciprocal, boundary-defining nonverbal communications, which themselves address the patient's regulatory difficulties or developmental deficits.

A host of researchers have looked closely at the systemically and temporally framed bidirectional exchanges of parent and infant; these include those reported by Cohn and Tronick (1988), Tronick (1989), Trevarthen (1993), Stern (1995), Beebe et al. (1985) and Jaffe et al. (2001). Such microanalytic video-coded studies have required nuanced attention to detail in cataloguing and quantifying relevant nonverbal behaviors, as in Cohn and Tronick's attention to the degree of facial-visual engagement between mother and infant. To describe the complex temporal nature of the bidirectionality of gaze, facial and vocal affective expression, Cohn and Tronick developed a coding system to capture as well as scale monadic phases of mothers and their 3, 6 and 9 month old infants. Their rigorous application of data analytic techniques supported the use of sequential analyses of mother-infant interaction and also supported the view that "bidirectional influence is achieved through the stochastic organization of behaviors" (Cohn and Tronick, 1988, p. 389), as opposed to periodic cycles in mothers' or infants' behaviors.

Tronick's Face-to-Face Still-Face paradigm, in which the mother's behavior is purposely manipulated to be expressionless and unreactive, has been proven to be a powerful tool in videotape analyses of the communicative abilities of infants, demonstrating their sensitivity to maternal behavioral changes, and their ability and effort in regulating affective states. Three-month old infants would dramatically react to just three minutes of simulated depression; infants were coded as looking away, and becoming distressed and wary. In related research, Gianino and Tronick (1988) demonstrated that infants faced with the still-face paradigm, who experience more interactive repairs in their playful face-to-face interaction (e.g. following maternal misreads), tended to show more effort soliciting their mother's attention, whereas those experiencing fewer repairs were more inclined to turn away and show heightened distress. Hence, Gianino and Tronick hypothesized that those infants routinely experiencing repairs would carry a representation of themselves as effective in eliciting their mother's responsivity, but those who did not have such experience (e.g. maternal depression), would sooner disengage. Dyadic applications of temporally-framed KMP observations of concordant and discordant patterns can potentially clarify the impact of breaches and repairs occurring across different types of movements.

Also inviting refined movement coding is the work of Beebe et al. (2000) and Jaffe et al. (2001), who utilize complex time-series analyses of patterns such as those distinguishing vocal state durations, cast in terms of rhythmic cycles. They examine such cycles in terms of bidirectional coordination in adult-infant dyads. In considering temporal coupling, Beebe, Jaffe and colleagues (2001) underscore the importance of midrange coordination as optimal. Indeed, it predicts the development of a more secure attachment status. Interaction that is too highly coordinated may reflect problems such as rigidity; and interaction may, of course, be insufficiently coordinated, reflecting problems such as withdrawal. "Attachment outcomes are favored when the exchange transpires in an atmosphere of somewhat looser (rather than tight or very loose) coordination, 'optional rather than obligatory' contingency" (Jaffe, et al., 2001, p. 107).

Seminal Works of Judith Kestenberg Regarding Nonverbal Behavior. Kestenberg was guided by a unifying, ever-present concern for prevention of mental illness, and by an overarching and evolving theory of somatopsychic processes anchored in the KMP as a highly systematized classification scheme pertaining to nonverbal movement patterns. Between 1977 and 1985, amidst many other writings, Kestenberg wrote a series of four papers all super-titled "Prevention, Infant Therapy and the Treatment of Adults." The first three papers were co-authored by her long-term collaborator, Arnhilte Buelte. The papers were differently subtitled: 1: "Toward Understanding Mutuality (1977a)," 2: "Mutual Holding and Holding-Oneself Up (1977b)," 3: "Periods of Vulnerability in Transition from Stability to Mobility and Vice Versa" (1983), and 4: "The Flow of Empathy and Trust Between Mother and Child" (1985). The papers form a whole, in which one can trace an evolving set of ideas, each wedded to the KMP.

Kestenberg and Buelte (Kestenberg & Buelte, 1977a, 1977b, 1983; Kestenberg 1985) utilize their language of movement to extend beyond Winnicott's (1967) metaphor of a holding environment, by aiming their focus on the specific and psychologically relevant patterns each partner utilizes in holding the other.

Kestenberg and Buelte (1977a, 1977b) introduce shifts in conceptual and developmental perspectives related to ongoing reciprocity and mutuality in the dyad. They proffer the idea of a triad of influences upon infant psychic structural development including empathy, trust and mutual holding. Empathy is operationalized as derived from shared patterns of tension flow (involving needs and drives), while trust involves adjustments in shape-flow (that come to define primary feelings regarding self and other). It is not only the mother, but also the infant, who attains a relative status of trustworthiness. In both mother-child and analyst-patient interactions, each partner may introduce components that lead to failures in mutual holding. The KMP (cf. Kestenberg,1985a; Kestenberg Amighi et al., 1999) shifts attention pertaining to nonverbal phenomena away from the many more arbitrary (nonintrinsic) classification schemes, and away from those that look at static features, to one in which each movement pattern has intrinsic developmental significance and psychological meaning.

Clinical Intervention

Kestenberg laid the groundwork for shifts in perspective regarding mutuality that are more recently seen, as summarized above, in elaborations regarding parent-infant psychotherapeutic approaches (Stern, 1995), developmentally-based psychodynamic psychotherapy (Greenspan, 1997) and the mutual regulatory model (e.g. Tronick, et al., 1998; Beebe, 1998). As opposed to most research scaling, or to the technologically assisted measurements of micro-analytic research, Kestenberg proposed an observational system that greatly relied upon the "kinesthetically-attuned" observer, calling upon a degree of identification on the part of the observer with the observed. On the other hand, it may be inferred that, from the KMP perspective, observation without a movement-pattern specific language, as in the Tavistock model, might not sufficiently open up the door to understanding the nature of the parent-child status of harmony and incongruity, alongside each individual's own affinities and clashes. From the KMP perspective, each individual's profile, across developmental levels, provided information about dynamics, including developmental phase primacy, affects, defenses, adaptations, sense of self and others, as well as depth and nature of relational processes; such information bears relevance to intrapsychic conflicts.

Nonverbal attunement, specifically of tension-flow, heightens empathy in the clinical situation, be it in infant observation, infant-parent psychotherapy or more traditional treatment contexts. There is an association between one's rhythmic flow of tension and one's flow of associations, and a significant degree of attunement is required by the observer/therapist/analyst to receive and decipher the subject's/patient's feeling states. Moreover, mobility and stability, in movement, and in treatment, are interdependent. Without sufficient stability, the development of mobility is impeded (as it is with excessive stability), and there is a developmental sequence of progressively moving from more mobile to stable to mobile stages, and so forth. This is characteristic of developmental neuromotor development, emotional development and of the analytic process. Sufficient "effort control," evident in attitudes toward space, weight and time, is required to maintain a stable holding environment, both by the mother (re: a young child) and by the analyst (re: an analysand).

Trust develops, alongside mirroring and identification, from patterns of mutual relatedness identifiable in shape-flow rhythms. Perfect harmony in shape-flow is not the goal, however, because it is through titrated misalliances that differentiation evolves. Similarly, the therapy process proceeds differently via "readjustments of relatedness" and/or interpretation depending on whether the patient is benefiting from identificatory-mirroring experiences or those that serve differentiation. Trust involves predictability in the domains of comfort-discomfort and approach-withdrawal regulation.

An effectual "holding distance" between patient and therapist gets negotiated in an evolving spatial structure in the therapy. The analyst/therapist can be clued as to a patient's (or parent-infant dyad's) experiences in creating an "object-filled holding environment" through observation of body attitudes. Kestenberg & Buelte (1977a, b) stress the need for the analyst to be succinct in verbal comments about these themes so as not to impact too negatively upon the existent trust, and this warning extends to the delicate manner in which the KMP-observing infant-parent therapist intervenes, and couches evaluative comments about nonverbal patterns, in primary preventive and clinical contexts analogous to Beebe's (2003) model of video-feedback.

Kestenberg and Buelte (1977a, 1977b) parallel development and therapeutic process via a developmental model which views the self-and-object relational path as following from bipolar shape-flow to unipolar shape-flow to two-dimensional directional (boundary-delineating) movements to more complex three-dimensional patterns. Trust and harmony come before interpretation, and they can only come through mutually-regulated patterns leading to sufficiently flexible spatial and relational boundaries.

In their prescient manner of considering development and treatment from a neuropsychoanalytically integrative perspective, Kestenberg and Buelte identified seven inborn infant reflexes (rooting, stepping, scratch, and tonic-neck reflexes, spontaneous creeping, startle responses, and righting reactions) which early on provide stabilization. The resultant stability facilitates the emergence of modalities of mobility through which relief from discomfort can be sought. Kestenberg and Buelte considered the elemental ways in which these reflexes become incorporated into the positions of the nursing embrace and the upright embrace. Early-experiences of holdings become engrained in psychosomatic memory, serving as physiologically based anchors of "primary relatedness" ("transsensus-outgoingness"). The mutuality of the nursing embrace serves the affective core of the individual's body-image, viewed as the "first rudimentary psychic structure, from which self- and object-representations will emerge" (Kestenberg and Buelte, 1977a, p. 355). From this perspective, "holding failures" make their way into child, adolescent and adult therapies in the patient's efforts to gain comfort or repair. Similarly, the infant-parent psychotherapist's own nonverbal behavior and paralanguage become essential ingredients in the intervention, facilitating repair in the parent-child exchange.

It is at times beneficial to comment on identifiable rhythmic movements, gestures or postures of the patient at particular junctures in analysis, which may lead to insights about experiences of early holding failures. Kestenberg (1985b) exemplifies and expands on this idea in her description of an analysis of a mother with young children. In consideration of the upright embrace, Kestenberg and Buelte (1977a, b) connect the baby's experience of the relief of discomfort to early experiences of later-developed self-reliance and autonomy, and the lifelong-course of mutual soothing and comforting that follows (cf. Kestenberg, 1971). Support patterns that are subcortically controlled are linked to later holding patterns based on psychosomatic memories, and to later cortically controlled motoric attainments. Self-support, other-support and holding failures are manifest in nonverbal repertoires of each participant as well as in the inner-world experiences and verbalizations that are reciprocated in the traditional analytic context, as well as in the facilitated reciprocal support offered between parent and infant in dyadic therapy.

Gender Differences in Dyadic Relations

Differences in maternal-infant and paternal-infant holding patterns and manners of interaction have been frequently noted, e.g. observations within a KMP-frame led Romer and Sossin (1990) to note that mothers maintained more ventral/ventral body contact with their babies than fathers, and similarly, that both mother and baby seemed more likely to be posturally aligned in the "near space" of their kinespheres than fathers. It is likely that a confluence of cultural, interactive and psychobiological factors play a role in such difference; these factors have not yet been fully explicated.

Recently, however, child gender differences have been looked at through the employment of rigorous research methodologies. For instance, Weinberg, Tronick, Cohn, & Olson (1999) found that, through the coding of mother-infant interactions, boys appeared to have greater difficulty than girls in maintaining affective regulation. As per the variables coded, mothers and sons showed greater synchrony and greater coordination (at a microtemporal level, involving greater tracking) than mothers and daughters. Notably, still-face experience negated gender differences in interactions that soon followed. Girls appeared to be better self-regulators than boys. Girls could more readily join their mothers in moving into joint social and object states than boys. These authors hypothesized that mother-son dyads need to work harder than mother-daughter dyads to stay affectively organized. From the perspective of Tronick's mutual regulatory model, boys may react more negatively to the withdrawal of positive maternal affect (still-face) because they require more maternal support for self-regulation.

Feldman (2003), also applied a carefully operationalized coding approach to 100 infants and both their parents, and found that mothers offer more coordination of socially oriented affective signals, and fathers offer more management of high-intensity turns in positive arousal. Not only were mother-infant and father-infant co-regulation patterns different (as Feldman suggests, creating different schemas of "being-with-other," employing a phrase from Stern), but, furthermore, interactive synchrony between parent and child was higher in same-gender parent-infant dyads. An interesting finding pertaining to attachment theory was that paternal attachment security was associated with father-infant synchrony, but a similar finding was not evidenced for mothers. While many methodological and conceptual questions emerge from Feldman's study, her conclusion that "father and mother co-construct with the infant unique experiences of sharing, intimacy, and co-regulation" (Feldman, 2003, p. 19) leads to many interesting questions about collaborative parenting, and to an infant's needs for varied types of concordant and discordant experiences in early development. Such careful attention to microregulatory processes shifts and enhances our appreciation for what is being internalized and the role both parents play in the process. The complexity of dyadic gender differences was further demonstrated in research on emotional availability (EA) with 19 and 24 month old toddlers with mothers and fathers by Lovas (2005), who found that across most EA variables (not "hostility"), mothers-daughters scored the highest, then mothers-sons, then fathers-daughters, and then fathers-sons. The KMP may provide a tool to examine which nonverbal patterns mediate such dyadic relational patterns.

Further Discussion

I have attempted to link the Laban-derived KMP, conceptually and methodologically, to contemporary theory, research and practice regarding early development and dyadic parent-child patterns of relating. Research studies, exemplified by Stern, Hofer et al. (1984), Tronick & Cohn (1989), Weinberg, Tronick, et al. (1999), Beebe, Jaffe et al. (2000) and Feldman (2003), greatly augment our appreciation for and understanding of the gradations and manners of attunement, synchrony, arousal and positive and negative emotionality against the backdrop of temporal microregulatory processes. Efforts to extrapolate from lab-constrained observations and complex stochastic analyses to psychoanalytic constructs are thoughtfully illustrated by Beebe (2000), in her consideration of mother-infant distress. The KMP uniquely distinguishes among behavioral features that are hypothesized to hold intrinsic relevance to psychic processes, intrapersonal structural organization, as well as to intrapersonal matching and mismatching and interpersonal concordance and discordance (Sossin & Birklein, 2006; Birklein & Sossin, 2006).

It may be that recognition of tension-flow and shape-flow patterns, as well as tension-flow rhythms, would clarify some of the parent-child gender differences noted in the literature cited above. It may also be that gesture-posture correspondences and contrasts could, in addressing ego-superego affinities and divergences (as the KMP literature suggests), be usefully brought to bear in consideration of parenting styles, attitudes and inclinations. Rhythmic features of tension-flow, for instance, have been linked to developmental and psychosexual phase progression that theoretically are associated with gender differences, e.g. the role of what Kestenberg referred to as "innergenital" rhythms, and the distinction between "indulging" and "fighting" patterns (Kestenberg, 1975; Kestenberg & Marcus, 1979; Kestenberg & Sossin, 1979).

The KMP introduces important ways in which caregiver-mediated early childhood experiences lead to the development of stable psychic structures. Such experiences do so through rhythmicity, the binding and freeing of tension, through manners of grappling with space, gravity and time, growing and shrinking in horizontal, vertical and sagittal dimensions and planes, and they do so especially through mutual holding. The Kestenberg and Buelte (1977a) original work is notable for their emphasis on, and specification of, those somatomotor processes that are woven so inextricably into reciprocity, mutuality, and psychic experience.

The KMP, as developed over many years, and as recapitulated in the Kestenberg Amighi et al. (1999) text, contributes significantly to psychoanalytic developmental theory. As shape-flow and shaping patterns provide structure for tension-flow and effort patterns, so do self- and object-relationship qualities provide structure for drive, defensive and ego-controlled qualities. Phase development is recast, not only putting newfound emphasis on urethral and inner-genital phases, but also through the recognition of a multiplicity of phase elements evident at any one point in development. A KMP perspective requiring research validation is that the way in which an individual's intra- and inter-systemic conflicts and harmonies get internalized and structuralized is developmentally forecast, in part, by the manner in which conflict and harmonies (i.e. clashing and attunement, concordance and discordance) were experienced dyadically in the caregiving situation, and through other interpersonal experiences.

Original KMP applications anticipated later contributions to our understanding of mutual regulation of affect, as in an interactive repair of miscoordinated states, which Tronick et al. (1998) highlight as particularly significant in the dyadic regulatory process in determining the infant's affective experience. Tronick builds upon systems theory to discuss how successful regulation in the dyadic relationship between infant and caregiver leads to an expansion of consciousness. The work amplifies our ability to discern the affective configurations of face, body, gaze and gesture that are underscored as pivotal in the mutual creation of dyadic states between both infant and caregiver and patient and therapist. The lens through which nonverbal patterns are discriminated alongside a model of intrinsic meanings likely enhances parent-infant psychotherapy and video feedback techniques.

As exemplified in the Kestenberg and Buelte (1977a, b) considerations of mutuality and holding, the KMP model resonates with Greenspan's (1997) emphasis on the role of somatic affect states. Greenspan refers to reenactments in the transference, which require the therapist to engage and empathize at the gestural interactive level, and this becomes manifest in psychoanalytic psychotherapy as well as with parents engaged in infant-parent psychotherapy. The language of movement incorporated into the KMP offers specific manners of employing the voice, eye-contact and body movement that Greenspan indicates is essential in the therapeutic creation of an interactive gestural system that is itself flexible and adaptive, laying the ground for a broader, more flexible representational system to emerge. The suggestion that failures in empathy and failures in trust (stemming from early holding and support deficiencies) are useful "clinical windows" (Stern, 1995) follows from the KMP work to date, and this fits within the model of ongoing regulations Lachmann and Beebe (1996) describe regarding a therapist and patient. This resonates with the "moment of meeting" concept of Sander (1995), and contributes to the increasing body of work pertaining to the procedural mode of processing in psychotherapy and psychoanalysis (Beebe, 1998). Notably, co-constructed dyadic exchanges can heighten empathy ("knowing" another's inner feelings through kinesthetic identification with the other's tension-flow) but not trust (based upon a mirroring identification through adjustment in shape-flow), or, conversely, such exchanges can heighten trust but not empathy.

As reviewed, the past and present KMP frames and denotes nonverbal behaviors in ways that are applicable to primary prevention, infant-parent psychotherapy, as well as to child, adolescent and adult psychoanalysis and psychotherapy. The future of the KMP looks promising regarding personality assessment, dyadic appraisal, more temporally-framed research, and new therapeutic applications. Against the backdrop of an intricate (but generative) revised developmental and theoretic framework, the KMP offers a portal into the early-anchored nonverbal modes of holding and supporting that are evident in parent-infant dyads, and in the psychotherapies designed to facilitate infant mental health. Close attention to the early co-construction of relationships suggests that the recognition of movement qualities bearing intrinsic linkage to psychological experience enhances our awareness of dynamics in both child and parent, while offering potentially mutative factors of therapeutic action.

REFERENCES

Bartenieff, I., & Lewis, D. (1980). *Body movement: Coping with the environment.* New York: Routledge.

Beebe, B. (1998). A procedural theory of therapeutic action: Commentary on the symposium, "Interventions that effect change in psychotherapy." *Infant Mental Health Journal, 19,* 333-340.

Beebe, B. (2000). Coconstructing mother-infant distress: The microsynchrony of maternal impingement and infant avoidance in the face-to-face encounter. *Psychoanalytic Inquiry, 20,* 421-440.

Beebe, B. (2003). Brief mother-infant treatment: Psychoanalytically informed video feedback. *Infant Mental Health Journal, 24,* 24-52.

Beebe, B., Jaffe, J., Feldstein, S., Mays, K., & Alson, D. (1985). Interpersonal timing: The application of an adult dialogue model to mother-infant vocal and kinesic interactions. In T. M. Field & N. A. (Eds.), *Social perception in infants* (pp. 217-247). Norwood, NJ: Ablex.

Beebe, B., Jaffe, J., Lachmann, F., Feldstein, S., Crown, C., & Jasnow, J. (2000). Systems models in development and psychoanalysis: The case of vocal rhythm coordination and attachment. *Infant Mental Health Journal, 21,* 99-122.

Birklein, S. B., & Sossin, K. M. (2006). Nonverbal indices of stress in parent-child dyads: Implications for individual and interpersonal affect regulation and intergenerational transmission. In S. C. Koch & I. Braeuninger (Eds.). *Advances in dance-movement therapy: Theoretical perspectives and empirical findings* (pp. 128-141). Logos: Berlin.

Camras, L. A., Meng, Z., & Ujie, T. (2002). Observing emotion in infants. Facial expression, body behavior, and rater judgments of responses to an expectancy-violating event. *Emotion, 2,* 179-193

Cohn, J. F., & Tronick, E. Z. (1988). Mother-infant interaction: Influence is bi-directional and unrelated to periodic cycles in either partner's behavior. *Developmental Psychology, 24,* 386-392.

Exner, J. E. (2003). *The Rorschach: A comprehensive system, 4th edition.* New York: John Wiley.

Feldman, R. (2003). Infant-mother and infant-father synchrony: The coregulation of positive arousal. *Infant Mental Health Journal, 24,* 1-23.

Fonagy, P. (1999). Points of contact and divergence between psychoanalytic and attachment theories: Is psychoanalytic theory truly different? *Psychoanalytic Inquiry, 19, Special Issue: Attachment research and psychoanalysis: 1. Theoretical considerations,* 448-480.

Fonagy, P. (2001). *Attachment theory and psychoanalysis.* New York: Other Press.

Fonagy, P., Gergely, G., Jurist, E., & Target, M. (2002). *Affect regulation, mentalization, and the development of the self.* New York: Other Press.

Fraiberg, S., Adelson, E., & Shapiro, V. (1975). Ghosts in the nursery: A psychoanalytic approach to the problems of impaired infant-mother relationships. *Journal of the American Academy of Child Psychiatry, 14,* 387-421.

Freud, A. (1965). Normality and pathology in childhood. assessments of development. New York: International Universities Press, Inc.

Gianino, A., & Tronick, E. Z. (1988). The mutual regulation model: The infant's self and interactive regulation and coping and defensive capacities. In T. M. Field, P. M. McCabe, & N. Schneiderman (Eds.), *Stress and coping across development* (pp. 300-323). Hillsdale, NJ: Erlbaum.

Greenspan, S. I. (1997). *Developmentally based psychotherapy.* Madison, CT: International Universities Press.

Greenspan, S. I., DeGangi, G. A., & Wieder, S. (2001). The Functional Emotional Assessment Scale (FEAS) for infancy and early childhood: Clinical and research applications. Bethesda, MD: Interdisciplinary Council on Developmental and Learning Disorders.

Greenspan, S. I., & Wieder, S. (2006). *Infant and early childhood mental health.* Washington, D.C.: American Psychiatric Publising.

ICDL (2005). *Diagnositc manual for infancy and early childhood.* Bethesda, MD: Interdisciplinar Council on Developmental and Learning Disorders.

Izard, C., & Dougherty, (1980). *System for identifying affect expressions by holistic judgments (AFFEX).* Newark, DE: University of Delaware, Instructional Resources Center.

Jaffe, J., Beebe, B., Feldstein, S., Crown, C. L., & Jasnow, M. D. (2001). Rhythms of dialogue in infancy. *Monographs of the Society for Research in Child Development, 66*(2, Serial No. 265).

Kestenberg, J.S. (1968). Outside and inside, male and female. *Journal of the American Psychoanalytic Association. 16,* 457-520.

Kestenberg, J. S. (1971). From organ-object imagery to self- and object representations. In J. B. McDevitt (Ed.), *Separation-individuation: Papers in honor of Margaret Mahler* (pp 75-99). New York: International Universities Press.

Kestenberg, J.S. (1975). *Children and parents*. Northvale, NJ: Aronson.

Kestenberg, J.S. (1985a). The role of movement patterns in diagnosis and prevention. In D. A. Shaskan & W. L. Roller (Eds.) *Paul Schilder: Mind explorer* (pp. 97-160). New York: Human Sciences Press.

Kestenberg, J.S. (1985b). The flow of empathy and trust between mother and child. In E. J. Anthony & G. H. Pollock (Eds.) *Parental influences in health and disease* (pp. 137-163). Boston: Little, Brown.

Kestenberg, J.S., & Buelte, A. (1977a). Prevention, infant therapy and the treatment of adults. 1: Toward understanding mutuality. *International Journal of Psychoanalytic Psychotherapy, 6,* 338-367.

Kestenberg, J.S., & Buelte, A. (1977b). Prevention, infant therapy and the treatment of adults. 2: Mutual holding and holding-oneself-up. *International Journal of Psychoanalytic Psychotherapy, 6,* 369- 396.

Kestenberg, J.S., & Buelte, A. (1983). Prevention, infant therapy and the treatment of adults. III: Periods of vulnerability in transition from stability to mobility and vice versa. In J.D. Call, E. Galenson & R. L. Tyson (Eds.), *Frontiers of infant psychiatry* (pp.200-216). New York: Basic Books.

Kestenberg, J. S., & Marcus, H. (1979). Hypothetical monosex and bisexuality—A psychoanalytic interpretation of sex differences as they reveal themselves in movement patterns of men and women. In M. C. Coleman & J. Ikenberry (Eds.), *Psychosexual imperatives* (pp.146-181). New York: Human Sciences Press.

Kestenberg, J. S., & Sossin, K. M. (1979). *The role of movement patterns in development II*. New York: Dance Notation Bureau [now Princeton Book Company, Publishers].

Kestenberg Amighi, J., Loman, S., Lewis, P., & Sossin, K. M. (1999). *The meaning of movement: Developmental and clinical perspectives of the Kestenberg Movement Profile*. Amsterdam: Gordon & Breach [now Brunner-Routledge].

Koch, S. C. (2007). Defences in movement: video analysis of conflict patterns in group communications. *Body, Movement and Dance in Psychotherapy, 2(1),* 29-45.

Laban, R. (1966). *The language of movement: A guidebook to choreutics*. Boston: Plays.

Laban, R., & Lawrence, F. C. (1974). *Effort*. London: MacDonald & Evans.

La Barre, F. (2001). *On moving and being moved: Nonverbal behavior in clinical practice*. Hillsdale, NH: Analytic Press.

Lachmann, F., & Beebe, B. (1996). Three principles of salience in the organization of the the patient-analyst interaction. *Psychoanalytic sychology, 13,* 1-22.

Lamb, W. (1965). *Posture and gesture*. London: Duckworth.

Lewis, P. (1999). Outline for the clinical interpretation of the Kestenberg Movement Profile with adults. In J. Kestenberg Amighi, S. Loman, P. Lewis, & K. M. Sossin (Eds.), *The meaning of movement: Developmental and clinical perspectives of the Kestenberg Movement Profile* (pp. 309-341). New York: Brunner-Routledge.

Lieberman, A. F., Silverman, R., & Pawl, J. H. (2000). Infant-parent psychotherapy: Core concepts and current approaches. In C. H. Zeanah (Ed.), *Handbook of infant mental health*(pp.472-485). New York: Guilford.

Lieberman, A., Wieder, S., & Fenichel, E. (Eds.) (1997). *DC:0-3 Casebook*. ZERO TO THREE: National Center for Infants, Toddlers, and Families.

Loman, S. (1995). The case of Warren: A KMP approach to autism. In F. Levy (ed.), *Dance and other expressive art therapies: When words are not enough* (pp. 213-223). New York: Routledge.

Loman, S. & Merman, H. (1996). The KMP: A tool for dance/movement therapy. *American Journal of Dance Therapy, 18,* 29-51.

Lovas, G. S. (2005). Gender and patterns of emotional availability in mother-toddler and father-toddler dyads. *Infant Mental Health Journal, 26(4),* 327-353.

Oster, H. (2001). *BabyFACS: Facial Action Coding System for infants and young children*. Unpublished monograph and coding manual, New York University.

Romer, G., & Sossin, K. M. (1990). Parent-infant holding patterns and their impact on infant perceptual and interactional experience. *Pre- and Peri-Natal Psychology, 5,* 69-85

Rustin, M. (1999). The training of child psychotherapists at the Tavistock Clinic: Philosophy and practice. *Psychoanalytic Inquiry, 19,* 125-141.

Sander, L. (1995). Identity and the experience of specificity in a process of recognition. *Psychoanalytic Dialogues, 5,* 579-593.

Schilder, P. (1935). *The image and appearance of the human body*. London: Kegan Paul.

Sossin, K. M. (1990). Metapsychological considerations of the psychologies incorporated in the KMP system. In P. Lewis & S. Loman (Eds.), *The Kestenberg Movement Profile: Its past, present applications, and future directions* (pp. 101-113). Keene, NH: Antioch New England Guaduate School.

Sossin, K. M. (1999). Interpretation of an adult profile: Observations in a parent-child setting. In

Sossin, K. M. (2002). Interactive movement patterns as ports of entry in infant-parent psychotherapy: Ways of seeing nonverbal behavior. *Journal of Infant, Child and Adolescent Psychotherapy (JICAP), 2,* 97-131.

Sossin, K. M., & Birklein, S. B. (2006). Nonverbal transmission of stress between parent and young child: Considerations and psychotherapeutic implications of a study of affective movement patterns. *Journal of Infant, Child, and Adolescent Psychotehrapy, 5(1),* 46-69.

Sossin, K. M., & Loman, S. (1992). Clinical applications of the KMP. In S. Loman (Ed.), *The body-mind con-

nection in human movement analysis. Keene, NH: Antioch New England Graduate School.

Sroufe, L. A. (1989). Relationships and relationship disturbances. In A. J. Sameroff & R. N. Emde (Eds.), *Relationship disturbances in early childhood* (pp.97-124). New York: Basic Books.

Stern, D. N. (1995). *The motherhood constellation.* New York: Basic Books.

Stern, D. N., Hofer, L., Haft, W., & Dore, J. (1984). Affect attunement: The sharing of feeling states between mother and infant b means of inter-modal fluency. In: T. M. Fields & N. A. Fox (Eds.), *Social perception in infants* (pp.249-268). Norwood, NJ: Ablex.

Trevarthen, C. (1993). The self born in intersubjectivity: An infant communicating. In U. Neisser (Ed.), *The perceived self* (pp. 121-173). New York: Cambridge University Press.

Tronick, E. Z. (1989). Infant-mother face-to-face interaction: Age and gender differences in coordination and the occurrence of miscoordination. *Child Development, 60,* 85-92.

Tronick, E. Z., Bruschweiler-Stern, N., Harrison, A. M., Lyons-Ruth, K., Morgan, A.C., Nahum, J., Sander, L. & Stern, D. (1998). Dyadically expanded states of consciousness and the process of therapeutic change. *Infant Mental Health Journal, 19,* 290-299.

Tronick, E. Z., & Cohn, J. (1989). Infant-mother face-to-face interaction: Age and gender differences in coordination and the occurrence of mis-coordination. *Child Development, 60,* 85-91.

Weinberg, M. K., Tronick, E. Z., Cohn, J. F., & Olson, K. L. (1999). Gender differences in emotional expressivity and self-regulation during early infancy. *Developmental Psychology, 35,* 175-188.

Weiner, I. B. (2003). *Principles of Rorschach interpretation, 2nd edition.* Mahwah, NJ: Lawrence Erlbaum.

Winnicott, D.W. (1967). Mirror-role of mother and family in child development. Reprinted In D. W. Winnicott, *Playing and reality* (pp. 18-24). London: Routledge, 1971.

ZERO TO THREE (2005). *Diagnostic classification of mental health and developmental disorders of infancy and early childhood, Revised (DC:0-3R).* Arlington, VA: ZERO TO THREE.

THE MOVEMENT PSYCHODIYGNOSTIC INVENTORY (MPI)

Martha Davis, Hedda Lausberg, Robyn Flaum Cruz, Miriam Roskin Berger & Dianne Dulicai

The Movement Psychodiagnostic Inventory (MPI) is a method for assessing patterns of movement disorder that was influenced by Laban Movement Analysis and the work of Irmgard Bartenieff. Research on the value of the MPI for differentiating between psychodiagnostic groups and for monitoring improvement over time is reviewed. The Short Form MPI, developed for clinical practice, is presented here for the first time. Applications of the MPI assessment to clinical practice are illustrated with a case of dance/movement therapy with a five year old child and with a discussion of the treatment implications of the MPI profile identified through research to be associated with a diagnosis of borderline personality disorder.

Das Movement Psychodiagnostic Inventory (MPI)
Das MPI ist ein Verfahren zur Bestimmung von Bewegungspathologie. Es wurde beeinflusst durch die Laban Movement Analysis (LMA) und die Arbeit von Irmgard Bartenieff. Das Kapitel beinhaltet Forschung zur diagnostischen Diskriminationsfähigkeit zwischen klinischen Gruppen und zur Kontrolle von Krankheitsverläufen über die Zeit. Die Kurzform des MPI für die klinische Anwendung wird hier erstmals veröffentlicht. Ein Anwendungsbeispiel des Verfahrens bei einem fünfjährigen Kind und aus der Forschung resultierende Behandlungsimplikationen bei Borderline Persönlichkeitsstörungen veranschaulichen den diagnostischen Prozess und die Interventionsplanung.

Keywords: Movement disorder, psychodiagnosis, treatment plans, Laban Movement Analysis.

INTRODUCTION TO THE MPI

In her early 60's Irmgard Bartenieff began to apply her experience in dance and Laban Movement Analysis to behavioral research and to the developing profession of dance therapy. She was the first dance therapist at the Psychiatric Day Hospital of the Albert Einstein College of Medicine in New York. Because this was both a research and clinical facility, Irmgard was encouraged to apply her observational skills to study of the patients' movement patterns.

Motor symptoms of severe mental illness have been noted for centuries. Kraepelin (1919/1971) gave particular attention to motor symptoms in his nosology of dementia praecox. However, with a few notable exceptions, study of the body movement of psychiatric patients was a rare research subject from the early 1900s until the advent of the third edition of the *Diagnostic and Statistical Manual of Mental Disorders* (American Psychiatric Association, 1980) when emphasis on operationalizing symptom criteria to increase diagnostic reliability put a premium on behavioral description and with it, nonverbal symptoms.

Clinicians assume that schizophrenia, major depression and bipolar disorder are often manifested in body movement. Terms such as flat affect, psychomotor retardation and motor stereotypies are essentially references to movement behavior. But psychiatrists do not receive training in movement observation and few appreciate that body language assessment is as complex as linguistic analysis. With her training in Labanotation and Laban's Effort theory, and her conferences with Warren Lamb and Judith Kestenberg, Irmgard Bartenieff brought to the subject a far more precise and detailed assessment of exactly how the movements of patients may be disordered. For several years she trained a psychology student, Martha Davis, whose task was to record the observations of her teacher and transform them into reliable ways of coding (Bartenieff & Davis, 1965). Davis (1970) constructed an inventory of 60 different movement patterns based on her observations of psychiatric in-patients, most of whom were diagnosed with some form of schizophrenia or severe depression. This instrument was later named the Movement Psychodiagnostic Inventory (MPI). Profiles based on clusters of certain MPI patterns appeared to differentiate diagnostic groups. Note that in this original study done in the United States, "psychiatric patients" referred mainly to in-patients with some of the most serious psychiatric problems. However, as will be seen, the MPI is not limited to severe psychopathology. Now it would be more appropriate to say the MPI can be used in an assessment of "patients with mental disease," a terminology that conforms with European usage and covers a range from in-patients with chronic undifferentiated schizophrenia to patients with personality disorder or other conditions treated in Psychosomatic Departments or as out-patients.

Potentially, the MPI analysis could generate discoveries about the nature of various diagnostic conditions and relationships between clinical states and medication effects. It might also elucidate clinical intuition and suggest interventions for treatment as will be discussed. The 1970 report on what was later called the Movement Psychodiagnostic Inventory (MPI) became a dog-eared reference for dance therapists, helping them to identify specific motor signs of clinical change. The full MPI coding instrument covers six pages, so only the MPI Short Form are reproduced in the Appendix (Figures 1 and 2).

The MPI is designed to code two complementary aspects of nonverbal behavior, both of which focus on disorder or deficit. The categories of the MPI Part 1 (see center list of Figure 1) constitute the "Action Inventory" and deal with aspects of conversational behavior, such as orienting one's position to the other and head movements accompanying conversation. As such the MPI Action coding is applicable to interviews, but not to dance therapy sessions. In the MPI, the Action categories are composed of from 1 to 4 specific items recorded as the estimated number of occurrences of the behavior or as a 0-2 rating. Serious deficits in Orienting, Head Moves and Facial Expression are coded 2, e.g., "never nods head while listening," and "speaks entire turn without looking at listener." Generally, occurrence within 30 minutes or more of only 1-3 instances of facial expression changes, gesticulations, postural shifts, or the various orienting behaviors are treated as a problem. Once completed, all codes on the Action Inventory are converted to a "Communicative Repertoire" scale, with 0 indicating no problem in obvious conversational behaviors and 2 or 3 suggesting major trouble.

Two of the categories in Figure 1, Self-related and Instrumental, do not form part of the Communicative Repertoire rating. Presence of behaviors such as biting ones lip or fidgeting with a pen are not treated as disordered behavior per se. They are tallied because Self-Related and Instrumental behaviors are common to conversational behavior, and one of the hypothesis underlying the MPI is that certain disordered patterns may occur only in certain "sub-systems" or types of actions, i.e., distinguishing where the disordered movements occur may be valuable.

Part 2 of the MPI involves formal, qualitative aspects of movement that may be visible in diverse actions. In other words, the Action Inventory addresses *what* is done and the formal categories of Part 2 address *how* one moves (in terms of highly specific, operationalized descriptions of disorganization, constriction, low intensity, etc.). The ten formal categories are listed on the far left side of the MPI Short Form Part 2 (see Figure 2). In the long form, each of these formal categories is composed of from three to twelve items. For example, the seventh item under Disorganization reads "as two limbs move, changes in their directions are unsynchronized and/or there is no clear bilateral organization." The fifth item under Immobility is "gestural movement only," i.e., movement of each phase is limited to a part of the body and at no point is the total body activated. The fourth item of the Fixed/Invariant category is "moves strictly in one plane or axis per phrase." The third item under Diffusion is "overlapping actions: particular action not completed before person starts new action." The ten categories were constructed not through a factor analysis of the 60 items of the MPI qualitative coding, but through an examination of their formal properties, i.e., heuristically, items within a category share formal similarities.

Once the observer has coded each item in terms of presence or absence, the results are converted into 0-3 scales for each of the ten categories. These ten ratings plus the composite Communicative Repertoire rating constitute an MPI profile in which all 0's would suggest no serious trouble, while a 2 or 3 is hypothesized to indicate psychopathology. The research to be reported maintains this a priori categorization to test these assumptions.

Note that part 2 of the MPI is profoundly influenced by Laban Movement Analysis, but it does not resemble most observations based on it. The observer decides if a particular pattern of impoverishment (or disorganization, or immobility, etc.) is present or not, rather than records the occurrence of effort, space or flow qualities and extrapolates from the recording that the movement is abnormally impoverished. This is one of the ways that the MPI differs from the KMP or Movement Pattern Analysis and Action Profiling.

Also, while many of the MPI items resemble traditional motor disorder symptoms a – and future research may find relationships between them – the criteria and requisite features are different. For example, the Disorganization item "sporadic, sudden movements as if 'out of nowhere'" is subtly different than the tics of Tourette Syndrome. In Tourette's the tic tends to be a repeated action performed in roughly the same way each time (e.g., thrust of the head to the right side). The MPI "out of the blue" is an extraordinarily sudden *moment* within an action that fragments and disorganizes it. This "out of the blue" moment may be at the start, during or at the end of an action and can appear in different types of actions. To make such distinctions accurately requires training and video or live demonstration (for a detailed description of the MPI and its coding see Davis, 1997).

The MPI Shortform

With a good quality videotaped interview of a patient (visible from at least knees to head for 30 minutes), a trained observer can complete a full MPI assessment in 3 or 4 hours. Clinicians rarely have the luxury of sitting back and observing for this long, and may not have videotapes of sessions that allow them to replay sections. Consequently, full, rigorous MPI coding has been limited to research. However, dance therapists in particular have found the concepts and categories useful, so Martha Davis developed the Short Form of the MPI for clinical use (published here for the first time). Research using the full MPI requires achieving high levels of observer reliability, coding specificity, and observation accuracy. While clinicians must strive for accuracy in their observations, they do not necessarily need this level of precision. What they need are instruments they can fill out after a session which are clinically useful and sufficiently accurate to monitor the patient's progress.

Note in Figure(s) 1 and 2 that space is provided on the left for the observer to note whether one or more disordered patterns within a given MPI category were observed. If the observer does recall presence of a specific pattern, he or she may also enter its number with a question mark as reminder to check it in later observations. Nothing written on the left side means no disordered patterns from the MPI were detected, while CD (can't determine) in these spaces means conditions for observing were inadequate for formal MPI coding.

Note that the categories on the left and right sides of Figure 2 are related. The left side lists the formal MPI categories and is therefore limited to disordered patterns. However, on the right side, movement patterns falling within a given category may be either personal strengths or problems. The right side is designed as a way for clinicians to organize their impressions after a session, to review in his or her "mind's eye" what is noteworthy in the person's movement. In other words, the right side of Figure 2 might be called an intuition prompt to think about each category, e.g., whether there was anything distinctive about the integration of the person's movement. There are many ways integration – or problems with it – could be expressed in movement. Each category is to be considered, but if there is nothing notable in a given category – whether positive or problematic – the space is left blank.

The reliability and efficacy of the Short Form has not been tested, but clinicians taking a three day workshop on the MPI displayed a very quick grasp of the Short Form and had remarkably similar "right-side" observations of a videotaped patient based on only one viewing. Most importantly, their observations clustered in the narrow space where "objective" description of identifiable movement patterns and clinically-salient interpretation meet.

Research with the MPI

The pilot test of the early form of the MPI indicated that intensive coding of movement patterns is valuable for psychodiagnosis and treatment of in-patients (Davis, 1970). Validity studies using larger samples were needed. To quote Cruz (2006),

> "When assessments are used to document the process or outcomes of the process for clinical or research goals, the meaning of the movement observed comes into sharp focus. Validity consists of the arguments and data that support how assessment observations can be interpreted. If a unique set of movement characteristics are interpreted to indicate that an individual has a personality disorder, for example, other types of evidence that support this interpretation of the movement assessment are needed." (Cruz, 2006, p. 137)

In 1991 Davis embarked on an MPI validity study with Berger and Lausberg as raters. Cruz joined this project as the data analyst. Three studies that resulted from this collaboration will be discussed.

MPI assessments were completed on 52 American and Swedish patients – 77% of them female and 69% Caucasian – diagnosed with either a schizophrenia spectrum disorder, narcissistic personality disorder, or borderline personality disorder (Table 1).

The schizophrenia spectrum disorder group included those with undifferentiated paranoid schizophrenia, schizoaffective disorder, and schizophreniform disorder. Attending psychiatrists made the diagnoses using the revised, third edition of the Diagnostic and Statistical Manual of Mental Disorders (DSM III-R) (American Psychiatric Association, 1987). Three observers trained in the MPI, working independently and blind to the diagnostic status, coded videotaped interviews of the patients. Disagreements in MPI coding were settled by consensus. Table 1 summarizes the demographic information for the study sample.

Diagnosis		
Schizophrenia Spectrum Disorders	N = 19	
Personality Disorders	N = 33	
Gender	23% Male	77% Female
Ethnicity	69% Caucasian	25% African-American
	M (SD)	Median
Age in Years		
(M, SD) Mdn	30 (8.58)	28
Duration of Illness in Months		
(M, SD) Mdn	144 (143)	96
Education in Years		
(M, SD) Mdn	11.9 (2.75)	12

Table 1: Demographics for Sample (N = 52)

No single MPI item or category of items from the MPI separated the schizophrenia spectrum and personality disorder groups. However, a multivariate descriptive technique, multidimensional scaling (MDS) was used to assess co-occurrence across the MPI Action and Formal categories (Parts 1 and 2) and confirmed that, indeed, they had different movement profiles. Immobility and Self-touch formed a tight cluster, and Repetitive action and Instrumental action clustered for the schizophrenia spectrum disorder group. Two clusters differentiated the personality disorder group, one composed of Immobility, Flaccidity, and Repetitive action, and the other of Disorganization and Self touch. While the schizophrenia spectrum and personality disorder groups shared visible symptoms, in a deep structure sense, the two groups differed significantly according to how the various motor patterns co-occurred. They were both profoundly alike and profoundly different. In this sense the MPI analysis supports recent views of the nature of severe psychopathology and differential diagnosis that reject univariate differences in favor of a more complex model (Davis, Cruz, & Berger, 1995). What distinguished the severity of psychopathology was not a single MPI category, but how the categories clustered.

Initially, the results of the Multi-Dimensional Scaling surprised the author of the MPI. Davis expected, for example, that schizophrenia spectrum patients would show more movement fragmentation then those with personality disorder. The study proved to be a lesson in how research can correct initial assumptions and yield even more important insights.

In a second study, Berger (1999) looked more closely at the MPI coding of the personality disorder group. In her study, the reliability of the diagnostic differentials was established through two different diagnostic procedures. Berger found that the qualitative, formal patterns – operationalized in MPI Part 2 – discriminated the borderline personality disorder patients from those with narcissistic personality disorder. The results of two different multivariate statistical techniques – logistic regression and discriminant analysis – replicated each other and were directly comparable which strengthened this finding. Scores in only six MPI categories (Disorganization, Immobility, Diffusion, Low Spatial Complexity, Flaccidity, and Hyperkinesis) were needed to distinguish between the two diagnostic groups. These MPI categories discriminated the narcissistic personality disorder (NPD) from the borderline (BPD) group with 87% accuracy.

Both of these studies show that the MPI makes finer distinctions about motor disorder than traditionally defined assessments do, and these refinements have diagnostic and therapeutic potential. For example, neurologists categorize involuntary motor disorder according to whether an excess of movement or a diminution of movement is observed. In the analysis completed by Cruz (1995), the patterning of some MPI items along this continuum was clear, but a more nuanced coding of Immobility and its relation to other movement features yielded a more complex picture. The Berger study is an even more dramatic departure from traditional assessments. It begins a new line of inquiry into how subtle motor disturbances are associated with personality disorders (Cruz, 1995).

The MPI describes motor dysfunction with a comprehensive, descriptive language derived largely from Laban Movement Analysis. In addition to coding disturbed forms of conventional social behaviors, it characterizes the subtle, visible dynamics of voluntary and involuntary movements in terms of disturbances in spatial pattern, amplitude, muscle tension, intensity, body part coordination and mobility. This type of rich description has been recommended for studying motor dysfunction (Barrows, 1980).

In a third study, Lausberg (1995) used the MPI to assess the movement patterns of an out-patient with irritable bowel syndrome. Two fifty-minute doctor-patient interviews were videotaped before and after ten sessions of a functional relaxation therapy that resulted in an improvement of her symptoms. The videotapes were evaluated without sound by two independent raters who did not know the context or chronology of the interviews. Cohen's kappa was used to assess rater agreement because it corrects for chance, and results ($\kappa = .76$) showed good agreement.

In the interview before therapy (T1), the patient's movement behavior was characterized by Immobility of the lower body (as defined in items, 3, 5 and 6). For example, she sat in a chair and held both lower legs up in the air for episodes lasting more than 2½ minutes. She did not change the positions of her lower body for more than half an hour, and kept pelvis and legs fixed when she changed upper body positions. In striking contrast to the immobility of the lower body, she showed a high degree of Self-touch and there were signs of Hyperkinesis in the upper body (38 arm position shifts during the session) and Exaggeration (large gestures using the far-reach range). Moreover, she showed signs of Disorganization.

After therapy (T2), there were no more severe forms of Disorganization, Hyperkinesis or Exaggeration. Only Immobility remained, but to a lesser degree. Her tendency to hold the lower legs up against gravity lasted less than 11 seconds, and was not serious enough to be coded on the MPI. However, the patient did not shift the position of her pelvis for 42 minutes and her legs moved only after 37 minutes. The MPI analysis confirmed reports of her improvement and suggested that there was still work to be done. The study demonstrates the value of more research on MPI monitoring of progress in psychotherapy.

Research with the MPI continues with a project in the U.K., and in recent years we have stepped up efforts to train researchers for proficiency in the MPI. Of course, the potential of the MPI for making differential diagnoses must be investigated with larger samples that compare normal controls with adults, adolescents, and children diagnosed with a wide range of mental disorders. The three studies discussed here show that rather fine diagnostic distinctions can be made by observing the nonverbal behavior of patients from videotaped interviews by replaying them several times without sound. Psychodiagnoses are typically based on extensive interview and history taking. Since the MPI does not involve motor testing or questionnaires and does not require patients to perform any motor tasks, it can be used with patients whose ability to focus or use cognitive functions is impaired. Because it can be applied to movement therapy sessions or other forms of nonverbal interaction, it is suited for patients who cannot or will not speak.

Applications to Clinical Practice

One of the primary goals of systematic observation of movement disturbances is to enhance clinical practice in effective and time-saving ways. Sometimes the primary movement problems are obvious and the dance therapy interventions are straightforward. The first author vividly remembers a day – almost 40 years ago – when a psychiatrist consulted her about someone he was treating. The patient was diagnosed with chronic undifferentiated schizophrenia and had been transferred to the resident training unit after a long hospitalization. During a therapy session she had controlled her incoherent speech long enough to inform her psychiatrist there was little he could do for her because the problem was that one part of her body moved one way while the other went by itself in another direction. He promptly recommended that dance/movement therapy be added to her treatment program. In this case, the patient's movement disorganization was very obvious and persistent. Experienced dance therapists would probably notice it immediately and focus on it in sessions, especially because she was so open to working on it. The patient seemed to understand that all the ways she and the dance therapist rhythmically moved through the room were preparation for the moment when she jumped up and landed all of a piece in one fluent, integrated movement that she celebrated with clapping and laughter at the joy of getting it together.

But what about treatment challenges that are more subtle than this one? In this section we will discuss the transition from observations facilitated by the MPI to treatment planning for children and adults. Dianne Dulicai and her colleague, Dr. William Freeman, developed an approach to the assessment, treatment intervention, and outcome research for in-service special education in Vermont primary schools. Begun some twenty-five years ago and continually updated and refined, it has proven useful to students and staff and cost efficient for the school system.

A child is usually referred to this program for special services in movement therapy when other interventions have not proved to be helpful. Dr. Freeman videotapes an assessment session and observes the child in several contexts, then sends the tape and report to Dr. Dulicai for review. She evaluates the videotape with an instrument that combines a Laban-influenced movement assessment of children developed by Marion North (1972) with gross and fine motor items drawn from standardized, traditional developmental assessments. This data becomes the baseline from which change is assessed in follow-up evaluations. For this assessment, fine-grained distinctions are needed. However, the observations can be organized according to the categories of the MPI Short Form, especially for an initial check of the child's strengths and difficulties. Through repeated viewing and with the concepts and language of North and Laban Dr. Dulicai delineates the individual child's movement patterns in ways that are useful for preparing a treatment plan. She also checks for the presence of disordered patterns as defined in the MPI which are sometimes found in these children.

The movement therapist's report translates the specific movement details into a more general language appropriate for the school personnel. She addresses the child's level of physical, emotional and cognitive functioning, whether he or she would benefit from dance/movement therapy services, and what the movement assessment of the child's strengths and problems suggest as to treatment goals. A conference call with the treatment team allows all those involved with the child to coordinate goals and objectives across disciplines, insuring a unified approach to treatment. Several times a year, Dr. Dulicai travels to Vermont and works with selected children as well. The example in the box is from this work.

In his assessment, Dr. Freeman had set up a task to measure the child's comfortable distance with the therapist. The boy was to signal when Dr. Freeman should stop as he walked toward him. The child stopped the doctor at about 6 feet away. As he spoke he displayed a short impulsive movement that ended in a loss of spatial attention, then he dropped to the floor in free flow. In the MPI Short Form this movement pattern would be recorded as a problem in Modulation, Spatial Clarity and Flow Control. In repeated tests when the child was approached frontally and with direct focus, he displayed this movement response. Teachers considered this pattern and his tendency to cry for no apparent reason as infantile responses that showed he wasn't ready for kindergarten.

Dr. Dulicai worked with ways to help him lengthen his movement phrases and modulate the end of the phrases to avoid the limp dropping. For example, she made a small obstacle course with props that required sustainment and a long, continuous phrase to move through it. At the end of the course there was a decorated box with a small opening that contained an encouraging message from his teacher. To receive it he had to sustain the end of the phrase, because the game was to do the whole course without stopping. She used the game many times with many messages whether he was feeling good or not.

Dr. Dulicai also suggested activities that allowed him to determine the distance between himself and others. He was allowed to arrange the space at the beginning of the session, to define the limits with props, and to determine the amount of space needed for their time together. When he was doing small movements, she suggested that he could change the limits according to what they were doing. The child's appreciation of this play with interpersonal distance transferred to the classroom situation where he would ask for a larger spacing in circle time. As he felt clear that he could determine closeness, his anxiety about the approaches of others diminished.

This was a turning point for the child. At the six-month review, teachers said he could work on tasks for longer periods without collapsing at his desk or on the playground and that he had fewer instances of crying. The dance/movement therapy interventions appeared to strengthen his capacity to modulate his emotions and his coping mechanisms for dealing with his anxiety about being approached. These signs of maturing appeared greater than might occur simply with his becoming older. During the summer break this child revealed in his dance/movement therapy session how the "big bad monster" came to get him in dreams, but now he was strong and could fight him. Later, he confided that the monster was his stepfather who had abused him or as he said, "hurt me in a private place." Of course, this raises profound questions about his relationships with his parents and the value of family therapy in this case. For a discussion of the clinical potentials of a nonverbal assessment of family interactions see Dulicai (1977).

Box 1: Case Example of 5-year old boy.

We return to the movement profiles found to distinguish borderline and narcissistic personality disorders (Berger, 1999) for a discussion of adult treatment. According to the MPI formal coding, the prototypical movement pattern for borderline personalities was some degree of Disorganization and Flaccidity; a notable degree of Immobility; and a low but visible display of either Diffusion or Low Spatial Complexity. Are there indications for treatment in this profile?

Of course, to develop a treatment plan for a patient displaying this profile, it would be important to focus on the specific forms that the Disorganization took, whether it was observed in the flow and effort patterns or the body part relationships, and so on. This would help the therapist to decide whether to work directly within the deficient area or to indirectly decrease the disorganization by working on other aspects of the client's movement. It is often better to focus initially on the healthiest, most intact elements of the client's repertoire. Regarding the borderline patient, care must be taken to avoid – or carefully approach – the specific disorganized patterns as this might intensify the internal experience of disorganization or fragmentation.

For example, if a client shows Disorganization in spatial patterns and Low Spatial Complexity or Diffusion, it would be unwise to work immediately on definite and complex spatial patterns. Spatial organization and clarity is a critical problem for this client. Instead, the therapist could focus on a sense of one's weight and of being grounded in ones body through sensations of strength and lightness. Those diagnosed as BPD are often disconnected from their bodies, and miss or misread the body's signals. An initial focus on weight, gravity, and groundedness would prepare for more organized movement into space.

The Effort flow factor (continuous fluctuation in bound and free, fluency and control) may very well be the core disturbance in BPD clients, and should always be uppermost in the consciousness of the therapist, even when not explicitly addressed. Clinial experience indicates that often movement fragmentation has its source in flow disturbances, and the beginning of each session should include work that elicits and maintains fluctuations of flow even at a low intensity. Also, eliciting greater fluctuations of flow should help the problems with Immobility often seen in BPD. In dance therapy sessions, it is important to convey to the client that times of stillness are within the continuum of movement. The experience of flow can be the key to finding in the body, where the next movement might appear. How to address the Immobility or serious resistance to movement in a patient with BPD is a critical question, as it may encapsulate several levels of defense. One approach would be to avoid verbal exploration of the underlying reasons for the Immobility, and focus on the actual experience itself as a key theme. It would also help to carefully note which movement qualities are mobilized in the recovery from immobile states. These emerging qualities need to be reinforced in subsequent sessions.

With movement information from an MPI assessment, the dance therapist may choose to directly focus on disturbed movement patterns through the process of intensification of these patterns. This can produce deeper feeling levels or cathartic responses and insight into the emotional meaning of the patterns. With BPD clients, this approach would have to be preceded by experiences that provide a firm base of movement power and control, and be done very cautiously. Each client, of course, is individual in their specific disturbances, needs and potentials. Armed with a movement assessment such as the MPI that can yield very detailed information, dance therapy can encompass and respect this individuality.

REFERENCES

American Psychiatric Association. (1980). *Diagnostic and statistical manual of mental disorders* (3rd ed.). Washington, DC: Author.

Barrows, H. S. (1980). *Guide to neurological assessment*. Philadelphia, PA: J. B. Lippincott.

Bartenieff, I., & Davis, M. (1965). *Effort-shape analysis of movement: The unity of expression and function. In Research approaches to movement and personality*. New York: Arno Press, 1973.

Berger, M. R. (1999). Movement patterns in borderline and narcissistic personality disorders. *Dissertation Abstracts International: Section B: The Sciences & Engineering* Vol. 60(9-B), April 2000, 4875.

Cruz, R. F. (1995). An Empirical Investigation of the Movement Psychodiagnostic Inventory (Doctoral dissertation, University of Arizona, 1995). *Dissertation Abstracts International*.

Cruz, R. F. (2006). Assessment in dance/movement therapy. In S. Brooke (Ed.). *Creative arts therapies manual: A Guide to the History, Theoretical Approaches, Assessment, and Work with Special Populations of Art, Play, Dance, Music, Drama, and Poetry Therapies* (pp. 133-143). Springfield, IL: Charles C. Thomas.

Davis, M. (1970). Movement characteristics of hospitalized psychiatric patients. *Proceedings of the Fifth Annual Conference of the American Dance Therapy Association, 25-45*.

Davis, M. (1997). *Guide to movement analysis methods part 2: Movement Psychodiagnostic Inventory*. Available from the author at madavis95@aol.com.

Davis, M., Cruz, R. F., & Berger, M. R. (1995). Movement and psychodiagnosis: Schizophrenia spectrum and dramatic personality disorders. Presented at the Annual Conference of the American Psychological Association, New York City.

Dulicai, D. (1977). Nonverbal assessment of family systems: A Preliminary Study. *Art Psychotherapy: An International Journal, 4*, 55-62.

Kraepelin, E. (1971). *Dementia praecox and paraphrenia*. Translated by R. M. Barclay. New York: Krieger. (Original work published in 1919).

Lausberg, H. (1995). *Bewegungsverhalten als Prozeßparameter in einer kontrollierten Therapiestudie mit funktioneller Entspannung (Movement behaviour as process parameter in a controlled therapy study with functional relaxation)*. Paper presented at the 42nd Annual meeting of the Deutschen Kollegiums für Psychosomatische Medizin (German Committee of Psychosomatic Medicine).

North, M. (1972). *Personality Assessment Through Movement*. London: MacDonald and Evans.

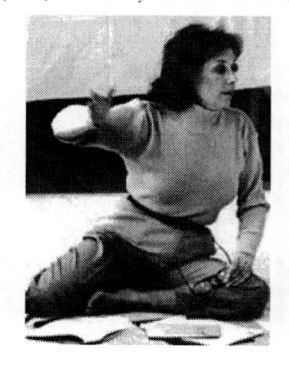

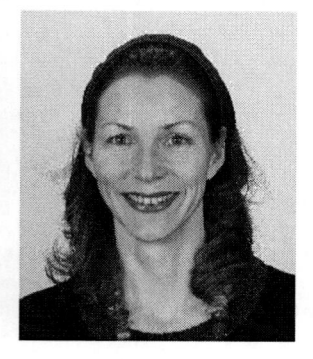

Miriam Roskin Berger and Hedda Lausberg, presenters of the MPI at the Munich conference

APPENDIX
Short Form of Movement Psychodiagnostic Inventory devised by M. Davis (2006)

Name_____ Therapist_____ Context_____ Duration_____ Date_____

===

MPI Action   Sub-system   Clinical Impressions

Frequency hand_____ GESTICULATION _____
        shrugs_____   _____

Frequency repetitive____ SELF-RELATED _____
        single_____   _____

Frequency _____   INSTRUMENTAL _____
_____   _____

MPI #_____ ☐   ORIENTING   _____
                                               _____

MPI #_____ ☐   HEAD MOVES   _____
                                               _____

MPI #_____ ☐ FACIAL EXPRESSION _____
                                               _____

Frequency positions_____ POSITION/POSTURE_____
Frequency postural_____   _____

Figure 1: Movement Psychodiagnostic Inventory Short Form, Part 1

		Name_____ Date_____

MPI	Category	Impressions
I Disorganization ☐ VII Diffusion ☐	ORGANIZATION/ INTEGRATION	_____ _____ _____
II Immobility ☐	MOBILITY	_____ _____ _____
III Low Intensity ☐	INTENSITY	_____ _____ _____
IV Low Spatial ☐ Complexity	SPATIAL CLARITY/ COMPLEXITY	_____ _____ _____
V Fixed/Invariant ☐	PATTERN VARIATION	_____ _____ _____
VI Flaccidity ☐ X Bound Control ☐	TONUS/FLOW CONTROL	_____ _____ _____
VIII Exaggeration ☐ IX Hyperkinesis ☐	MODULATION	_____ _____

Figure 2: Movement Psychodiagnostic Inventory Short Form, Part 2

B.

Movement Analysis in Applied Contexts

Bewegungsanalyse im Anwendungskontext

MÄDCHEN UND DEPRESSION.
MÖGLICHKEITEN UND GRENZEN DER LABAN BEWEGUNGSANALYSE ALS EXPLORATIV-DESKRIPTIVE METHODE

Mone Welsche

Durch den Einsatz der Laban Bewegungsanalyse (LMA) wird die Dokumentation und Analyse des menschlichen Bewegungsverhaltens auf strukturierte und wertfreie Art und Weise ermöglicht. In diesem Beitrag wird die Einsatzmöglichkeit der LMA als explorativ-deskriptive Methode dargestellt. Anhand eines Forschungsprojektes zu Analyse von Bewegungscharakteristika von jugendlichen Mädchen mit depressiver Symptomatik wird das methodische Vorgehen verdeutlicht, dabei wird das Bewegungsverhalten der Probandinnen exploriert, Gemeinsamkeiten und Unterschiede herausgefiltert und die Ergebnisse besprochen. Möglichkeiten wie auch methodische Grenzen zum Einsatz der LMA im Forschungskontext werden aufgezeigt und diskutiert.

Keywords: Laban Bewegungsanalyse, nonverbales Verhalten, explorativ-deskriptive Methode, Entwicklung von Coding-Sheets, Bewegungscharakteristika bei Depression im Jugendalter.

Adolescent girls and Depression. Possibilities and limitations of Laban Movement Analysis as an explorative-descriptive method

The application of Laban Movement Analysis (LMA) allows the observer and researcher to document and analyse human movement behaviour in a structured and non-judgemental way. In the article at hand, the utilisation of LMA as an explorative-descriptive method is outlined. On the basis of a research project that aimed to analyse movement characteristics of adolescent girls with depressive pathology the methodological approach will be explained. Results in terms of similarities and differences will be presented. Furthermore, the application of LMA in research context will be discussed in terms of possibilities as well as methodological limits.

Keywords: Laban Movement Analysis, nonverbal behaviour, explorative-descriptive method, development of coding-sheets, movement characteristics in teenager depression.

EINLEITUNG

"Whether the purpose of movement is work or art does not matter for the elements are invariably the same." (Laban, 1971, S. 103)

Brennan (1999) unterstreicht die Bedeutung der LMA als bewegungsanalytische Methode für die Verhaltensforschung, da sie nicht nur im Tanz sondern auch in jeder anderen Disziplin eingesetzt werden kann, die mit nonverbaler Kommunikation oder anderem bewegungs- bzw. motorischen Verhalten arbeitet. Folgen wir Bartenieff und Lewis so bietet die Laban Bewegungsanalyse (LMA)

"...ein Mittel zur Wahrnehmung und ein Vokabular zur Beschreibung von Bewegung, sowohl quantitativ als auch qualitativ, das in jedem Forschungskontext eingesetzt werden kann, der sich mit Körper und Bewegung beschäftigt, auch wenn Unterschiede in der Interpretation der Funktion und Kommunikation bestehen sollten." (Bartenieff & Lewis, 1980, S. VIII, Übersetzung d. Autorin)

Die LMA wurde bisher in verschiedenen Bereichen eingesetzt, um das bewegungs- oder nonverbale Verhalten in unterschiedlichen Kontexten zu erfassen (vgl. u.a. Lausberg, 1998; Ness, 1995; North, 1972). Cruz (2002) betont, dass „Labans Arbeit eine Schlüsselkomponente der Tanztherapie darstellt, da mit der LMA eine systematische Methode zur Verfügung steht, die sichtbare Dynamik von Bewegung zu beobachten und zu erfassen, ohne bestimmte Bewegungsaufgaben einsetzen zu müssen." (Cruz, 2002, S. 76; Übersetzung d. Autorin). So ist sie primär als bewegungstherapeutisches Diagnostikum der Tanztherapie bekannt (vgl. Bartenieff & Lewis, 1980), aber auch im Bereich der kinder- und jugendpsychiatrischen allgemeinen Bewegungsdiagnostik[6] wird die LMA, als eines der wenigen analytischen Ansätze, die eine qualitative Erfassung der Bewegung und des Bewegungsverhaltens ermöglichen, eingesetzt (Welsche et al., 2005). Die Bedeutung der LMA als eine Basislehre der menschlichen Bewegung wird besonders deutlich, wenn man sich vergegenwärtigt, wie viele Methoden der Bewegungsanalyse aus der LMA abgeleitet oder weiterentwickelt wurden (z. B., MPA, KMP, MPI, in diesem Buch).

Dennoch scheint es, als habe die LMA, die einen besonderen Ansatz der Kategorisierung und Erfassung von Bewegung ermöglicht, nur wenig Verbreitung und auch Anerkennung gefunden, Das trifft insbesondere auf die Verhaltens- und Bewegungsforschung in Disziplinen außerhalb der Tanzforschung und der Tanztherapie zu. Dies erstaunt umso mehr, da der Einsatz der LMA durch Entwicklung unterschiedlicher Coding-Sheets verschiedene methodische Herangehensweisen an die Untersuchung des Bewegungsverhaltens ermöglicht. Die Analyse kann eine qualitative Ausrichtung haben, um die Art und Weise der Bewegung zu umschreiben und diese entweder sehr detailliert zu erfassen (Mikroanalyse) oder abzubilden, welche Bewegungsmerkmale vorkommen. Auch ist es möglich, im Sinne einer quantitativen Herangehensweise das Auftreten vorher definierter Bewegungsmerkmale in der Häufigkeit ihres Vorkommens im Sinne einer quantitativen Erfassung abzubilden.

Analyse des nonverbalen Verhaltens jugendlicher Mädchen mit depressiver Symptomatik durch Anwendung der Laban Bewegungsanalyse – ein Pilotprojekt

Schon in der frühen Literatur der Psychiatrie und Psychotherapie werden im Zusammenhang mit der Beschreibung von psychischen Erkrankungen bestimmte Bewegungscharakteristika einzelner Krankheitsbilder als typisch beschrieben (vgl. u.a. Griesinger, 1876; Enke, 1930; Bleuer, 1949; Kraepelin, 1913). Insbesondere in der Beschreibungen des Bewegungsverhaltens depressiver Patienten wird im klinischen Kontext häufig die Hypothese vertreten, dass diese eingeschränkte und wenig lebendige Bewegungs- und Verhaltensmuster aufweisen, die nicht nur das Erscheinungsbild des jeweilig Betroffenen beschreiben, sondern neben anderen Faktoren auch als mögliche Indikatoren für Depressivität (ö. ä.) gelten. Die Art des Bewegungsverhaltens depressiver Menschen wurde bereits in einigen Studien untersucht, die hauptsächlich aus den Bereichen der Psychologie und Sportwissenschaften stammen. Dort beschränkte man sich jedoch entweder schwerpunktmäßig auf die Untersuchung der Mimik (vgl. Schneider et al., 1990; Rutter, 1973; Hinchliffe et al., 1971), die Untersuchung von Gangmustern (vgl. u. a. Michalak et al., 2006; Wendorff et al., 2002; Bader et al., 1999; Atzwanger & Schmitt, 1997; Sloman et al., 1982, 1987) oder den Grad der Aktivität im Allgemeinen (Weston, 1985), was einen Vergleich der Ergebnisse fast unmöglich macht. Darüber hinaus wurde hauptsächlich die Altergruppe der Erwachsenen

---

[6] Der Begriff der Bewegungsdiagnostik wird in diesem Zusammenhang als Überbegriff für alle an Bewegung und Körper orientierten diagnostischen Ansätzen und Methoden, die in der Kinder- und Jugendpsychiatrie eingesetzt werden, verwendet.

untersucht, Studien zum Bewegungsverhalten von depressiven Kindern und Jugendlichen sind kaum zu finden.

Fragestellung

Unter der Fragestellung, welche Bewegungsmerkmale sich im nonverbalen Verhalten jugendlicher Mädchen mit depressiver Symptomatik abbilden, wurde die vorliegende Studie durchgeführt, um die Aussagekraft von in der Bewegungsanalyse fokussierten Merkmalen zur Unterstützung der psychiatrischen Hypothesenbildung und Diagnostik zu explorieren. Auch wenn zur systematischen Untersuchung eines so weiten Feldes wie dem des nonverbalen Verhaltens eine Eingrenzung der Beobachtungskriterien notwendig scheint, ist es in einem Pilotprojekt sinnvoll, im Vorfeld der Spezialisierung und Auswahl der Beobachtungskriterien herauszufiltern, welche Bereiche des nonverbalen Verhaltens zentral wichtig sind. Zu diesem Zweck bedarf es Analyseinstrumentarien, die geeignet sind, das Bewegungsgesamt des Menschen im Sinne einer Makroanalyse zu erfassen, um anschließend auf der Mikroebene die auffälligen Bereiche detailliert zu untersuchen, oder einen der auffälligen Aspekte herauszugreifen.

Warum die Laban Bewegungsanalyse?

Für den Einsatz der LMA in diesem Kontext sprechen verschiedene Gründe:
a) Die LMA ist ein Beobachtungs- und Analyseverfahren, das geeignet ist, das nonverbale Verhalten sowohl auf der Makro- als auch Mikroebene zu erfassen und wertfrei zu beschreiben. Das Verfahren ermöglicht es, mit einer breit angelegten Analyse der Bewegungs- und Verhaltensmerkmale zu beginnen, bei der alle Hauptkategorien der LMA vertreten sind, um dann im Verlauf die auftretenden Bewegungsmerkmale durch die hohe Differenzierung der einzelnen Bereiche mikroanalytisch untersuchen zu können.
b) Lausberg (1998) betont, dass durch das breite Spektrum der LMA eine systematische Suche nach Bewegungscharakteristika ermöglicht wird. Durch die LMA kann eine Klarheit über deutlich werdende Bewegungsphänomene entstehen. Ihr Einsatz ist insbesondere dann sinnvoll, wenn ein initialer Filter benötigt wird, um Eindrücke zu strukturieren (Ness, 1995), bevor eine detaillierte Analyse betrieben wird. Das ist in diesem Pilotprojekt der Fall.
c) Da bei der Untersuchung des Bewegungsverhaltens von Menschen mit depressiver Symptomatik eine große Bandbreite von verschiedenen Bewegungsauffälligkeiten berichtet wird (vgl. Perez & Riggio, 2003), erschien der Einsatz der LMA besonders geeignet, um die auf dem breiten Spektrum an Beobachtungskategorien basierenden Ergebnisse bis zu einem gewissen Grad mit den bereits vorhandenen Ergebnissen zu vergleichen.
d) Weiterhin ist die LMA keine feststehende Methode mit vorgegebenen Ablauf und Beobachtungskriterien, sondern kann der jeweiligen Fragestellung entsprechend angepasst werden.

Ablauf und Design der Untersuchung

"Movement analysis as a methodology is not complete until it is integrated into the larger focus of the study." (Brennan, 1999, S. 284).

Die Untersuchung wurde als explorative Pilotstudie mit fünf Probandinnen zwischen 15-18 Jahren, die mit depressiver Symptomatik zur Behandlung in der Kinder- und Jugendpsychiatrie des Universitätskrankenhauses Hamburg-Eppendorf kamen, durchgeführt. Zum Zeitpunkt der Durchführung hatte keine Patientin eine feststehende Diagnose und alle waren medikationsfrei. In der ersten Woche ihrer Aufnahme füllten die Patientinnen selbständig das Depressionsinventar für Kinder und Jugendliche (DIKJ) aus, das als Bezugs- und Interpretationsrahmen fungiert, um den Grad der depressiven Symptomatik zu erfassen (Stiensmeier-Pelster, 2000). Anschließend wurde ihr nonverbales Verhalten innerhalb eines ca. 10 bis 15 minütigen halbstrukturierten Interviews, angelehnt an die Operationalisierte Psychodynamische Diagnostik im Kindes- und Jugendalter (Schauenburg et al., 1998), videographiert. Die Probandinnen waren sich der Videoaufnahmen bewusst, so dass es sich um eine offene Beobachtungssituation handelte. Durch eine primär explorativ-deskriptive Auswertung mit der Laban Bewegungsanalyse wurde das nonverbale Verhalten vor der Auswertung des Depressions-Scores untersucht und verglichen.

Mit dem Depressionsinventar für Kinder und Jugendliche wurde eine quantitative Methode eingesetzt, und auch die LMA Analyse mischte qualitative und quantitative Herangehensweisen (s. Entwicklung der Coding-Sheets), in der Auswertung und Darstellungen folgte das Projekt postpositivistischen Richtlinien (vgl. Berrol, 2000; Green & Stinson, 1999). Die Untersucherin hatte die Rolle der aktiv-teilnehmenden Beobachterin, da sie das Interview durchführte. Diese ‚Datennähe' wurde als wertvolle Ergänzung der Videoanalyse gesehen, da sowohl der direkte Eindruck, der Inhalt des Gespräches, als auch die Dreidimensionalität der Bewegung aufgenommen werden konnte, was nach Brennan (1999) als Vorteil gegenüber der ausschließlich auf Videoaufnahmen basierenden Analyse gesehen werden kann. Eine mögliche Beeinflussung durch die Anwesenheit, Handlungen und Wahrnehmungen der Interviewerin und durch das Wissen um den Inhalt des Interviews (siehe hierzu Cruz & Koch, 2004, S. 49-51), wurde zugunsten der oben genannten Vorteile in Kauf genommen und erschien im Rahmen einer Pilotstudie vertretbar.

Die Entwicklung des Coding-Sheets[7]

"Every movement is a whole system, highly orchestrated with interactive elements of Body, Effort, Shape and Space." (Hackney, 2002, S. 44)

Der vorangegangenen Ausführungen zum Einsatz der LMA folgend, beinhaltete das erste Coding-Sheet die Kategorien Antrieb, Form, Raum und Körper, um sicherzustellen, dass kein Bewegungsphänomen übersehen wird. Bezug nehmend auf und angelehnt an die Art und Weise wie Ness (1995) den Beobachtungsplan für ihr Forschungsprojekt im transkulturellen Tanzforschungskontext strukturierte, ermöglichte diese Herangehensweise, auftretende Elemente und Kategorien herauszufiltern. Der erste Durchlauf der Analyse war eher allgemein als detailliert angelegt. Die Videos wurden in vier Runden analysiert. Nach jeder Analyserunde wurden die Coding-Sheets entsprechend der Ergebnisse angepasst, verändert und ausdifferenziert.

---

[7] Informationen zur Erstellung und Verwendung von Coding-Sheets siehe auch bei Cruz & Koch (2004) und Davis (1987).

An dieser Stelle muss angemerkt werden, dass sich keine der Patientinnen viel bewegt hat, so dass eine Mikroanalyse mit Erfassung jeder Aktion und deren Qualitäten gut möglich war. Eine solche Herangehensweise wird sich bei einer Gruppe von Menschen, die aktiver sind, schwieriger gestalten und den Beobachter zu einer Auswahl von Bewegungen oder Sequenzen zwingen, da die Datenmenge sonst nicht mehr sinnvoll zu handhaben ist. Im endgültigen Coding-Sheet wurden aus den Beobachtungen folgende Kategorien erstellt, die es ermöglichen sollten, das auftretende Bewegungsverhalten zu erfassen:

- Die Kategorie des *Ersten Eindrucks* reflektierte die ungefilterten Eindrücke, Assoziationen und Bewertungen, die direkt nach dem Interview bei der Beobachterin auftraten. Die Wahrnehmung der drei-dimensionalen Bewegung sowie die Qualität des Kontaktes mit der Patientin wurden festgehalten, um eventuell später in den Zusammenhang zu den Ergebnissen der Analyse gestellt werden zu können.

- Die Analyse der *allgemeinen Körperhaltung* bezogen auf die sitzende Position der Patientin, wurde in das Coding-Sheet aufgenommen, da sich bei den ersten Analysen der Videos aller Patientinnen Gemeinsamkeiten und Unterschieden in der Art und Weise der Körperhaltung abbildeten. Diese Beobachtungskategorie beinhaltet sowohl die Analyse der auftretenden Antriebs- und Formungsqualitäten, als auch die Nutzung des persönlichen Raumes (Kinesphäre).

- Die Kategorie der *gestischen Bewegungen* wurde in drei Unterkategorien aufgeteilt, da sich deutliche Unterschiede in Qualität und Vorkommen abbildeten. Es wurden a) die Analyse der ikonischen Gesten (Scheflen, 1974) aufgenommen, welche sich dadurch kennzeichnen, dass sie sprachliche Äußerungen illustrieren und unterstützen, b) selbstberührende Gesten aufgenommen, das sind Gesten, die immer im Kontakt zu anderen Körperteilen ausgeführt werden, wie z.B. über das Bein streichen, Hände reiben und ähnliches, und in einigen Studien als signifikant für das gestische Verhalten depressiver Menschen benannt wurden (vgl. u.a. Jones & Pasna, 1979; Ulrich & Harms, 1985), und c) Schattenbewegungen, die von Hackney als "wenig absichtlich ausgeführte Bewegungen" (2002, S. 44, Übersetzung d. Autorin.) beschrieben werden und auch nach Laban als besonders aussagekräftig gelten (Laban, 1971, S. 116). Alle Unterkategorien des gestischen Verhaltens wurden hinsichtlich ausführender Körperteile, Antriebs- und Formqualitäten, und Kinesphäre analysiert.

- *Gewichtsverlagerungen* während des Sitzens auf einem Ball waren die einzigen Ganzkörperaktionen, die innerhalb des Interviews beobachtet werden konnten. Auch die Analyse dieser Kategorie beinhaltete die Antriebs- und Formungsqualitäten, darüber hinaus die Initiierung, die Antriebsphrasierung und die räumliche Orientierung.

- Da die Analyse der Videos in den verschiedenen Durchläufen Auffälligkeiten im Bereich der Körperverbindungen (s. Bartenieff & Lewis, 1980) und in der Verbindung zum Boden (hier benannt als *Erdung*) bei nahezu allen Patientinnen deutlich werden ließ, wurden auch diese Bereiche als Beobachtungskategorien in das endgültige Coding-Sheet aufgenommen.

- Die Beobachtungskategorien der *mimischen Expressivität* und der *allgemeinen Aktivität* wurden nach Intensität eingeschätzt. Bei der Recherche zu Untersuchungen von Bewegungscharakteristika bei depressiven Menschen wurden beide Bereiche als wichtige Parameter, wenn nicht sogar Indikatoren, für Depression benannt. Insbesondere das Nachlassen der emotionalen Reaktionsbereitschaft gilt als wichtiger Beobachtungsparameter und Indikator für Auffälligkeiten im klinischen Setting (vgl. u.a. Ulrich & Harms, 1985; Bartenieff & Lewis, 1980; Waxer, 1976; Rutter, 1973; Hinchliffe et al., 1971). Die Kategorie der mimischen Expressivität wurde in die Unterbereiche der emotionalen Reaktionsbereitschaft und die Intensität der mimischen Expressivität unterteilt, während die Kategorie der allgemeinen Aktivität die Frequenz der gestischen Bewegungen mit einbezieht. Allerdings wurde auch hier zwischen ikonischen, selbstberührenden und Schatten-Gesten unterschieden. Angelehnt an die Leuvener Beobachtungsskala (LOVIPT), die als Beobachtungsinstrument von Bewegungs- und allgemeinem Verhalten in der Psychiatrie entwickelt wurde (Simons et al., 1989) und eingesetzt werden kann, um Bewegungsverhalten im weitesten Sinne zu dokumentieren (Welsche & Romer, 2005), wurde eine 7-stufige Skala eingesetzt, um die Intensität des mimischen Ausdrucks und der allgemeinen Aktivität einzuschätzen.

- Da eine der Patienten eine *Positur-Gestik-Mischung (PGM oder Integrierte Bewegung*, Lamb, 1965) zeigte, wurde auch diese Beobachtungskategorie aufgenommen.

ERGEBNISSE

Die Ergebnisse der Untersuchung sollen an diese Stelle nicht im Detail referiert werden, da in diesem Artikel in erste Linie der methodische Einsatz der LMA aufgezeigt wird. In einer groben Zusammenfassung der Befunde kann man sagen, dass sich in den folgenden Kategorien Ähnlichkeiten im nonverbalen Verhalten zeigten (detaillierte Ergebnisse können gerne bei der Autorin erfragt werden).

- Allgemeine Körperhaltung nach Form, Antrieb und Kinesphäre – hier zeigte sich bei allen Patientinnen eine ballförmige Körperhaltung, d. h. die einschließende und zurückziehende Formungsqualität war sehr dominant, insbesondere im Bereich des Oberkörpers, bei einigen allerdings auch im ganzen Körper. Weiterhin waren alle Patientinnen im passiven Gewicht und im gebundenen Fluss,

- seltenes Vorkommen ikonischer Gesten,

- eher hoher Frequenz von Schatten- und selbstberührenden Gesten, hier dominierten die Antriebe *drücken* und *tupfen* und die enge Kinesphäre,

- bei allen Patientinnen traten Störungen in den Körperverbindungen auf, bei einigen in der Kopf-Steiß-Verbindung, bei anderen in der Ober- und Unterkörper-Verbindung,

- eher niedrige allgemeine Aktivität,

- eher niedrige allgemeine mimische Expressivität,

- bis auf eine Ausnahme, keine PGMs (Lamb, 1965).

Unterschiede wurden insbesondere in den folgenden Beobachtungskategorien deutlich:

- Einige Patientinnen zeigten keine Auffälligkeiten im Blickkontakt, während andere häufig wegschauten oder nur sehr selten Blickkontakt aufnahmen.

- Die Art der Erdung war unterschiedlich, während einige Patientinnen nur mit den Zehen den Boden berührten und einen dementsprechend unsicheren Kontakt zum Boden hatten, zeigten andere Patientinnen mit einem variierenden aber insgesamt eher großflächigem Aufsetzten der Füße einen stabilen Kontakt.

- Auch wenn die einzigen Ganzkörperbewegungen eine Art Schaukeln auf dem Ball waren, so zeigten sich in den Antrieben, der Frequenz und räumlichen Ausrichtung wie Initiierung der Gewichtsverlagerungen große Unterschiede. Einige bevorzugten den Zeitfaktor und wechselten zwischen plötzlichen und verzögerten Schaukelbewegungen, andere zeigten eine scheinbare Antriebsneutralität. Manche machten viele Schaukelbewegungen, andere nur sehr wenige. Bei einigen Patientinnen war eine klare Präferenz für die horizontale, bei anderen für die sagittale Fläche zu sehen.

- Obwohl alle Patientinnen Störungen der Körperverbindungen zeigten, waren diese doch von unterschiedlicher Art.

- Grad der Intensität in Aktivität und Expressivität (sehr niedrig vs. eher niedrig)

Methodische Grenzen

Da die Untersucherin die Rolle der teilnehmenden Beobachterin einnahm, lassen sich Erwünschtheits- und Erwartungseffekte nicht ausschließen. Zugunsten einer Mikroanalyse und Breite der Beobachtungskategorien wurde die Fallzahl klein gehalten, so dass keine Generalisierung der Ergebnisse möglich ist. Da das nonverbale Screening-Instrument an der Stichprobe erst entwickelt wurde, liegt dafür keine Standardisierung vor. Der Vergleich der Symptomatik stellt sich aufgrund der hohen Anzahl abgefragter Symptome im DIKJ als schwierig dar. Darüber hinaus gibt der DIKJ als Selbstbeurteilungs-Fragebogen nicht immer zuverlässig Auskunft über den Schweregrad der Symptomatik (vgl. hierzu Hölter, 2000).

DISKUSSION

Die Organisation und Entwicklung der Coding-Sheets erwies sich als sinnvoll und praktikabel, um von einem Makrolevel auf eine detaillierte Mikroanalyse überzugehen und so keine wichtige Beobachtung auszulassen.

Während sich die meisten anderen Studien auf einige sehr wenige Beobachtungsparameter beschränkten, war es durch die LMA ermöglicht, nahezu alle relevanten Verhaltens- und Bewegungskategorien zu erfassen. Da Ergebnisse zu Bewegungsmerkmalen als potenzielle Indikatoren für Erwachsene mit depressiver Symptomatik vorliegen, konnten die Ergebnisse dieses Pilotprojekts mit dem Outcome der verschiedenen Studien bis zu einem gewissen Grad, verglichen werden. In einigen Beobachtungskategorien zeichneten sich Ähnlichkeiten zum nonverbalen Verhalten erwachsener Patienten mit depressiver Symptomatik ab. Allerdings wurden durch dieses Projekt auch Unterschiede deutlich, z. B. im Bereich des Blickkontaktes. In dieser Studie konnte nicht bestätigt werden, dass alle Patientinnen mit depressiver Symptomatik kaum oder nur wenig Blickkontakt halten. Weiterhin zeigte sich durch die hohe Frequenz der Schatten- und selbstberührenden Gesten eine hohe Aktivität, auch wenn sich diese nur auf die eine Art der Bewegungen bezieht. Insbesondere die Erkenntnis, dass ikonische Gesten und Schatten- bzw. selbstberührende Gesten in sehr unterschiedlicher Frequenz auftraten, stellt eine bisher nicht berichtete Beobachtung dar, deren weitere Untersuchungen in Folgestudien sicherlich neue Einblicke in das Verständnis depressiven Verhaltens eröffnen kann.

AUSBLICK

Ein aufbauendes Forschungsprojekt wird an der Universität Hamburg (Fachbereich Bewegungswissenschaften und Klinik für Kinder- und Jugendpsychiatrie und Psychiatrie am UKE) durchgeführt. Durch Einbezug einer Kontrollgruppe und Erweiterung der Untersuchungsinstrumente werden folgende Fragen exploriert:

- Inwieweit haben die Entwicklungsaufgaben der Adoleszenz Auswirkungen auf das nonverbale Verhalten jugendlicher Mädchen?

- Inwieweit unterscheidet sich das nonverbale Verhalten von jugendlichen Mädchen mit depressiver Symptomatik von einer klinisch nicht auffälligen Kontrollgruppe?

- Besteht ein Zusammenhang zwischen Depressions-Score und Bewegungsverhalten oder ist eher die aktuelle Stimmung bzw. das Körperbild ausschlaggebend?

Um den Interpretationsrahmen stabiler zu gestalten, wird zusätzlich zu dem DIKJ die klinische Diagnose nach Ende der Behandlung aufgenommen sowie ein Affektfragebogen eingesetzt, um eine klinisch depressive Symptomatik von einer aktuell schlechten Stimmung zu unterscheiden. Darüber hinaus wird ein Körperbild-Fragebogen eingesetzt, da anzunehmen ist, dass sich ein negatives Selbst- und Körperbild, das insbesondere bei jugendlichen Mädchen – und besonders bei psychisch behandlungsbedürftigen – häufig zu finden ist (vgl. Roth, 1999) auch auf das nonverbale Verhalten auswirkt.

Sollten sich in dieser zweiten explorativen Studie Ergebnisse bestätigen und charakteristische Bewegungsmerkmale in der Untersuchungsgruppe abzeichnen, dann sollte im nächsten Schritt die Reliabilität der Analyse (s. Cruz & Koch 2004) durch einen zweiten Rater überprüft werden, um die Analyseergebnisse zu objektivieren. Um vom explorativen Charakter dieser Studie zu einer begründeten Aussage über charakteristische Bewegungsmerkmale bei jugendlichen Mädchen mit depressiver Symptomatik kommen zu können, müssen in einem weiteren Schritt die Ergebnisse der vorhergehenden Studien anhand einer größeren Stichprobe getestet werden.

LITERATUR

Atzwanger, K. & Schmitt, M. (1997). Walking Speed and Depression: Are Sad Pedestrians Slow? *Human Ethology Bulletin, 12(3),* 27-28.
Bader, J. P., Buhler, J., Endrass, J., Klipstein, A. & Hell, D. (1999). Muskelkraft und Gangcharakteristika depressiver Menschen. *Nervenarzt, 70(7), 613-619.*

Bartenieff, I. & Lewis, D. (1980). *Body Movement: Coping with the Environment*. New York: Gordon and Breach.
Berrol, C. F. (2000). The Spectrum of Research Options in Dance/Movement Therapy. *American Journal of Dance Therapy, 22(1)*, 29-46.
Bleuer, E. (1949). *Lehrbuch der Psychiatrie*. Berlin: Springer.
Brennan, M.A. (1999). Every little Movement has a Meaning of its Own. Movement Analysis in Dance Research. In S. Horton Fraleigh & P. Hanstein (Eds.), *Researching Dance: evolving modes of inquiry* (pp. 283-308). Pittsburgh: University of Pittsburgh Press.
Cruz, R.F. (2002). Perspectives on the Profession of Dance/Movement Therapy: Past, Present, and Future. *Bulletin of Psychology and the Arts, 2(2)*, 74-78.
Cruz, R.F. & Koch, S.C. (2004). Issues of Valididty and Reliability in the Use of Movement Observation and Scales. In R.F. Cruz & C. Berrol (Eds.), *Dance/Movement Therapists in Action: A Working Guide to Research Options* (pp. 45-68). Springfield, IL: Charles C. Thomas.
Davis, M. (1987). Steps to Achieving Observer Agreement: The LIMS Reliability Project. *Movement Studies, 2*, 7-19.
Enke, W. (1930). Die Psychomotorik der Konstitutionstypen. *Zeitschrift für angewandte Psychologie, 36*, 238-287.
Green, J. & Stinson, S.W. (1999). Postpositivistic Research in Dance. In S. Horton Fraleigh & P. Hanstein (Eds.), *Researching Dance: Evolving Modes of Inquiry* (pp. 91-123). Pittsburgh: University of Pittsburgh Press.
Griesinger, W. (1876). *Die Pathologie und Therapie klinischer Krankheiten*. Braunschweig: Wreden.
Hackney, P. (2002). *Making Connections*. London: Routledge.
Hinchliffe, M.K., Lancashire, M. & Roberts, F.J. (1971). A study of Eye-Contact Changes in Depressed and Recovered Psychiatric Patients. *British Journal of Psychiatry, 119*, 213-215.
Hölter, G. (2000). Diagnostik des körper- und bewegungsbezogenen Erlebens und Verhaltens. In Huber, G. & Schüle, K. (Hrsg.). *Grundlagen der Sporttherapie* (pp. 101-112). München: Ullstein Medical.
Jones, I. M. & Pasna, M. (1979). Some Non-Verbal Aspects of Depression and Schizophrenia Occuring in the Interview. *Journal of Nervous and Mental Disease, 167*, 402-409.
Kraepelin, E. (1913). *Psychiatrie: Ein Lehrbuch für Studierende und Ärzte*. Leipzig: Barth.
Laban, R. (1971). *The Mastery of Movement* (3rd ed). Boston: Plays Inc.
Lamb, W. (1965). *Posture and Gesture: An Introduction to the Study of Physical Behavior*. London: Duckworth.
Lausberg, H. (1998). Does Movement Behavior have Diagnostic Potential? Discussion of a Controlled Study on Patients with Anorexia Nervosa and Bulimia. *American Journal of Dance Therapy, 20(2)*, 85-99.
Michalak, J., Troj, N., Schulte, D. & Heidenreich, T. (2006, Sept.). *Mindful walking. The associations between depression, mindfulness, and gait patterns*. Paper presented at the congress of the European Association of Behavioural and Cognitive Therapies (EABCT), Paris, France.
Ness, S. A. (1995). *Laban Movement Analysis in Humanistic Cross-cultural Dance Research. A Case Study from the Philippines*. Abstract for the International Academic Conference on Dance. Kide '95. Seoul, Korea. Published by Yong-ku Park.
North, M. (1972). *Personality Assessment through Movement*. London: Macdonald & Evans.
Perez, J.E. & Riggio, R.E. (2003). Nonverbal Skills and Psychopathology. In P. Philippot, R.S. Feldmann & E.J. Coats (Eds.), *Nonverbal Behavior in Clinical Setting* (pp. 17-44). Oxford: University Press.
Roth, M. (1999). Die Beziehung zwischen Körperbild-Struktur und psychischen Störungen im Jugendalter. *Zeitschrift für Klinische Psychologie, 28*, 121-129.
Rutter, D. R. (1973). Visual Interaction in Psychiatric Patients. *British Journal of Psychiatry, 123(573?)*, 193-202.
Schauenburg, H., Janssen P.L. & Buchheim P. (1998). Interviewführung in der OPD. In H. Schauenburg, H.J. Freyberger, M. Cierpka & P. Buchheim (Eds.), *OPD in der Praxis* (pp. 139-158). Bern: Huber.
Scheflen, A.E. (1974). *How Behavior Means*. New York: Doubleday.
Schneider, F., Heimann, H., Himmer, W., Huss, D., Mattes, R. & Adam, B. (1990). Computer-Based Analysis of Facial Action in Schizophrenia and Depressed Patients. *European Archives of Psychiatry and Clinical Neuroscience, 240 (2)*, 67-76.
Simons, J., Coppenolle, H. van, Pierloot, R. & Wauters, M. (1989). Zielgerichtete Beobachtung des Bewegungsverhaltens in der Psychiatrie. *Motorik, 12*, 66-71.
Sloman, L., Berridge, M., Homatidis, S., Hunter, D. & Duck, T. (1982). Gait Patterns of Depressed Patients and Normal Subjects. *American Journal of Psychiatry, 139*, 1, 94-97.
Sloman, L., Pierrynowski, M., Berridge, M., Tupling, S. & Flowers, J. (1987). Mood, Depressive Illness and Gait Patterns. *Canadian Journal of Psychiatry, 32(3)*, 190-193.
Stiensmeier-Pelster, J., Schürmann, M. & Duda, K. (2000). *DIKJ Depressions-Inventar für Kinder und Jugendliche* (2., überarb. und neunormierte Aufl.). Göttingen: Hogrefe.
Ulrich, G. & Harms, K. (1985). A video analysis of the nonverbal behaviour of depressed patients before and after treatment. *Journal of Affective Disorders, 9(1)*, 63-67.

Waxer, P. (1976). Nonverbal cues for depth of depression: Set versus no set. *Journal of Consulting and Clinical Psychology, 44(3),* 493- 501.

Welsche, M, & Romer, G. (2005). Qualitative Bewegungsbeobachtung in der erlebnis- und bewegungspädagogischen Gruppenarbeit mit Jugendlichen im psychiatrisch-klinischen Setting. *Bewegungstherapie und Gesundheitssport, 5,* 206-214.

Welsche, M., Rosenthal, S. & Romer, G. (2005). Bewegungsdiagnostik und bewegungstherapeutische Professionalisierung in der klinischen Kinder- und Jugendpsychiatrie. *Bewegungstherapie und Gesundheitssport, 21,* 199-205.

Wendorff, T., Linnemann, M., & Lemke, M.R. (2002). Locomotion and Depression. Clinical and Physiological Aspects of Gait Alterations in Parkinson's Disease and Major Depression. *Fortschritte in Neurologischer Psychiatrie, 70,* 289-296.

Weston, D.L. (1985). *Motor Activity and Depression in Juveline Delinquents.* Ph.D. Dissertation, Boston University.

LABAN/BARTENIEFF BEWEGUNGSSTUDIEN FÜR KINDER MIT LERNSTÖRUNGEN. NEUROBIOLOGIE UND PRAXIS

Bettina Rollwagen

Die Laban / Bartenieff Bewegungsstudien (LBBS) und die Anwendung der ontogenetischen Bewegungsentwicklungsmuster, die in enger Verbindung mit den Reflexen und den phylogenetischen Entwicklungsprinzipien stehen, können ein hilfreiches Handwerkzeug sein, Legasthenie, Dyskalkulie und ADHS entgegenzuwirken und Kindern zu Lernerfolg und ausgeglichenem Umgang mit den eigenen Energien zu verhelfen. Basierend auf Theorien der Hirnentwicklung, der neurobiologischen Seite von Lernprozessen und der Rolle von Emotionen bei erfolgreichem Lernen oder blockierter Lernfähigkeit wird in diesem Beitrag die Bedeutung von Bewegungsarbeit anhand von drei Fallbeispielen dargestellt.

Keywords: Legasthenie, Dyskalkulie, ADHS, kindliche Bewegungsentwicklungsmuster, Laban/Bartenieff-Bewegungsstudien (LBBS), Bartenieff Fundamentals (BF).

Laban/Bartenieff movement studies for children with learning disabilities

Laban Movement Analysis (LMA), Bartenieff Fundamentals (BF), and ontogenetic developmental movement patterns, which are closely related to the reflexes and the phylogenetic principles of development, can be effective tools to countervail dyslexia, dyskalculia and ADHD and to foster children in their learning success and their balanced contact with their own energy. Based on theories of the brain development, the neuro-biological side of learning processes and the role of emotions with successful learning or blocked learning ability the meaning of movement work is shown in this contribution on the basis of three case studies.

Keywords: Learning disabilities, dyslexia, dyscalculia, ADHD, developmental movement patterns, Laban Movement Analysis (LMA), Bartenieff Fundamentals (BF).

EINLEITUNG

Kinder, die in der Schule nicht so schnell lernen, wie es für ihr Alter erwartet wird, geraten schnell in eine Spirale von Versagensgefühlen und zunehmender Verminderung der Lernleistung. Dyskalkulie, Legasthenie und ADHS sind die Begriffe, mit denen man diese verminderte Leistung klassifiziert. Diese Begriffe geben Kind und Eltern jedoch oft den Eindruck, dass etwas nicht stimmt, krankhaft ist. Es liegen zwar tatsächlich Dysfunktionen vor, die in unserer Zivilisation und den damit verbundenen Stresssymptomen[8] in zunehmendem Maße beobachtbar sind. Doch um der Gefahr zu entgehen, durch Krankheitsbegriffe, deren genaue Bestimmungen vor allem bei ADHS umstritten sind, das Kind zu beschämen und die Eltern zu verunsichern, halte ich es für nützlicher bei den direkt beobachtbaren Phänomenen zu bleiben und gezielte Unterstützungsmaßnahmen zu ergreifen, die hier beispielhaft vorgestellt werden sollen. Wissen über die Prozesse des Lernens, Respekt, Aufmerksamkeit, und Empathie sind das Beste, was diesen Kindern entgegengebracht werden kann. Ich würde mich freuen, mit diesem Beitrag und den Fallbeispielen einige Anregungen zum Verständnis der Kinder und einer praktischen Haltung bei Lernschwierigkeiten geben zu können.

---

[8] Als **Stressfaktoren** wirken insbesondere ein: übermäßiger Fernsehkonsum, schlechte Ernährung, ständige Geräuschkulissen, Bewegungsmangel, Streit im Elternhaus (Buchner, 2006)

Um den Aufbau des Gehirns, in Hinblick auf seine verschiedenen Funktionen beim Lernen zu skizzieren, folge ich der Lernkinesiologie nach Paul Dennisson (Koneberg & Förder, 2000), den Erkenntnisse über Emotionale Intelligenz von Daniel Goleman (Goleman, 2004), den neueren Erkenntnisse der affektiven Neurowissenschaft von Richard Davidson (Goleman, 2005), und der Neurophysiologie von Manfred Spitzer (Spitzer, 2003). Die Zusammenhänge von Lernstörungen, beobachtendem Bewegungsverhalten und der Bewegungsförderung nach Laban/Bartenieff mithilfe der Bewegungsentwicklungsmuster beschreibe ich aus meiner langjähriger praktischen Erfahrungen mit lernenden Kindern. Theoretisch beziehe ich dabei meine Kenntnisse von Bonnie Bainbridge Cohens und Irmgard Bartenieffs Forschungen über den Zusammenhang der verschiedenen Gehirnfunktionen und den Entwicklungsmustern, der Bewegungsqualität, den Bewegungen in Raumskalen und Flächen (Cohen, 1977; 1981; 1984; Bartenieff, 1981). Die praktischen Erfolge von u. a. Bette Lamont, die seit zwanzig Jahren Lernstörungen und ADHS am Developmental Movement Centre in Seattle behandelt (Lamont 1998), von Martha Eddy im Center for Kinesthetic Education, New York (Eddy, 2007), Peggy Hackney im IMS movement, Santa Barbara und die Ergebnisse von Peter Blythe und Sally Goddard Blythe am Institute for Neuro-Physiological Psychology (INPP) in Cambridge (Goddard-Blythe, 2005) stützen meine Erfahrungen über den konkreten Zusammenhang von Reflexen, Bewegungsentwicklungsmustern und der Behebung von Lernstörungen.

Bewegung schafft Verbindung

In der Kindesentwicklung werden spezielle Gehirntätigkeiten und die Verbindungen verschiedener Areale durch die Nervenfasern mittels Bewegungen geschult. So hängt die spätere Lernfähigkeit des Gehirns, genau wie die gesunde körperliche Entwicklung, von den Möglichkeiten einer altersgerechten Bewegung ab (Holle, 1988, S.76; Goddard Blythe 2005, S. 88-101). Ein Kind durchläuft verschiedene Bewegungsentwicklungsphasen im Laufe der **Ontogenese**, so heißt die lebensgeschichtliche Entwicklung des Menschen. Die Koordination verschiedener Körperregionen wird dabei in einer aufeinander aufbauenden Abfolge gebahnt. Diese Ganzkörperkoordinationen werden Entwicklungsmuster (Developmental Patterns) genannt. In jeder Phase werden diese Muster durch dazugehörende Reflexe vorbereitet und es bahnen sich die entsprechenden Nervenverknüpfungen im Körper und Gehirn an. Dabei durchläuft das Kind auch die verschiedenen Phasen der Selbst- und Objekt-Wahrnehmung (Kestenberg & Kestenberg Amighi, 1993; Hackney, 2000; s. Tabelle 1).

Entwicklungsmuster	Körper-Verbindung	Subjekt – Welt - Wahrnehmung
1. Atem Muster	All-ein	Mit allem eins sein
2. Zentrum-Distal Muster	Mitte – Peripherie	Ich bin das Zentrum
3. Spinales Muster	Kopf – Steiß	Ich erkunde die Welt
4. Homologes Muster	Oberkörper – Unterkörper	Ich bin stark, ich kann.
5. Homolaterales Muster	Körperhälften Unterscheidung	Ich wäge ab; etwas ist richtig o. falsch; ich entscheide.
6. Kontralaterales Muster	Diagonale Verbindung	Ich bin, die Welt ist komplex.

Tabelle 1: Der Zusammenhang zwischen den Entwicklungsmustern, den Körperverbindungen, die sie etablieren, und dem psychischen Subjekt-Umwelt-Beziehungsaspekt in den aufeinander folgenden Entwicklungsphasen der Ontogenese

Der Abfolge der Bewegungsmuster in Tabelle 1 liegt die innere Logik der jeweils effektiveren Fortbewegungsmöglichkeit zugrunde. Effektiver ist dabei bezogen auf die anatomische Struktur des Körpers und auf das Endergebnis, auf zwei Beinen aufrecht gehen zu können und die Hände für anderes frei zu haben. Faszinierenderweise entspricht die Abfolge der Bewegungsmuster, die wir in der Ontogenese durchlaufen, genau der Abfolge der Bewegungsmusterentwicklung in der Phylogenese, d. h. der Stammesentwicklung der Lebewesen (vgl. Abb. 1). Da gibt es den Einzeller (Atem-Muster), Seesterne (Nabelradiation), Fische (Spinales Muster), Frösche (Homologus), Echsen (Homolaterales Kriechen) und die Säugetiere (außer den Passgängern kontralaterales Krabbeln).

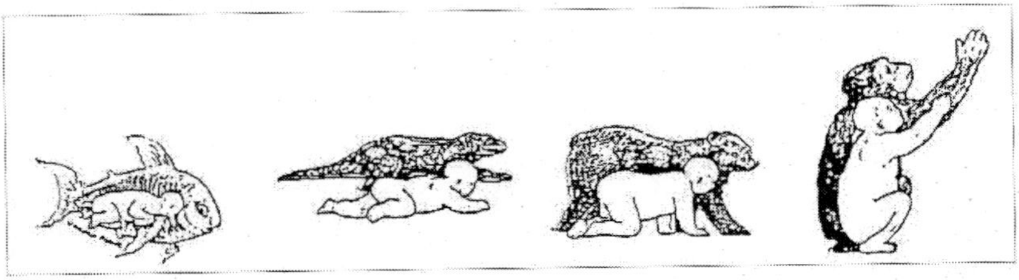

Abb.1 Die ontogenetischen Bewegungsentwicklungsmuster parallel zur phylogenetischen Bewegungsentwicklung (Cohen, 1977, S.15)

Das Gehirn hat ebenfalls eine phylogenetische, d. h. stammesgeschichtliche Entwicklung von schlichteren lebenserhaltenden zu komplexeren Funktionen durchgemacht (vgl. Abb. 2). Paul McLean (1979) hat den Ausdruck Drei-in-eins-Gehirn geprägt, um die Aufteilung des Gehirns in drei hierarchisch angeordneten Ebenen zu beschreiben. Jede dieser Ebenen verkörpert eine Evolutionsstufe, wobei die jüngeren Partien die älteren Strukturen überlagern. McLean nennt den ältesten Teil, den Hirnstamm symbolisch das Reptiliengehirn, da es den Reptilien eigen ist. In den ersten Lebenswochen wird der neugeborene Mensch von seinem Hirnstamm gesteuert, wenn er noch in der Schwerkraft verhaftet ist und allmählich beginnt, den Kopf zu heben und herumzurollen. Das Stammhirn und Mittelhirn zusammen entspricht dem Säugetiergehirn. Es dominiert das Kind in der Phase, wenn es kriecht, krabbelt, sitzt und beginnt sich aufzurichten. Im aufrechten Gang übernimmt zunehmend der Cortex, das Menschengehirn, die Kontrollfunktionen (McLean in Goddard Blythe, 2005, S.97)[9].

Die Tatsache, dass die verschiedenen Teile des Gehirns, die während des Lernens unterschiedliche Funktionen ausüben, mit bestimmten Bewegungsentwicklungsmustern gekoppelt sind, eröffnet eine Brücke zur genaueren Spezifizierung von Lernstörungen und möglichen Interventionsansätzen auch über Bewegung (differenziert beschriebener Zusammenhang der Bewegungsmuster und Hirnaktivität siehe auch Lamont, 1988; Hartley, 2001; Cohen, 1977).

---

[9] McLean macht keine Unterscheidung zur Rolle des Limbischen Systems, was aus meiner Sicht ein Mangel ist.

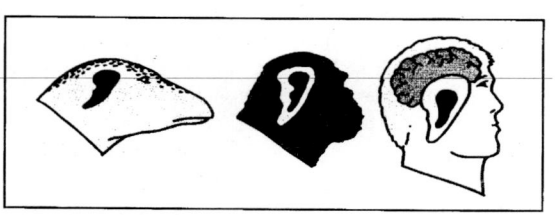

Abb. 2: Symbolische Darstellung der evolutionären Entwicklung des Gehirns (Koneberg & Förder, 2000, S.16)

Das Gehirn als hierarchisches Netzwerk

Das menschliche Gehirn ist unter evolutionärer Hierarchie in die stammesgeschichtlich ältesten Teile Stammhirn und Kleinhirn, die mittleren Teile Limbisches System und Mittelhirn und die jüngsten Teile Großhirn bzw. Neocortex einzuteilen.

Das **Stammhirn**, unten-hinten im Schädel, macht den ältesten Teil aus und steuert unbewusste, vegetative Prozesse wie Atmung und Pulsfrequenz. Hier sitzt das Retikuläre Aktivierungssystem, RAS, das das Aufmerksamkeitspotenzial und den Wach-Schlaf-Rhythmus steuert. Sind eingehende Reize alarmierend, schaltet sich ein erhöhtes Aktivitätspotenzial ein, ist alles in Ordnung, wird auf Beruhigung geschaltet (Goddard-Blythe, 2005, S.82). Damit im Zusammenhang stehen auch archaische Reaktionsmuster, wie z. B. Flucht- und Kampfreaktionen.

Das **Kleinhirn/Cerebellum**, hinten-unten im Schädel, ist hauptverantwortlich für die Regulierung von Bewegung. Auch das Kleinhirn hat phylogenetisch ältere und neuere Anteile. Die älteren Anteile stimmen das Gleichgewicht, die Haltung im Raum und einfache Reiz-Reaktionsmuster ab. Die neueren Anteile verarbeiten Informationen zu Gelenkstellungen, Haut und Muskelspindeln, die entwicklungsgeschichtlich neuesten (Neocerebellum) die Mund- und Handbewegungskoordinationen (Goddard-Blythe, 2005, S.88).

Dem **Mittelhirn** werden begrifflich je nach Arbeitsansatz und Definition verschiedene Teile zugeordnet. Goddard-Blythe zählt dazu die höher entwickelten Kleinhirnanteile und die entsprechenden Verknüpfungsstränge. Andere (z. B. Harper & Row, 1993, Tafel 142) zählen dazu nur die Stränge (Colliculli u. Pendunculi Cerebri), die Kleinhirn mit Stammhirn und Kleinhirn mit Cortex verknüpfen. Die neuronalen Verbindungen in den Colliculli werden in dem Maße ausgebaut, wie die Bahnen benutzt werden.

Das **Limbische System**, oberhalb des Stammhirns und unterhalb des Cortex, ist beteiligt bei unseren Gefühlsreaktionen. Hier arbeiten Thalamus und Hypothalamus, die Körperfunktionen wie Essen, Wasserhaushalt, Sexualität und die damit verbundene Hormonproduktion steuern. Diese Funktionen werden von unseren Affekten direkt beeinflusst. Der Hippocampus und die Mandel sind die Teile des Limbischen Systems, die die Emotionen und Fakten der dazugehörigen Ereignisse im Gedächtnis speichern (Goleman, 2004, S. 35). Jede Information wird mit dem damit verbundenen Gefühl, – angenehm, unangenehm oder neutral – abgespeichert.

Das **Großhirn**, vorne-oben im Schädel, ist der jüngste Teil des Gehirns. Es besteht aus zwei Hälften, **zwei Hemisphären**, die durch den Corpus Callosum, einem Strang aus etwa 300 Millionen Nervenfasern, verbunden sind. In der Großhirnrinde werden alle Informationen auf der bewussten Ebene verarbeitet. Mit ihrer Hilfe können wir logisch verknüpfen, organisieren, kreativ sein. Die rechte und die linke Großhirnhälfte haben in der menschlichen Wahrnehmung, der logischen und kreativen Verknüpfung und dem Denken unterschiedliche Funktionen (s. Tabelle 2)

Linke Großhirnhälfte	Rechte Großhirnhälfte
Logisch	Gefühlsmäßig
Abstrakt	Konkret
Rational	Intuitiv
zeitlich	Räumlich
Objektiv	Subjektiv
Wissenschaftlich	Künstlerisch
der Reihe nach – linear	der Gestalt nach – gleichzeitig
verbal	visuell-räumlich
analysierend	Zusammenhänge herstellend

Tabelle 2: Die verschieden Funktionen der rechten und linken Großhirnhemissphäre (Koneberg & Förder, 2000, S.19)

Die Basalganglien an der Basis des Cortex steuern die Feinabstimmung einer Bewegungsausführung mit anderen sensorischen Informationen. Wenn das Großhirn nach der Verarbeitung eines sensorischen Inputs einen motorischen Bewegungsauftrag sendet, wird je nach der Bewegungsintention, die Ausführung der Bewegung durch die Ganglien z. B. in Kraft, Geschwindigkeit, Fluss etc. modifiziert (Bartenieff, 1981).

Rechnen- und Lesenlernen, ein Zusammenspiel der Gehirnteile

Die Lernfähigkeit und die Arbeitsleistung des Gehirns werden nicht durch die Anzahl der Nervenzellen bestimmt. Diese ist bei einem Menschen fast unendlich groß, und bis ins hohe Alter können Zellen absterben und neue gebildet werden (Cohen, 1981, S.5). Die Funktionsfähigkeit wird durch Millionen von neuronalen Verknüpfungen bestimmt, die das Kind in den ersten Monaten und Jahren des Lebens entwickelt (Goddard-Blythe, 2005, S.81). Diese werden durch die Erfahrungen, Sinneseindrücke, Bewegung, also körperliche wie geistige Handlungen, geschaffen. Bei allen komplexen Tätigkeiten, wie auch dem Lernen, sind Wechselwirkungen verschiedener Gehirnareale im Spiel (Davidson, 2005, S.207), zum Beispiel:

Lesen: Wenn ein Kind liest, nimmt es mit der linken Hemisphäre die einzelnen Buchstaben war, also arbeitet das Gehirn analysierend. Mit der rechten Hälfte nimmt es die ganze Gestalt des Wortes wahr und ordnet es der gelernten Bedeutung zu, was als Sinnentnehmendes Lesen bezeichnet wird (Koneberg & Förder, 2000, S. 38). Lesen ist eine Funktion beider Großhirnhälften.

Wie ein Kind mit bestimmten Lernsituationen umgehen kann, ob etwas Stress erzeugt und wie es dem Stress begegnet, wird durch die phylogenetisch älteren Teile des Gehirns gesteuert. Ob das Kind vor der Klasse/dem Lehrer laut vorlesen kann, trotz des Wissens, dass ihm ein Fehler unterlaufen könnte, ist eher eine Anforderung an das Limbische System. Hier spielen vor allem bewusste oder unbewusste frühere Erlebnisse eine Rolle. Ob das Kind auch dann noch laut vorlesen kann, wenn es beispielsweise oft Buchstaben verwechselt und öfter schlechte Noten im Diktat geschrieben hat, oder ob es Herzflattern oder Bauchdrücken hat und vielleicht sogar unterbewusste Flucht- oder Kampfreaktionen freigesetzt werden, steht im Zusammenhang mit der Frage, wie das Stammhirn/das RAS mit dem Frontallappen des Großhirns, der das bewusste Steuern von Emotionen ermöglicht, korrespondiert (Davidson, 2005). Bei all diesen Aktionen müssen Grundversorgungen wie Atmung, Kreislauf, Verdauung automatisch vom Stammhirn vorgenommen werden, während das Kleinhirn die motorischen Anteile der Handlung reguliert, von dem Halten des Gleichgewichts auf dem Stuhl zu bis zur Finger- und Mundkoordination.

Rechnen: Während des Rechnens ist die linke Hirnhälfte für das nummerische Zählen 1, 2, 3 und für analytische Gedankenvorgänge verantwortlich und die rechte für das Erfassen des Ganzen, also z. B. Mengen und Summen in Algebra und Formen in Geometrie. Auch hier ist ein gutes Zusammenwirken beider Hälften notwendig (Koneberg & Förder, 2000, S. 37). Für die Bewältigung von Stress, der in Lernsituationen auftauchen kann, gilt die gleiche Funktionsweise von Stammhirn und Kleinhirn, wie sie beim Lesen beschrieben wurde. In der Mathematik kommt noch ein weiterer Stressor hinzu: Es gibt nur richtig oder falsch, nichts Ungefähres dazwischen. Lesen kann man hingegen schlechter oder besser. Deshalb braucht es im Matheunterricht Mut.

Bewegungs-Studien nach Laban und Bartenieff im Kontext von Lernstörungen

Rudolf von Laban hat gezeigt, dass sich jede beliebige Bewegung nach den Kategorien: **Was** bewegt sich (Körperteile)? **Wo** bewegt es sich (im Raum)? **Wie** (Antriebs- u. Formungsqualität) bewegt es sich? In welcher Phrasierung bewegt es sich? beschreiben lässt (Laban, 1984).

Irmgard Bartenieff, als Labans Schülerin, Tänzerin und ausgebildete Physiotherapeutin hat zudem Beobachtungskategorien entwickelt, mit denen sie unfunktionale Bewegungsabläufe beschreiben konnte. Sie hat in ihrer Arbeit mit Patienten und TanzschülerInnen ein umfassendes Bewegungstraining, die **Bartenieff Fundamentals (BF)** entwickelt. Diese grundlegende Bewegungsschulung ist auf sechs Basisübungen und vielen Abwandlungen aufgebaut (Bartenieff & Levis, S.229-273).

Drei Beobachtungskriterien aus diesen komplexen Bewegungs-Studien habe ich für meine Arbeit im Problemfeld Lernstörung herausgegriffen.

1. Raumflächen

Auf welchen Raumflächen sich ein Kind vorwiegend bewegt, kann Aufschluss geben, welche Areale des Gehirns mehr und welche weniger involviert sind.

2. Antriebsqualität

Die bevorzugten Antriebsqualitäten geben Auskunft über den inneren Bezug des Kindes zu Zeit, Raum, Kraft und Bewegungsfluss. Das kann bei bestimmten Lernstörungen eine einzubeziehende Rolle spielen.

3. Körperverbundenheit

Irmgard Bartenieff beobachtet die Bewegung nach der Körperverbundenheit, deren Basis letztlich gut funktionierende Muskelketten durch den Körper sind.

Die Verbindungen entstehen in der kindlichen Bewegungsentwicklung der ersten zwei Jahre. Es kann sein, dass ein Kind während einer Entwicklungsphase ein Muster nicht vollständig ausgeprägt hat. Die entwickelten Koordinationen können aber auch durch spätere Faktoren oder emotionale Einflüsse wieder verloren gehen. In beiden Fällen lassen sich dann die Bewegungsabläufe als eine unverbundene Bewegung beobachten. Irmgard Bartenieff unterscheidet (Bartenieff & Levis, 1983): Mitte-Peripherie-Unverbundenheit, Kopf-Körper-Trennung, Unterkörper-Oberkörper-Trennung, Rechts-Links-Unklarheit, Vorne-Hinten-Unverbundenheit.

Die Basisübungen 1-6 und alle Bartenieff Fundamentals (Bartenieff, & Levis 1980) sind an den gleichen Entwicklungsmustern, wie sie Bonnie Bainbridge Cohen auch beschreibt (s.o.), angelehnt, um diesen Unverbundenheiten auf der Grundlage der ontogenetischen Bewegungsmuster, wie sie in unserem Körper angelegt sind, effektiv entgegenwirken zu können (Eddy, 1991).

Lernblockaden

Genauso wie die Bewegungsentwicklungsmuster sind die verschiedenen Teile des Gehirns in ihrer evolutionären Entwicklung aufeinander aufbauend (lebenserhaltend bis komplex) entstanden. Gibt es Störungen in den geschichtlich älteren Komponenten, sind auch die komplexeren, kreativen Funktionen eingeschränkt.

Cohen erläutert, dass eine Arbeit, die nicht von einer Stammhirn- oder Kleinhirn-Nervenzelle geleistet wird, zehn Großhirnzellen braucht, um erledigt zu werden. Umgekehrt, je besser die Arbeit der frühen und unbewussten Steuerungsfunktionen des „Low brain" (Stammhirn und Kleinhirn) sind, desto mehr Gehirnkapazität ist frei, für die kreativen und kulturellen Handlungen der Kinder/Menschen, die über den Cortex gesteuert werden (Cohen, 1981, S.5). Die Lernkinesiologen, wie Koneberg, unterscheiden drei Arten von Blockaden zwischen bestimmten Gehirnanteilen. Man kann diese **Blockaden** als mangelnde Koordination zwischen den verschiedenen funktionalen Teilen des Gehirns beschreiben, die vorne, hinten und unten im Schädel liegen. Nach Koneberg und Förder (2000, S.37) werden sie entsprechend der räumlichen Anordnung der Teile im Schädel wie folgt benannt: 1. Rechts-links-Blockade, 2. Oben-unten-Blockade, 3. Vorne-hinten-Blockade.

An dieser Stelle begegnen sich das Konzept von Lernblockaden der Kinesiologen und Bartenieffs Erfahrungen der sichtbaren Unverbundenheit in der Bewegung von Patienten. Ich möchte im Folgenden die drei genannten Blockaden, mit a) den damit verbundenen Störungen im Lernen / Verhalten, b) den beobachtbaren Bewegungs-Signalen, c) den unterstützenden Bewegungsübungen der LBBS und d) den daraus resultierende Veränderungen anhand von Fallbeispielen systematisch so einander zuordnen, wie ich es in meiner siebenjährigen Beobachtung in der Arbeit mit Kindern gefunden habe. Wenn ich ergänzende Übungen aus anderen Ressourcen als den LBBS, z. B. der Spiraldynamik und der Lernkinesiologie, benutzt habe und diese für die ausgewählten Beispiele wichtig waren, habe ich sie mit aufgeführt und als solche gekennzeichnet.

1. Rechts-links-Blockade

Lernen / Verhalten

Lesen: Wenn Kinder beim Lesen innerlich noch buchstabieren, Worte mit mehr als drei, vier Buchstaben nicht erfassen können, beim Abschreiben und auch beim Lesen Buchstaben in der Reihenfolge verwechseln, deutet das auf eine mangelnde Rechts-Links Zusammenarbeit der beiden Hemisphären hin.

Rechnen: Im Rechnen äußert sich die Rechts-links-Blockade, wenn z. B. ein Kind am linearen 1, 2, 3 Zählen festhält, anstatt eine Zahl oder Summe als Gestalt (z. B.

fünf Punkte auf dem Würfel) in einem Moment wahrnehmen zu können, oder wenn eine Zahl/Menge, z. B. Zehn, schlecht in Teilmengen, z. B. drei und sieben, zerlegt werden kann. Auch eine mangelnde räumliche Vorstellungsfähigkeit, gekoppelt mit Schwierigkeiten in der Geometrie, bei gleichzeitig guter algebraischer Kenntnis, deutet auf eine ungleichgewichtige Rechts-links-Ausbildung der Gehirntätigkeit hin.

Hören: Durch Rechts-links-Blockaden wird die Mitarbeit dieser Kinder im Unterricht wegen mangelnder Verarbeitung der Hörereignisse erschwert. Dann kann passieren, was manchen Lehrer zur Verzweiflung bringt: der Schüler behauptet zum wiederholten Male, er habe zugehört, obwohl er nicht weiß, worum es geht. Zum richtig Hören braucht man beide Hemisphären. Die linke Hälfte hört, die rechte verarbeitet die Information, indem sie das Gehörte in Beziehung zum Bekannten setzt.

Bewegungs-Signale
Kinder mit Lernstörung haben öfter Rechts-links-Verwechslungen. Wenn sie eine liegende Acht zeichnen sollen, treffen sie nur schwer mit der Hand/dem Stift den gleichen Mittelpunkt, sowohl in der Luft vor sich als auch auf dem Papier.

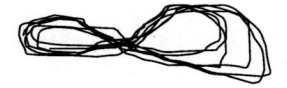

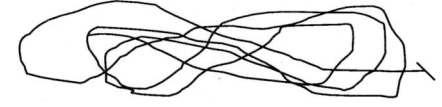

Liegende Acht mit Rechts-links-Verbundenheit   Liegende Acht gezeichnet mit Rechts-links-
                                                Blockade
Abb. 3: Simulierte Demonstration zur Rechts-links-Blockade

Unterstützenden Bewegungsübungen der LBBS
In der kindlichen Phase der homolateralen Bewegungsentwicklung (Kriechen, homolaterales Krabbeln) unterscheidet der kindliche Körper die beiden Körperhälften, sowohl in der neuromuskulären Aktivität im Körper, als auch die Hemisphären des Gehirns. Das Gehirn arbeitet entweder rechts oder links. In dieser Phase wird die Grundlage zu einer bewussten Rechts-links-Unterscheidung gelegt und damit die Basis für die Überkreuzung von rechts nach links. Die kontralaterale Bewegung (X-Rollen in Bauch-Rückenlage, Krabbeln, Laufen) baut darauf auf. Sie verbindet die Gehirnhälften miteinander, weil die Koordination diagonal, die Mittellinie kreuzend, stattfindet (Cohen, 1984; Rollwagen, 1994). Die ontogenetisch früheren Muster sind wiederum Voraussetzung für eine Rechts-links-Unterscheidung im Körper. Deshalb begegne ich motorisch gestützen Förderunterricht der Rechts-links-Blockade mit Bewegungsübungen in allen früheren ontogenetischen Entwicklungsmustern, je nachdem, wo die Undifferenziertheit beginnt.

- Vorbereitung der Körperhälftendifferenzierung: Bartenieff Fundamentals, die der Nabelradiation und den spinalen Mustern entsprechen und Mitte-distal-Verbindung, sowie Kopf-Steiß-Verbindung herstellen (Hackney, 2000, 67-72 u. 93-102).
- Körperhälftendifferenzierung: Basisübung 4 (Bartenieff & Levis,1983, S. 241) in allen Abwandlungen, d. h. am Boden, im Stand, mit und ohne Drehungen, mit Ebenenwechsel, mit Farbvisualisierungen, z. B. rechte Hälfte als blau, die linke als gelb; homolaterale Schubmuster in spielerischen Formen (Hackney, 2000, S.165-177).

- Diagonalverbindung: Basisübungen 5 und 6 (Bartenieff & Levis, 1983, S. 248-249) mit allen Abwandlungen und mit verschiedenen Bildern; X-Rollen in allen Abwandlungen; Herausreichen von einer Hand (reach-pattern) bis kontralaterales Krabbeln oder Gehen entsteht (Hackney, 2000, S.177-200).

Beispiel Linda

Eine Nachhilfeschülerin, Linda, 9 Jahre, Anfang dritter Klasse, wurde wegen Kopfrechenschwierigkeiten zu mir geschickt Sie fand Mathe „blöd" und ging fest davon aus, dass sie nicht rechnen kann.

Lernen / Verhalten

Sie war nicht in der Lage in Mengen zu denken, sondern konnte nur linear dazuzählen. Sobald eine kleine Störung im Raum oder draußen vor dem Fenster stattfand, schweifte sie ab und vergaß, worüber sie gerade nachgedacht hatte. Ihre Schulleistungen in Mathematik und in Deutsch wurden mit einer schwachen Vier bewertet, denn es lag auch eine Lese- und Rechtsschreibstörung vor, wie ich bei den Textaufgaben sah.

Bewegungs-Signale

Es fiel bei ihr auf, dass sie liegende Achten nicht gut malte und beim Rechnen noch die Finger benutzte, wenn sie größere Summen addieren sollte.

Unterstützende Bewegungsübungen der LBBS

Wir hatten pro Woche eine Stunde Zeit.

- Zu Stundenbeginn regelmäßig homolaterale und kontralaterale Bewegungsübungen am Boden und rhythmisch im Stand oder im Sitz.
- Unterschiedlichste Spiele zur Erfassung von Mengen. Am liebsten mochte sie die „Hochzeitspaare" in selbst gemalten Herzen, die zusammen 10 ergaben: 3+7, 2+8.
- Zahlenkombinationen, Summen, die für Rechnungen mit Zehnerübergängen nötig sind, wurden in homolateralen Klatsch-Rhythmusübungen geankert.
- Das Einmaleins mit Klatschkombinationen in homo- und kontralateraler Koordinationen ankern, nachdem sie es mit Hilfe von Kärtchen auswendig gelernt hatte.
- Einmaleins schrittweise abgehen; d. h. dass sie pro Wert einen Schritt geht und jeweils bei dem Produkt stehen bleibt und es benennt, z. B.: „eins"(Schritt), „zwei"(Schritt), „einmal zwei sind zwei" (während des Satzes steht sie), „drei"(Schritt), „vier" (Schritt)", "zwei mal zwei sind vier"(stehen bleiben). So erhält sie über die Motorik das Gefühl für die Anzahl und die Progression.
- Sobald sie unkonzentriert wurde, baute ich Oben-unten-Übungen im Stand oder Wechsel Stuhl-Stand ein. Da sie bewegungsfreudig war und in diesen Übungen ihr Kraftzentrum fühlen konnte, war sie danach wieder gut gelaunt und konzentriert.

Veränderung

Die ersten Erfolge motivierten sie so sehr, dass sie nach zwei Monaten Mathe ihr Lieblingsfach nannte und gern zur Mathenachhilfe kam. Mit der Zeit entwickelte sie das Gefühl dafür, dass sie die grundlegenden Zahlenoperationen auf die gleiche Art im Gedächtnis abspeichern kann, wie sie auch Vokabeln in Englisch lernt. Als Erwachsene rechnen wir nicht mehr 3 + 7 = 10. Wir haben es gespeichert, wie wir auch wissen, dass love Liebe heißt. Die Finger wurden nicht mehr genutzt, sie konnte in

Mengenbegriffen denken. Ihre Ablenkbarkeit nahm sukzessiv ab. Nach einem halben Jahr kam sie im Unterricht ohne Probleme mit, brauchte höchstens kleine Schulaufgabenhilfen der Mutter, sodass ich zur Lesehilfe übergehen konnte.

Lernen / Verhalten
Es war zu erkennen, dass sie linear buchstabierte und das Wort nicht als Ganzes erfassen konnte.

Unterstützende Bewegungsübung nach LBBS
Deshalb habe ich die Stunde weiterhin mit homo- und kontralateralen Koordinationsübungen begonnen. Nach dem Üben mit Blitzworten (= kurze Worte auf einen Blick erfassen, vor dem „inneren Auge vorstellen" und dann aufschreiben; Koneberg & Förder, 2000, S.53) folgten die ersten Leseübungen. Sobald sie den Sinn eines gelesenen Satzes erfasst hatte, fragte ich sie nach ihrem emotionalen Bezug zu dem Inhalt. Dann suchte sie solange die dazu passende Satzmelodie, bis der von ihr empfundene Inhalt für sie mit der Melodie ihrer Stimmführung übereinstimmte. Hier unterstützte ich sie mithilfe der Labanschen Antriebslehre (Laban, 1988, S.84 ff). Das ist die gleiche Arbeit, wie Schauspieler von Laban unterrichtet wurden: Jede Emotion ist mit einer unterschiedlichen Satzmelodie verbunden, deren motorische Herstellung durch Mundkoordination und Stimmbänder letztlich auch durch Basalganglien und Neocerebellum mitgesteuert werden. Sie konnte dadurch einen Zusammenhang von dem, was sie las, zu dem, was es in ihr an Gefühl auslöste, herstellen und das Lesen blieb für sie keine abstrakte Aufgabe mehr.

Veränderung
Nach drei Monaten hatte sie angefangen, freiwillig in ihrer Freizeit zu lesen. Seitdem verbesserte sich auch ihre Rechtschreibung. Die Ablenkbarkeit hatte zu einem kindgerechten Maß abgenommen. So konnten wir die Nachhilfe nach 12 Monaten einstellen.

2. Oben-unten-Blockade

Lernen / Verhalten
Bei Schülern mit einer Oben-unten-Blockade liegen die Lernstörungen im Bereich der geistigen und emotionalen Desintegration. Gefühl und Verstand arbeiten nicht einvernehmlich. Die Entsprechung im Gehirn ist eine unzureichende Zusammenarbeit von Stammhirn und Limbischem System mit der Großhirnrinde. Dem Oberkörper sind das Denkzentrum und das bewusste Ich-Konzept zugeordnet und er dient der Kommunikation in Gesten und der Handhabung von Gegenständen. Der Unterkörper ist Sitz der Sexualorgane und des Hauptverdauungsapparates und dient der Fortbewegung. Im Bauch ist der Sitz des Gefühlszentrums und der unbewussten Überlebensstrategien. Nicht zufällig sagt der Volksmund, wenn es um Gefühle wie Wut, Angst, Neid geht: „Das schlägt ihm auf den Magen.", „Die Galle läuft ihr über.", „Das verdaut sie nicht.", „Er hätte sich fast in die Hose gemacht.". Aber es heißt auch, „Jemand hat Schmetterlinge im Bauch.", wenn er/sie glücklich ist. Mancher fragt sich, ob etwas aus dem Kopf oder dem Bauch gehandelt ist und findet wohl das Einvernehmen beider am besten.

Grob vereinfachend kann man sagen, die „kopfigen" Schüler sind zu sehr abgehoben, verstandbetont, während die, die „aus dem Bauch agieren" zu gefühlsbestimmt und geistig unbeweglich sind (Koneberg & Förder, 2000, S. 45). Die Ersteren lernen komplexe Dinge schnell, können abstrakte Zusammenhänge gut erfassen, sind aber oft im Hier und Jetzt und in den dinglichen Notwendigkeiten nicht verankert. Sie vergessen ihre Schreibutensilien, Aufzeichnungen und sind zerstreut. Sie kennen sich nicht gut in ihrer Gefühlswelt aus oder können sie nicht wahrnehmen. Die anderen Kinder, die im Gefühl verhaftet bleiben, sind oftmals im Erscheinungsbild eher unbeweglich, leicht phlegmatisch. Sie beharren auf Dingen und lieben keine plötzlichen Veränderungen. Durch verbale Angriffe lassen sie sich schnell aus der Fassung bringen, da sie nicht die Fähigkeit besitzen, eine Metaebene zu dem Geschehen einzunehmen und sich dadurch in einen gewissen Abstand zum Gesagten zu bringen.

Bewegungs-Signale

Wenn bei Kindern eine Oben-unten-Blockade vorliegt, kann oft eine Oberkörper-Unterkörper-Trennung in den Bewegungen beobachtet werden. Es scheint, als sei der Bewegende in der Mitte durchgeschnitten. Es fehlt meist eine sichtbare Kopf-Steiß-Verbindung, oft ist auch eine Mitte-distal-Unverbundenheit zu sehen. Zusätzlich sind mangelnder Bodenkontakt und Schwierigkeiten in der langsamen Gewichtsübertragung bei den „Oben-Betonten" zu erkennen. Die „Unten-Betonten" können zu „passivem Gewicht" (Bartenieff & Levis, 1983, S.) neigen, das einen mangelnden Bezug zur eigenen Kraft anzeigt.

Unterstützenden Bewegungsübungen der LBBS

- Fersenschaukeln (Bartenieff & Levis, 1983, S.234) als Vorübung, prüft und bahnt zugleich die Durchlässigkeit der Oben-unten-Verbindung.
- Im Homologus-Schub in der Bauchlage können Kinder mit Oberkörper-Unterkörper-Trennung eine neuromuskuläre Neubahnung und eine kinästhetische Wahrnehmung der Einheit des ganzen Körpers erleben.
- Ein Übungsschwerpunkt liegt in den Basisübungen 1, 2 (Bartenieff & Levis, 1983, S.235-238) in allen Variationen vor, die die Verbindung vom Becken in die Füße schulen. Sie sind von großem Nutzen, um den Bodenkontakt zu verbessern.
- Die Basisübungen 1-3 werden oft im Ebenenwechsel vom Boden über die Sagitalfläche in die vertikale Dimension durchgeführt, z. B. die Übung, in der man aus dem Kniestand in den Stand überwechselt oder weiter vorwärts geht. Das übt die Verankerung in den Boden und aktiviert das Gewichts- und Kraftzentrum, was aus dem „passiven Gewicht" ins „aktive Gewicht" führt. Wenn man sich im Ebenenwechsel in den Flächen bewegt und dabei Momente der Abweichung von der Vertikaldimension entstehen, werden zusätzlich die Gleichgewichtsreaktionen aktiviert, die der ältere Teil des Kleinhirns steuert, der sich bei diesen Bewegungen mit der Arbeit der Großhirnrinde koordinieren muss (Bartenieff, 1981, S. 39).

Alle Fundamentals zur Kopf-Steiß-Verbindung sind nützlich, um einer Oberkörper-Unterkörper-Trennung entgegenzuwirken (Hackney, 2000, S. 85-104). Bewegt das Kind sich in Schubmustern (pushpattern, ebenda, S.90; S. 114-117), wird das Erleben des Körpers als Ganzheit größer, es spürt kinesthetisch stärker seinen Körper, sich selbst. Reicht das Kind mit dem Kopf in den Raum (reachpattern, ebenda., S. 90; S. 117) ist das eine Hinwendung zur Umwelt, die Sinne werden stärker aktiviert und die Wahrnehmung erreicht ein höheres Level (Cohen, 1994, S. 28).

Die Übungen zur Aktivierung der Raum-, Kraft-, Zeit- und Flussantriebe sind förderlich, da die Bewegung, je nach Intention/Antrieb, von den Basalganglien feingesteuert werden. Die Aktivierungsmöglichkeit der Basalganglien gibt dem Kind größere

Entscheidungsmöglichkeit, wie es eine Bewegung ausführt: leicht, kontrolliert, kräftig, allmählich, plötzlich (Bartenieff, 1981, S.38). Spiele zu den Antrieben öffnen die Verbindung zum Erleben des Kindes, zur Integration von Gefühlen und Handlungen. Nicht für jedes Kind sind alle Bartenieff Fundamentals gleich wichtig. Die Bewegungsbeobachtung bei einem Kind gibt mir Aufschluss, welche Übungen von größerer Relevanz sind.

Beispiel Malte

Malte hatte ich von seinem zwölften bis zum vierzehnten Lebensjahr psychomotorisch gefördert und im Unterricht begleitet. Da er zu Hause schwere Bedingungen erleben musste – die Mutter psychotisch, der Vater sehr alt und im Rollstuhl – schienen Abtrennungen zu seinen Überlebensstrategien zu gehören. Bevor er zu uns kam, hatte er schon einen Aufenthalt in der Kinderpsychiatrie hinter sich.

Lernen / Verhalten

Malte war sehr intelligent und vielseitig interessiert. Sachthemen, die er frei wählen konnte, bearbeitete er schnell und gab sie in interessanten Referaten wieder. Im Unterricht fehlten ihm grundsätzlich Arbeitsmaterialien. Die Hausaufgaben waren, wenn gemacht, im Heft, das noch in seinem Zimmer lag. Im Englischförderunterricht war es nicht möglich Grammatikregeln, die er sofort verstanden hatte, eine Stunde später noch einmal abzufragen. Ebenfalls waren Vokabeln, Zeitformen, Verbformen, obwohl alle verstanden, im den Tests nicht abrufbar. In der Mathematik zeigten sich ähnlich Probleme.

Mit sehr viel Fantasie war er einerseits kreativ, floh aber andererseits vor den realen Begebenheiten. Er hat im Laufe der zwei Jahre, die er bei uns war, zwei eigene Bände Harry Potter verfasst, die spannend zu lesen waren. Mit seinen Schulkameraden spielte er in seinem Zimmer eine eigene Cafeteria und Diskothek, ein komplettes Rollenspiel, das bis in die kleinsten Regeln festgelegt war, nach. Doch stellte er häufiger Behauptungen auf, die offensichtlich nicht zutreffen konnten, und erregte sich, wenn man ihm nicht glaubte. Er versprach Dinge, an deren Versprechen er sich nicht mehr erinnern konnte.

In der Klasse spielte er gern die unterlegene Rolle, ließ sich oft körperlich von anderen malträtieren. Angefreundet hat er sich eher mit feinsinnigen Jungen oder Mädchen. Er sprach mit hoher Stimme und nie sehr laut, auch wenn er laut sein wollte. Auf seine Befindlichkeit befragt, sagte er immer nur: traurig, weil er seinen Eltern nicht helfen könne. Viele mochten ihn nicht, weil er sehr altklug redete und andererseits schnell weinte, wenn er etwas nicht konnte oder ihm etwas seiner Meinung nach Falsches untergeschoben wurde.

Bewegungs-Signale

Ich beobachtete eine aktive Peripherie. Er bewegte Hände und Füße, hatte viele gestische Bewegungen, aber keine Anbindung zum Zentrum, keine Oberkörper-Unterkörper Verbindung und keinen guten Bodenkontakt.

Unterstützende Bewegungsübungen der LBBS

Malte hat mit dem zweiten Entwicklungsmuster, Nabelradiation (Hackney, 2000, S.72) begonnen, da die Nichtanbindung an das Zentrum am auffälligsten war.

- Gewicht-Spür-Übungen, z. B. die Riesen-Wippe (Seasaw; Bartenieff & Levis, 1983, S. 251), die Basisübung 2 auf dem Rücken und im Ebenenwechsel (ebenda, S.238 u. 244).
- Spiraldynamische Fußschule, um den Bodenkontakt zu verbessern (Larsen, 2002; Lauper, 2004, S.107-116).
- Spinale Muster im Ebenenwechsel, von der Bauchlage in den Stand und zurück (Hackney, 2000, S.93-103).
- Spinale Muster unter Einbeziehung der Sinne mit Hörwahrnehmungsschulung.
- Homologe Schub-Bewegungen in Bauchlage, um ihn in seine Kraft und in seine Oberkörper-Unterkörperverbindung zu bringen. Homologe Schubmuster im Stand mit Partner, um Abgrenzung zu festigen (setting boundaries, Hackney, 2000 S.114).
- Weglauf und Fangspiele, da er das Laufen-lassen, Stoppen, Weglaufen und Gefangen-werden in der Sagittalfläche sehr genoss (Bedeutung Fangspiele in der Elternbeziehung, Kestenberg, 1993, S.114).

Veränderungen

Mit der Anbindung an Unterkörper und die Mitte hat er auch eine kräftigere Stimme erarbeitet. Mit der Zeit bekam Malte mehr Mut sich gegenüber anderen zu behaupten und abzugrenzen. In diesem Zusammenhang und mit weiteren Interventionen der Erzieher gelang es, dass Malte sich selbst zum Maßstab für seine Entwicklung machte und sich nicht mehr für die Gesundheit seiner Eltern verantwortlich fühlte. Dann erfolgte im Englischunterricht der Durchbruch, als er sich von seinem inneren Stress befreien konnte, er wäre nach Ansicht seiner Mutter in Englisch nicht gut.

Im gleichen Moment, in dem er die Verantwortung für seinen Lernprozess selbst übernahm, haben sich die Lernblockaden in Englisch aufgelöst und er verbesserte sich im letzten Halbjahr seines Schulbesuchs von fünf auf zwei. Die Arbeitsmittel für den Unterricht waren fast immer vorhanden. Er bemühte sich sichtlich, an alles zu denken oder benutze Erinnerungshilfen. Er nahm sogar Tipps an, ohne alles immer besser wissen zu wollen. Auch konnte er Fehlverhalten zugeben, statt Märchen erfinden zu müssen. Mit fünfzehn Jahren besuchte er wieder eine Regelschule, in der er den Realschulabschluss anstrebte.

Die Bewegungsarbeit ist in diesen schweren Störungssituationen nicht die einzige Intervention, aber eine grundlegende, auf der die sprachlichen Hilfen in der Beziehungsarbeit oft erst greifen. Im Sozialtraining habe ich z. B. neben nonverbalen Übungen auch verbale Übungsspiele gebraucht, um ihn zu unterstützen, seine Gefühle wahrzunehmen und zu äußern. Die Arbeit mit den Entwicklungsmustern, die die phylogenetisch älteren Teile des Gehirns aktivieren, bietet eine direkte nonverbale Methode zur Nachreifung und Integration der emotionalen Anteile der geistigen Tätigkeit, die für das Lernen von Belang sind.

3. Vorne-hinten-Blockade

Lernen / Verhalten

Das Vorderhirn ist Sitz des bewussten assoziativen Denkens (Conscious Associational Thinking Area = CAT). Mit CAT nimmt man vorurteilslos die Realität wahr, ohne sie zu bewerten (Buchner, 2006, S. 52). Es ist durch MRI-Messungen belegt, dass der Stirnlappen der Großhirnrinde der Bereich ist, der die Emotionen, die durch die Mandel und den Hippocampus ausgelöst werden, reguliert, indem er sozusagen angemessene Handlungsvorschläge macht (Davidson, 2005, S. 275).

Unter Angst oder Stress kommt es zu einer Hemmung dieser Region und wir agieren nur aus der Mandel und dem Stammhirn mit unseren aus der Vorzeit mitgebrachten Verhaltensmustern, zum Beispiel den Kampf- und Flucht-Reaktionen (Goleman, 2004, S. 37). Sie gehen mit körperlichen Stressreaktionen einher wie Blutverdickung, Augenweiten, Hormone ausschütten, unabhängig davon, ob eine wirkliche Bedrohung vorliegt oder nur eine gedachte, empfundene, projizierte. Die Kampfreaktion geht neuromuskulär energetisch in die Arme; das Kind möchte zuschlagen. Die Fluchtreaktion geht in die Beine; das Kind möchte den Ort verlassen, weglaufen. Die Reaktionen laufen mehr oder weniger automatisch ab, das Vorderhirn ist blockiert und das Ergebnis heißt: Mattscheibe, z. B. in einer Prüfungssituation (Buchner, 2006, S. 52; Goleman, 2004, S. 31-37).

Bewegungs-Signale

Kinder mit zu aktivem Vorderhirn, sind oft nach vorn gelehnt, auf dem Stuhl vorne sitzend. Sie gehen ständig nah an etwas ran, sind hyperaktiv und können sich kaum zurücklehnen und entspannen. Manche sind aus oben genannten Gründen auch aggressiv, weil sie in Angst-Kampf-Reaktionen verhaftet sind. Ihre Bewegungen haben oft die Antriebsqualität von plötzlich-frei. Diese Kombinationen der Antriebe Zeit und Fluss nennt Laban Mobil-Zustand, im Gegensatz zum aktivierten Raum-Kraft-Antrieb, dem Stabil-Zustand (Laban, 1988, S. 86).

Das Gegenteil zeigen Kinder, die zu entspannt, zurückhaltend oder passiv sind. Auch wenn es um aufmerksame zielgerichtete Hinwendung (aktivierter Raum-Zeit Antrieb = Wach-Zustand) geht, träumen sie und verlieren sich in Gedanken (Gewicht-Fluss Antrieb = träumerischer Zustand, ebenda, S.86). Die Kinder mit einer Vorne-Hinten-Trennung lassen sich auch an mangelnder Wahrnehmung ihres eigenen Rückraums erkennen.

Unterstützenden Bewegungsübungen der LBBS

- Kriechübungen in Bauchlage aktivieren und integrieren das RAS und Kleinhirn (Lamont, 1997).

- Spiele in der Sagittalebene mit dem Faktor Zeit: Auf etwas lospreschen, sich schnell zurückziehen, langsames Anschleichen, abwarten. Die Sagittalfläche (Sagitta lat.=der Pfeil) nannte Laban die Aktions- oder Entscheidungsfläche. Sie hat eine Affinität zu dem Bewegungsfaktor Zeit

- Lauf und Stopp-Spiele, d. h. Spiele zu Bewegungs-Fluss und -Kontrolle.

- Spiele, in denen Kindern ihr eigener Umgang mit Beschleunigung und Verlangsamung bewusst wird, um ein passenderes Verhältnis zum Zeitantrieb und Bewegungsfluss entwickeln zu können, deren Feinabstimmung über die Basalganglien gesteuert wird.

- Auf einem Hocker und im Stand bewegen sich die Kinder auf der Dimensional- und der Diagonalskala (Laban, 1984, S. 100 ff.), u. a. Übungen, die dem Kind den Rückraum bewusst machen.

- Emotionale Stress-Reduktion (ESR), diese effektive Übung für ältere Kinder ist der Lernkinesiologie entnommen ist: Das Kind verbindet den Stirnlappen energetisch mit dem Stammhirn, indem es mit seiner rechten Hand die Stirn, mit der linken das Hinterhaupt umfasst und dabei die Gefühle aus einer Situation erinnert, und sich Handlungsmöglichkeiten für eine kommende ähnliche Situation überlegt (Koneberg & Förder, 2000, S. 79).

Beispiel Theresa

Theresa, zehn Jahre, viertes Schuljahr, wollte auf das Gymnasium, hatte aber schwere Probleme in den Mathematikarbeiten. Sie kam einmal die Woche 1 Stunde zur Nachhilfe.

Bewegungsbeobachtung

Theresa hatte die Nase fast auf dem Blatt, wenn sie mit schneller, verkrampfter Hand Zahlen und Buchstaben auf das Papier kritzelte. Ihre Füße waren um die Stuhlbeine geschlungen ohne Kontakt mit dem Boden. Sie sprach sehr schnell und warf mit kleinen, plötzlichen Bewegungen den Kopf leicht nach hinten. Plötzliche - frei fließende Bewegungen waren bei Theresa oft zu beobachten.

Lernen / Verhalten

Theresa frappierte mich durch unglaublich schnelles Erfassen neuer Rechenvorgänge und sichere Kopfrechenfähigkeiten – also eine typische Zweierkandidatin. In der Klassenarbeit fielen ihr die einfachsten Rechenvorgänge nicht ein, die sie schon in der Berichtigung wieder einwandfrei beherrschte. Aufgrund schlafloser Nächte, wegen ihrer Prüfungsangst, machte sie aus Übermüdung Flüchtigkeitsfehler. Sie schrieb dadurch Vieren und Fünfen.

Unterstützende Bewegungübungen der LBBS

Betonung von hinten und unten: Wir hatten mit der Basisübung 2 an der Verbindung nach unten zum Boden gearbeitet. Durch das Bewegen am Boden wird der Rücken bewusster gespürt. Im Zurück-Sinken-lassen des Gewichtes beim Ablegen wird das Entspannen nach hinten betont.

- Sie wurde regelmäßig darauf hingewiesen, wenn sie am Tisch schrieb, die Füße fest auf dem Boden zu lassen und sich soweit zurückzulehnen, dass sie guten Abstand zum Heft hat (Füße auf dem Boden helfen gegen zu viel mobilen Zustand).

- Oberkörper-Unterkörper-Verbindung: Mithilfe des Fersenschaukelns (ebenda) konnte sie einen ausgeglichenen Tonus finden und die Oben-Unten-Verbindung verstärken.

- Experimentieren mit der Sagittalfläche: Während sie las oder zuhörte, sollte sie bewusst mit dem Vor- und Zurücklehnen in der Sagittalfläche auf dem Stuhl experimentieren. Sie hat dadurch neue Erfahrungen mit ihrer Bereitschaft gemacht, länger abzuwarten und etwas auf sich wirken zu lassen.

- Spiel mit dem Zeitfaktor und dem Fluss-Faktor in der Bewegung: Durch einen Tempowechsel in der Handschrift haben wir das Verhältnis von Denktempo zu Schreibtempo beeinflusst. Durch die Verlangsamung des Schreibtempos und kontrollierteren Bewegungsfluss in der Hand kam mehr Ruhe und Genauigkeit in ihre Denkvorgänge. Die Flüchtigkeitsfehler, die sich einstellten, weil sie oft schon beim nächsten Gedanken war bevor sie den Vorhergehenden schriftlich fixiert hatte, nahmen ab.

- Spiraldynamische Massagen und Übungen zur Handöffnung und Koordination verbesserten die entspannte Schreibfähigkeit (Lauper, 2004, S. 77-83).

- Mithilfe der Basisübung 2 und kinesiologischen Entspannungsübungen (Buchner, 2006, S. 49) konnte sie der Prüfungsangst vor den Arbeiten begegnen.

Veränderung

Bei Theresa zeigten sich schon nach fünf/sechs Übungsstunden Besserungen und die erste Note Zwei in der Mathematikarbeit. Wir haben insgesamt vier Monate eine Stunde pro Woche miteinander gearbeitet. Zwei Jahre später, war sie in der siebten Klasse des Gymnasiums eine stabile Zweierkandidatin, die nach eigener Aussage vor den Klassenarbeiten nur noch ein bisschen aufgeregt war.

ZUSAMMENFASSUNG

Lernstörungen sind in vielen Fällen auf mangelnde Zusammenarbeit verschiedener Bereiche des Gehirns zurückzuführen. Die LBBS liefern neben den Verhaltensbeschreibungen ein zusätzliches Instrumentarium, die Störungen anhand von Bewegungsbeobachtungen genauer zu spezifizieren und insbesondere mit den Bartenieff Fundamentals ein Bewegungsangebot auf der Grundlage der Bewegungsentwicklungsmuster zur gezielten Nutzung im Förderunterricht. Das schafft für die Kinder eine Basis, Blockaden zu überwinden und die verschiedenen emotionalen und rationalen Gehirnleistungen besser integrieren zu können.

Die Rechts-links-Trennungen lassen sich von den Lernstörungen eher als mangelnde Integrationsleistung von Hören, Sehen, Analysieren, als Ganzes erfassen beschreiben. Sie sind stark bei Lese- und Rechenproblemen vorzufinden. Die Obenunten- und Hinten-vorne-Blockade äußern sich im Graubereich zwischen Lernstörung und Verhaltensauffälligkeit im Sinne von nicht integrierten / nicht wahrgenommenen Emotionen, die das Lernen verhindern oder mangelnder kognitiver Regulierung der Emotionen. Hier offenbart sich noch stärker als bei der Rechts-links-Trennung der Vorteil der Arbeit mit den LBBS. Denn die Bewegungsbeobachtung macht es möglich, die individuelle Bewegungsorganisation im Raum und in den Antriebsfaktoren sehr detailliert wahrzunehmen und bietet so Interventionsmöglichkeiten auf der Bewegungsebene. Die gezielte Bewegungsschulung in Raumflächen oder auf Raumskalen spielt zur Auflösung von Blockaden eine Rolle. Schüler mit Oben-unten- oder Vorne-hinten-Trennungen brauchen Übungen aus den Bartenieff Fundamentals, die zu mehr Erdverbundenheit und einem intensiveren Spüren des eigenen Körpers führen. Der Kontakt zu den Gefühlen kann durch Spiele zur Antriebsqualität in Bezug auf Raum, Kraft, Zeit und Fluss kombiniert und mit anderen Wahrnehmungsübungen erleichtert werden.

Aus der Sicht der kindlichen Bewegungsentwicklung trägt die Schulung aller Entwicklungsmuster aus Tabelle 1 zur Aufhebung der Rechts-links-, Oberkörper-Unterkörper-Trennung und der Vorne-hinten-Trennung in der Bewegung bei. Gleichzeitig kann eine Integration der evolutionsgeschichtlich älteren Hirnanteile stattfinden. Aus meiner langjährigen Erfahrung in der Arbeit mit den Bartenieff Fundamentals/Entwicklungsbewegungsmustern sowie Antrieb/Raum/Form sehe ich folgende Vorteile:

1. Die Fundamentals entsprechen im Ablauf direkt den ursprünglichen Bewegungsmustern in der Kindesentwicklung und sind nah gelagert an den dort zugrunde liegenden Reflexen. 2. Im Rahmen der LBBS sind die Fundamentals vielfältig variierbar: im Raum, in den Antriebsqualitäten, in den Abfolgen, sodass ich immer den Bewegungspräferenzen des Kindes, mit dem ich arbeite, gerecht werden kann. 3. Es können die entwicklungsgeschichtlich früheren Muster zur Unterstützung des Prozesses mit herangezogen werden. 4. Durch ständige kleine Veränderungen tritt nie Übungslange-

weile auf. 5. Mit den LBBS beobachte ich prozessorientiert. Der betroffene Schüler leitet mich mit seinen Bewegungen und den Veränderungen. Ich kann mit meinen Kenntnissen folgen und die nächsten Bewegungsangebote machen, die auf den Veränderungen aufbauen. Das Ziel ist die Aufhebung der Blockaden und der Schüler bestimmt den individuellen Weg.

LITERATUR

Bartenieff, I., & Levis, D. (1980). *Body Movement. Coping with the Environment.* New York: Gordon & Breach.
Bartenieff, I. (1981). Space, Effort and the Brain. *Main Currents, 31(1),* New York.
Buchner C. (2006). *Stillsein ist Lernbar. Konzentration, Meditation, Disziplin in der Schule.* Freiburg: VAK.
Cohen, B. B. (1981). Sensing, Feeling, and Action. *Contact Quarterly, 1,* Northhampton.
Cohen, B. B. (1984). Perceiving in Action. On the Developmental Process underlying Perceptual-Motor-Integration. *Contact Quaterly, 1,* Northhampton.
Cohen, B. B. (1977). *Ontogenetic and Phylogenetic Developmental Principles.* Manual of the School of Body-Mind Centering, Amherst.
Davidson, R. (2005). Affektive Neurowissenschaft, Erfahrung verändert das Gehirn. In D. Goleman (Ed.), *Dialog mit dem Dalai Lama. Wie wir destruktive Emotionen überwinden können* (S. 278-300). München: dtv.
Eddy, M. (1991). Past beginning.Discussion of relationship between the Bartenieff Fundamentals of Body Movement and Perceptual-Motor Development Theory. *Movement News,* Winter 1991, S. 12-15. New York
Goddard-Blythe, S. (2005). *Greifen und Begreifen. Wie Lernen und Verhalten mit frühkindlichen Reflexen zusammenhängen.* Freiburg: VAK.
Goleman, D. (2004). *Emotionale Intelligenz.* München: dtv.
Hackney, P. (2000). *Making Connections: Total Body Integration through Bartenieff Fundamentals.* O.P.A.
Hartley, L. (2001). *The Wisdom of the Body Moving.* Berkeley: North Atlantic Books.
Holle, B. (1988). *Die motorische und perzeptuelle Entwicklung des Kindes.* Weinheim: Beltz.
Kestenberg J. S. & Kestenberg Amighi J. (1993). *Kinder zeigen was sie brauchen.* Freiburg: Herder.
Koneberg, L. & Förder, G. (2000). *Kinesiologie für Kinder.* München: Gräfe und Unzer.
Laban, R.v. (1984). *Der moderne Ausdrucktanz.* Wilhelmshaven: Heinrichshofen.
Laban, R.v. (1988). *Die Kunst der Bewegung.* Wilhelmshaven: Heinrichshofen.
Larsen, C. (2002). *Gesunde Füße für ihr Kind.* Stuttgart: Trias.
Lamont, B. (1997). *The Learning Process and Developmental Movement. The Impact of Movement on the Mind and its Growth.* Seattle.
Lamont, B. (1988). *The Institutes Developmental Profile.* Seattle.
Lauper, R. (2000). *Von Kopf bis Fuß. Bewegung in der Schule.* Zürich: Pro Juventuto.
Rollwagen, B. (1994). Laban-Bewegungsstudien in der Psychomotorik. *Praxis der Psychomotorik,1,*19-21.
Rollwagen, B. (1994). Laban/Bartenieff-Bewegungsstudien. *Krankengymnastik ,* 9, 1196-1212.

Hintergrunds-Referenzen

Ayres, A.J. (1992). *Bausteine der kindlichen Entwicklung.* Berlin: Springer.
Bartenieff, I. (1978). *Laban Space. Harmony in Relation to Anatomical and Neurophysiological Concepts.* New York.
Eddy, M. (2007). A Balanced Brain Equals a Balanced Person. Somatic Education. *SPINS Neozine, 3,* New York
Hamburg, J., & Hammond, A. (1991). *Laban-based Dance Activities to Improve Coordination and Sensorimotor Function in Children.* Salt Lake City.
Rollwagen, B. (2001). *Bewegung im Klassenraum als didaktisches oder integratives Mittel.* Rotenburg.
Spitzer, M. (2002). *Lernen: Gehirnforschung und Schule des Lebens.* Heidelberg.
Sherborne, V. (1990). *Developmental Movement for Children. Mainstream, special needs and pre-school.* Cambridge: Cambridge University Press

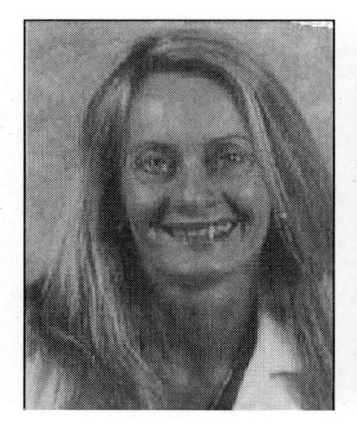

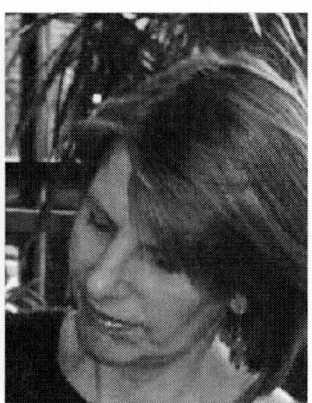

Kirsten Beier-Marchesi und Bettina Rollwagen

DIE BEDEUTUNG DER EMOTIONEN BEIM SPRACHENLERNEN: KÖRPERERFAHRUNG UND EMPATHIEBILDUNG IM FREMDSPRACHENUNTERRICHT

Kirsten Beier-Marchesi

Ganzheitliche Methoden und Ansätze im Fremdsprachenunterricht versuchen kognitive, kommunikativ-interaktive, emotionale und körperliche Lernaspekte- und Bedürfnisse zu integrieren. Diese Ansätze gründen sich auf ein humanistisches Verständnis von Erziehung und Bildung, aber auch auf jüngste Forschungen in den Neurowissenschaften, welche die dialektische Einheit von Kognition und Emotion bestätigen. Lernprozesse sind grundsätzlich ganzheitlich, Sprache wird internalisiert und kognitiv strukturiert. Im Fremdsprachenunterricht sind die emotionalen Einstellungen und Handlungen zur Zielsprache bedeutende Vorraussetzung zur Bildung von Empathie und intrinsischer Motivation. Empathie für Menschen einer fremden Kultur als Teilaspekt interkulturellen Lernens und Einfühlungsvermögens in die fremde Sprache können durch Körper-Erfahrungen ausgelöst werden. Ein bewegungsorientiertes, kinästhetisches Konzept zum Zweitsprachlernen, das auf den Bewegungsprinzipien nach Laban basiert, versucht Möglichkeiten der emotionalen Interaktion und Empfindung in der zu erlernenden Sprache zu schaffen.

Keywords: Bewegungsantriebe, Empathie, Ganzheitlichkeit, bewegungsorientertes Sprachenlernen, bewegte Schule

Emotions and second language learning. The role of body experience and empathy in the classroom

In the study of language learning, holistic methods attempt to integrate cognitive, communicative-interactive, affective and psychomotor aspects of learning. These attempts are based on a humanistic understanding of education, but also on the latest research in the neuro sciences which confirm the dialectic unity of cognition and emotion. Learning processes are holistic, as language is internalized and cognitively structured. In learning a second language the emotional attitudes and actions to the target language are a significant prerequisite to the education of empathy and intrinsic motivation. Empathy for people of a foreign culture as a partial aspect of intercultural learning and empathy into the foreign language can be released by body experiences. A movement-oriented, kinesthetic concept of second language learning, which is based on the movement principles of Laban tries to create possibilities of emotional interaction and sensation into the language to be learnt.

Keywords: efforts, empathy, movement-based language learning, holistic learning processes

The spoken word is a gesture and it´s meaning a world (Merleau-Ponty)

Zu Beginn dieses Kapitels sollen einige theoretische Vorüberlegungen zum (Sprachen-)Lernen und zur Bewegung dargestellt werden, damit die Verbindung der Bewegungsprinzipien nach Laban und deren Grundlage zur Gestaltung von bewegtem Fremdsprachenunterricht nachvollzogen werden kann.

Sprachenlernen und Ganzheitlichkeit

Der Erwerb der Sprache ist ein ganzheitlicher Prozess. An der Entwicklung der Sprache sind die motorische Ebene des Sprechens und Schreibens, die sensorische des Hörens, Sehens und des Bewegungsempfindens, die emotionale und soziale der Kommunikationsbereitschaft sowie die kognitive des Verstehens und Verarbeitens beteiligt (Wendlandt, 2000).

Sprache und Bewegung sind untrennbar miteinander verbunden. Ohne Sprechbewegung kann Sprache nicht zustande kommen. Mimik, Gestik und Emotionen, also körperlicher Ausdruck und Bewegung, begleiten jede Form von verbaler Äußerung. Im traditionellen Fremdsprachenunterricht bleibt diese Verbindung aber häufig noch unbeachtet, Lehrwerke und Didaktiken beachten in der Regel selten den Einsatz des Körpers beim Sprechen. Neuere Ansätze der Fremdsprachendidaktik postulieren aber inzwischen eine ganzheitliche Sichtweise, die den Körper einschließt (Schlemminger, Brysch, Schewe (Hrsg.) 2000).

Die komplexen Lernprozesse des Erstsprachenerwerbs (und des Zweitsprachenerwerbs in bilingualen Situationen) lassen sich aber nur bedingt mit dem institutionalisierten Lernen von Zweit- oder Fremdsprache vergleichen. Zunächst wird nach dem abgeschlossenen Erstsprachenerwerb (etwa nach dem 5. Lebensjahr) jede weitere Sprache auf der Grundlage der ersten gelernt (Butzkamm 2004). Das quantitative Sprachangebot der Schule – selbst bei mehreren Unterrichtsstunden in der Woche und konsequent einsprachigem Unterricht – kann bei weitem nicht das Sprachangebot eines Kindes in der Erstsprache erreichen. Ebenso wenig kann aus diesem Grund schulisches Sprachenlernen dem Frequenzaspekt, d. h. dem häufigen Wiederholen von sprachlichen Elementen, gerecht werden.

Die Forderung nach ganzheitlichem Lernen sollte auch für den Fremdsprachenunterricht gültig sein. Der Begriff „ganzheitliches Lernen" bedeutet im pädagogisch-didaktischem Sinne Lernen mit „Kopf, Herz und Hand", also „embodied learning", Lernen, das durch den Körper geht, wie es schon Pestalozzi (1961; 1. Auflage 1801) in seinen pädagogischen Ideen formuliert hat. Im 20. Jahrhundert ist der Begriff der Ganzheitlichkeit durch die humanistische Psychologie geprägt worden, deren Vertreter u.a. Carl Rogers (1974) und Charlotte Bühler (1975) sind, welche die Basis für die humanistische Pädagogik bildete.

Ganzheitlichkeit als Unterrichtsprinzip verlangt, dass Schüler nicht mehr nur einseitig kognitiv angesprochen werden, sondern ein Lernen unter Einbeziehung möglichst vieler Sinneskanäle ermöglicht wird. Der Schüler wird dabei zum aktiven Mitgestalter, der sein Vorwissen und seine individuellen Wahrnehmungen mit in den Unterricht trägt.

Verschiedene methodische Ansätze des Fremdsprachenlernens versuchen mehrkanaliges Lernen zu fördern, so die Suggestopädie, die Dramapädagogik, Total Physical Response, die Sprachpsychodramaturgie, das Körperlernen, u. a. Diese Methoden sind für Pädagogen und Lehrer nur nach spezieller längerer Ausbildung anwendbar und eher selten in den traditionellen Unterricht einzubauen, ergänzen ihn also nicht immer, sondern ersetzen ihn in der Regel.

An dieser Stelle soll nun nicht eine weitere ganzheitliche Methode vorgestellt, sondern ein Grundgedanke von Lernen diskutiert werden, der den Körper als Mittelpunkt der menschlichen Erfahrung sieht, Bewegung als Grundprinzip einbezieht und methodisch-didaktische Konsequenzen impliziert.

Lernen als Auseinandersetzung mit der Umwelt

Aus den entwicklungspsychologischen Arbeiten von Spitz (1967), Piaget (1975) und Bettelheim (1969) wissen wir, dass Kinder ihre Erkenntnisse über die Welt in aktiver Auseinandersetzung mit ihr erfahren und sie handelnd verändern. Kinder nehmen ihre Umwelt mit allen Sinnen wahr, wirken spürend auf sie ein und erfahren, was sie bewirken. Das Sich-Bewegen ist Grundlage für diesen Dialog. Lernen mit allen Sinnen liegt ein erweiterter, anthropologischer Lernbegriff zugrunde, der Lernen als selbst gestalteten, sozialen, dialogischen und produktiven Prozess betrachtet.

Für den Phänomenologen Merleau Ponty (2006) vollzieht sich die Einheit von Mensch und Welt durch das Sich-Bewegen. Im Zusammenhang von Sich-Bewegen und Wahrnehmen strukturieren wir unsere Leibeserfahrungen und Weltbegegnungen in situationsspezifischer Weise. Sowohl in der Reflexion als auch im Handeln sind wir Teil der Welt, produzieren sie und sind in sie eingebunden

In der anthropologischen Philosophie prägte Plessner die Begriffe „Körper-Haben" und „Leib-Sein". Der Mensch hat sich selbst und ist sich selbst. Er kann seinen Körper wie ein Objekt verstehen, den Körper also materiell verfügbar machen, oder er kann sich mit seinem Leib identifizieren, Leib verstanden als Gesamtheit der eigenen Gefühle, Aktionen und Emotionen. Das in der Welt-Sein bedeutet für den Menschen, das eigene Leben zu lenken. Er ist den Faktoren der Umwelt ausgesetzt und muss mit seinem Verhalten adäquat auf sie reagieren. Menschliches Verhalten wie Ausdruck, Gestik und Sprache werden als Produkte der Interaktionen von Mensch und Welt gesehen. Der mimisch-körperliche Ausdruck des Menschen repräsentiert zusammen mit der Sprache ein Mittel, dessen sich der Mensch bedient, um seinen Mitmenschen seine Gefühlszustände mitzuteilen, mimischer Ausdruck und Gestik haben sowohl eine physische als auch eine psychische Komponente, die nicht voneinander getrennt werden können. (Plessner 1950, 1970).

Pädagogisch-praktische Konsequenzen aus dem Sich-Bewegen als Weltbezug wurden in Deutschland in den 1990er Jahren gezogen und traten aus einer sportpädagogischen Umorientierung des Sportunterrichts als „Bewegungserziehung" hervor. Als Hauptvertreter sind u. a. zu nennen Horst Ehni, Jürgen Funke-Wienecke, Renate Zimmer, Ralf Laging. Bewegung wird als Gestaltungsprinzip von Schulentwicklung verstanden, R. Klupsch-Sahlmann entwickelte 1995 in Nordrhein-Westfalen das Haus der Bewegten Schule als Schulprogramm, das auf den Elementen „Bewegung und Entwicklung" und „Bewegung und Lernen" basiert. Theoretische Grundlage für eine derartige Sichtweise von Schulentwicklung bildet das dialogische Bewegungskonzept von Gordijn, der sich auf philosophische Positionen von v. Weizäcker (1950) und Buytendijk (1956) und Merleau-Ponty (1966) bezieht.

Auch das dialogische Bewegungskonzept sieht Mensch und Welt untrennbar miteinander verbunden. Über die Bewegung begreift der Mensch die Welt im Dialog mit Dingen oder Partnern. Indem er sie nach situativen und persönlichen Gegebenheiten einordnet, gibt er ihr eine Bedeutung (vgl. Gordijn bei Trebels, 1992, 22 ff.).

Fortschritte der Neurowissenschaften des (Sprachen-)Lernens

Neurowissenschaftliche Untersuchungen unterstreichen die Bedeutung von Bewegung in Bezug auf Lernen im Allgemeinen und auf Sprachenlernen im Besonderen.

So konnten Hollmann, Strüder und Tagarakis (2005) herausfinden, dass moderate körperliche Betätigung zu einer stärkeren Gehirndurchblutung führt und damit Stoffwechselprozesse anregt, über welche Neuronen neu gebildet werden. Aerobische dynamische Tätigkeit vergrößert die Gehirnplastizität und zwar in jedem Alter. Aus neurowissenschaftlicher Sicht ist die so genannte Langzeitpotenzierung entscheidend für Lernen und Gedächtnis. Langzeitpotenzierung ist kurz gesagt die dauerhafte Veränderung einer Synapse aufgrund von wiederholten Reizen. Gut dosiertes körperliches Training nimmt direkt Einfluss auf Quantität und Qualität der Synapsen und Neuronen.

Schiffler (2002) führt die Untersuchungen von McGuire et al. (1997) zu Gestik und Sprache an, nach denen bei Gehörlosen, welche die Zeichensprache benutzen, genau die Gehirnregionen des Sprachzentrums aktiviert werden, (unterer Frontalkortex) die bei Hörenden aktiviert werden, wenn *inner speech* (d. h. „gedachte" Sprache) angewendet wird. Schiffler zieht daraus den Schluss, dass sprachbegleitende Gesten bei hörenden Schülern eben genau diese Hirnzentren aktivieren und Sprachenlernen unterstützen können.

Weitere Studien könnten die Vorteile der Suggestopädie im Fremdsprachenlernen bestätigen. Bei dieser Methode werden zu lernende Informationen im entspannten Zustand (ausgelöst in der Regel durch entspannungsfördernde Musik) wiederholt, in dem das Gehirn mehr Alpha-Wellen produziert und Lerninformationen besser verarbeitet werden können. Jasiukaitis, Nouriani, Hugdal, Spiegel (1997) konnten herausfinden, dass während Hypnose, also einer Tiefenentspannung, gerade das Sprachzentrum der linken Hirnhemisphäre in besonderem Maße aktiv ist und arbeitet.

Neurowissenschaftliche Ergebnisse zur Rolle der Emotionen beim Lernen – die Spiegelneurone

Die augenblicklich interessanteste neurowissenschaftliche Entdeckung ist aber vermutlich die des Spiegelneuronensystems (mirror neurons) von Rizzolati u. a. (1996). Bei Untersuchungen, wie das Gehirn Planung und Ausführung zielgerichteter Handlungen ausführt, entdeckte das Forscherteam sozusagen eine neurobiologische Resonanz: Handlungsneurone, die bei Affenversuchen auch dann aktiviert werden, wenn eine Handlung nur beobachtet oder durch andere Sinne wahrgenommen wird. Erstaunlicherweise liegen die Spiegelneurone des prämotorischen Systems beim Menschen in einem Hirnareal, in dem die Nervenzellnetze für Sprachproduktion liegen. Bewegung und Sprache kommen aus derselben Hirnregion, dem prämotorischen Areal Brodmann, wo sich auch die motorische Sprachregion Broca befindet. Das Brocazentrum ist für die Sprachmotorik, also Lautbildung, Lautartikulation und Satzbau verantwortlich, im Gegensatz zum Wernickezentrum, das sensorische Zentrum, das vor allem für die logische Verarbeitung von Sprache, dem Verstehen von Sprache und der auditiven Sensorik zuständig ist.

Nicht nur die visuelle Wahrnehmung einer Handlung führt bei dem Beobachter zu einer Resonanz, zu einer inneren Simulation der wahrgenommenen Handlung, sondern auch die sprachliche Schilderung darüber (Bauer 2005, S. 76). Diese Erkenntnisse könnten zu der Vermutung führen, dass Sprache aus Handlungen entstanden ist. Sprache könnte man demnach also als Probehandeln bezeichnen.

Menschliche Handlungen stehen immer im Zusammenhang mit den Bedürfnissen und Lebenswelten der Handelnden. Das heißt, dass bei Planung und Handlung vom Gehirn immer auch abgeschätzt wird, wie sich eine Handlung oder die Konsequenzen einer Handlung anfühlen.

„Die Kombination des handelnden und des empfindenden Systems ergibt die neuronale Basis für die Vorstellung, Planung und Ausführung von Aktionen" (Bauer, 2005, S.42f.)

Spiegelneuronen agieren nun auch bei der Wahrnehmung von Empfindungen, die wir bei anderen Personen beobachten. Gefühlszustände unserer Mitmenschen können wir in uns selbst simulieren. Es ist ein vorgedanklicher, vorsprachlicher und spontaner Vorgang (vgl. Bauer, 2005, S. 166). Damit scheint die Basis für das Entstehen von Empathie wiederentdeckt zu sein.

Emotionales und affektives Lernen im Fremdsprachenunterricht

Aufgrund der vorher dargestellten Ausführungen ist sicher deutlich geworden, dass Fremdsprachenlernen kein rein kognitiver Prozess ist, und dass in einer ganzheitlichen Sicht ebenso affektive wie soziale Faktoren berücksichtigt werden müssen. Emotional gefärbte Inhalte werden der Verarbeitung im Gehirn besonders zugeführt. Emotionen sind für die Identifikation mit dem zu lernenden Information von großer Bedeutung. Emotionsgeladene Erlebnisse werden besser und tiefer im Gehirn gespeichert. Dies gilt für positive wie negative Emotionen, wobei positive Emotionen den Lernprozess in der Regel fördern und negative Emotionen den Lernprozess auch behindern können. Die emotionale Bedeutung einer Situation oder eines Inhaltes ist für jeden Lerner individuell, es gilt also individuelle Betroffenheit, persönliches Interesse und persönliche Stimmungen des Lerners zu berücksichtigen. Das ist eine Tatsache, die sich sicher beim institutionellen Lernen nicht immer selbstverständlich ergibt.

Hierzu bemerkt Klippel (2000), dass zunächst beim Lerner ein Lernwille vorhanden sein oder geweckt werden muss. Nach Schumann (1999) hängt der Lernwille von verschiedenen Komponenten ab, die sich gegenseitig positiv/negativ aufwiegen können. Für das (Fremdsprachen-)Lernen würde demnach Folgendes gelten: der Lerner empfindet Lernsituationen als neuartig, vertraut oder angenehm, deren Ziele als für sich bedeutsam, die Aufgabenstellung als seinen Fähigkeiten angemessen, die Bewältigung als vereinbar mit der Selbsteinschätzung oder der sozialen Erwartung.

Darüber hinaus verlangen ganzheitliche Lernsituationen vom Lerner ein großes Maß an Flexibilität und Offenheit gegenüber neuen Situationen, nicht jede sinnliche Lernerfahrung führt automatisch zu positiver Atmosphäre in der Lerngruppe und zu individueller positiver Einstellung gegenüber Lernsituation und -gegenstand.

(Fremdsprachen-)Didaktik- und Methodik nehmen teilweise auf affektive Komponenten Rücksicht. So versteht Klippert (1997), der in einem erweiterten Lernbegriff von Befähigungsbereichen spricht, unter den affektiven Komponenten folgende Fähigkeiten: Selbstvertrauen entwickeln, Spaß an einem Thema / einer Methode haben, Identifikation und Engagement entwickeln, Werthaltungen aufbauen etc. In Lehrplänen für Fremdsprachenunterricht in der Grundschule finden wir die affektive Dimension des Sprachenlernens unter Lernzielen der Selbst- und Sozialkompetenz, z. B.

- „dem Willen und der Bereitschaft, sich für die fremde Sprache zu interessieren, sie aufzunehmen und sich in ihr auszuprobieren

- einem durch spielerischen und unbeschwerten Umgang mit der fremden Sprache entwickelten Selbstwertgefühl und Selbstvertrauen (...) als Entwicklung der Selbstkompetenz und der Offenheit gegenüber Menschen, die einer anderen Kultur angehören und eine andere Sprache sprechen

- der Fähigkeit und der Bereitschaft, miteinander zu lernen und mit Partnern zu kooperieren (...)."

(vgl. Vorläufiger Lehrplan für den Fremdsprachenunterricht in der Thüringer Grundschule und der Förderschule mit dem Bildungsgang der Grundschule, 2001, S. 5)

Die emotionale Dimension schulischen Lernens betrifft also die Befindlichkeit der Lernenden selbst, der Lernenden in ihrer Interaktion mit anderen Menschen, ihrer Lernumgebungen, mit den Lernmaterialien und -inhalten und im Allgemeinen mit der ganzen Lernsituation. Die in der Forschung bisher untersuchten affektiven Faktoren und deren Einfluss auf das Fremdsprachenlernen sind vor allem „Motivation", „Einstellung", „Empathie" und „Angst". Im Folgenden soll nun Empathie näher veranschaulicht werden.

Empathie als Fähigkeit, sich in andere Personen hineinzuversetzen oder sich mit ihnen zu identifizieren, wird in der Fremdsprachendidaktik vornehmlich als ein Teil interkultureller Kompetenz angesehen, nämlich die Fähigkeit und Bereitschaft sich in der Interaktion auf die Sichtweisen und Positionen des Gegenübers einzulassen. Toleranz gegenüber dem Anderen, dem Fremden, den Dialog zwischen dem Eigenen und dem Fremden zuzulassen, „im Verstehen des Fremden vor allem die Grenzen seiner Verständlichkeit zu akzeptieren", so Hunfeld (1998, S.110).

Wie sich Empathiebildung neurobiologisch im Gehirn abspielt, wurde bereits bei der Erklärung des Spiegelneuronensystems kurz dargestellt. Nun laufen Spiegelungsprozesse in ihrer Ausführung aber nicht unwillkürlich ab und die Aktivierung von Handlungs- und Empfindungsprogrammen führen nicht automatisch tatsächlich auch zu Handlungen. Die Selbststeuerung von Handlungsprozessen übernimmt der vordere Teil des Frontalhirns. Ob und inwieweit ein Individuum empathisches Verhalten zum Ausdruck bringt, hängt nach Bauer (2005, S.161ff.) von drei wesentlichen Aspekten ab:

1. Die biologische und emotionale Situation des eigenen Körpers, wie biologische Grundbedürfnisse (Hunger, Müdigkeit, Ruhe oder Bewegung) und emotionale Befindlichkeiten (Wie fühlt sich das für mich an?). Die Grundbedürfnisse werden situationsgebunden als hemmend oder fördernd für empathisches Verhalten angesehen. Wenn das Kind Bewegungsdrang verspürt, aber im Unterricht vom Lehrer zum still sitzen gezwungen wird, kann empathisches Verhalten dem Lehrer gegenüber gehemmt werden. Aber ebenso die Lebenserfahrung entscheidet über die Ausführung von Handlungen, es besteht also auch die Möglichkeit, dass für das Kind der Wunsch zu Bindung mit dem Lehrer stärker ist als sein Bewegungsdrang. Es ist zwar in seinen Entscheidungen an die Gesamtheit der ihm zur Verfügung stehenden Programme gebunden, aber es hat die Auswahl zwischen vielen Wahlmöglichkeiten.

2. Sicherung sozialer Bindungen. Wenn für das Individuum der Wunsch besteht, Bindungen mit Freunden, Familienmitgliedern, Lehrpersonen oder Vorgesetzten einzugehen oder zu sichern, kann ein empathisches Handlungsprogramm aktiviert und ausgeführt werden.
3. Aspekte des sozialen Ranges bzw. der sozialen Anpassung, die soziale Bewertung einer Handlung. Demnach wird das Individuum eher Handlungen durchführen, die mit seiner persönlichen sozialen bzw. der gesellschaftlichen Situation nicht in Konflikt stehen.

Empathie für eine fremde Sprache

Hier soll nun ein Empathiebegriff gebraucht werden, der das Einfühlen in die fremde Sprache bezeichnet, wie er schon in den 1920er Jahren von Ernst Otto geprägt wurde, und der über das interkulturelle Verständnis von Empathie hinausgeht.

„Die Einfühlung in und durch die Sprache geschieht auf das Vollkommenste, wenn sie durch die Handlung unterstützt wird.(...) Indem der Schüler Ausdrucksmittel, die über bloße Vokabeln weit hinausgehen, verwendet, wird die Beziehungsbedeutung der syntaktischen Beziehungsmittel beseelt und belebt." (Otto, 1921, zitiert nach Schilder 1985, S. 62)

Die Bereitschaft sich in das Fremde einzufühlen und es anzunehmen, kann verstärkt werden, wenn Spracherfahrungen freudvolle, sinnlich-ästhetische Erfahrungen werden, die über das Lernen von reinen Sprachstrukturen hinausgehen. Das Fremde wird hier auch verstanden als unterschiedliche lautliche Merkmale einer Sprache, wie z. B. Prosodie (Betonung, Rhythmus, Intonation), aber auch Silbendynamik (betonte, unbetonte Silben), Tonhöhe, Lautstärke, Strukturierung der Rede durch Pausen, usw. Prosodische und lautliche Eigenschaften von Sprache können unterschiedliche Empfindungen und Assoziationen hervorrufen.

Der Neurowissenschaftler Ramachandran berichtet von dem so genannten „kikki und bubba" Experiment, in dem den Versuchspersonen zwei unterschiedliche geometrische Formen vorgelegt wurden, eine sternförmig-zackige und eine rundlich-bauchige Form. Sie wurden dann befragt, welcher Form sie den Ausdruck „bubba" und welcher sie den Ausdruck „kikki" zuordnen würden. Alle Versuchspersonen gaben der zackigen Form den Ausdruck „kikki" und der runden den Ausdruck „bubba", unabhängig davon welche Muttersprache die Versuchspersonen sprachen. Ramachandran geht davon aus, dass Spiegelneurone zu dieser Form von Abstraktion befähigen. Die Abbildungen der einkommenden visuellen (geometrische Form) und akustischen (Klang des Wortes) Reize werden von den zuständigen Hirnarealen in Übereinstimmung gebracht. Bild und Klang (bei der Aussprache der beiden Wörter) haben die abstrakte Gemeinsamkeit der „Zackigkeit" bzw. „Rundlichkeit". (Ramachandran, Interview mit „Der Spiegel", 2006)

Ich gehe davon aus, dass diese wechselseitige Beziehung von geometrischer Form und Laut auch zwischen Bewegung und Laut besteht. Bestimmte Laute und die Aussprache von Konsonanten und Vokalen können bestimmten Bewegungen zugeordnet werden. (Newlove & Dalby 2004, S. 168-184). Über die Propriozeption werden lautliche Eigenschaften gefühlt und Bewegungsassoziationen hervorgerufen. Laute und Sprachmelodie werden abstrahiert und bekommen ein Körperbild. Die leibliche Abbildung von Sprache wird im Gehirn, wie wir gesehen haben, bevorzugt abgespeichert, vor allem wenn sie positive Empfindungen auslöst. Sprache und Bewegung bedingen sich wechselseitig, sprachliche Phänomene verändern den Körper (Ausdruck, Haltung, neuromuskuläre Veränderungen: Spannung/Entspannung der Muskeln, physiologische Veränderungen: Erregungspotential) und aus Bewegung kann neue Sprache entstehen.

Welche Art von Bewegung in einem Bewegten Fachunterricht?

Wenn also Lernen grundsätzlich in leiblich-sinnliche Bezüge eingegliedert ist (embodied learning), stellt sich die Frage, wie denn „Bewegung" in einem bewegten Fachunterricht aussehen soll. Bewegung soll also nicht als Ausgleich für schulische und lebensweltliche Defizite verstanden werden, nicht nur im Sinne der Verfügbarkeit über den Körper, sondern als integrativer Teil von Bildung und Erziehung zur Gestaltung von Unterrichts- und Lernprozessen (vgl. Laging & Klupsch-Sahlmann, 2001). Diese Prozesse sollten stets so gestaltet sein, dass individuelle Vorerfahrungen, Bedürfnisse, Stimmungen und Gefühle der Lernenden die Einheit von Körper und Geist im Sinne des Körper-Seins erfahrbar machen.

Das Bewegungskonzept Labans als Grundlage für Bewegungsorientiertes Lernen

Rudolf Laban (1879-1958) entwickelte auf der Grundlage kinetischer Studien eine Form der Bewegungsanalyse, die Grundlage für den modernen, kreativen und pädagogischen Tanz wurde. In therapeutischen Formen wie der Tanz- und Bewegungstherapie hat dieser Ansatz seinen festen Platz gefunden.

In England, wo Laban seit 1938 lebte und zusammen mit seiner engsten Mitarbeiterin Lisa Ullmann arbeitete, wurde der erzieherische Tanz in den Lehrplan für Bewegungserziehung aufgenommen und teilweise wird auch weiterhin nach der Bewegungslehre Labans unterrichtet. Zahlreiche Möglichkeiten sind entwickelt worden, um in der Grundschule (primary school) diesbezüglich fächerübergreifend (cross-curricular) arbeiten zu können (Slater, 1993).

Rudolf Laban sieht Bewegung als wechselseitiges Bindeglied im geistigen, seelischen und physischem Leben des Menschen. Bewegung verbindet für ihn die innere Aktivität des Menschen mit der Außenwelt. Sie ist das Mittel, mit dem der Mensch seine Bedürfnisse verwirklicht. Durch die Bewegung anderer Menschen oder Dinge bestärkt und erweitert der Mensch sein Wissen über die Welt, denn unsere eigenen Bewegungen und diejenigen, die wir um uns herum wahrnehmen, sind elementare Erfahrungen unseres Lebens. (Laban, 1980, 82 ff.)

Labans Antriebslehre sind die Grundlage für die hier vorgestellten Beispiele meines Konzeptes. Unter Antrieb versteht Laban sowohl die Bewegungsmotivation (innere Einstellung) als auch die Bewegungsempfindungen, welche die Bewegung begleiten, und schließlich die mechanische Ausführung der Bewegung selbst.

Je ausgeglichener der Einsatz von geeigneten Elementen ist, desto effektiver können kognitive und motorische Tätigkeiten ausgeführt werden. Aus neurologischer Sicht verstehen wir unter Antriebsbewegungen Willkürbewegungen, an deren Steuerung Motivationsprozesse, also hirnorganisch Assoziations- und Motorkortex koordiniert beteiligt sind. Sie werden intentional ausgeführt und entspringen einem inneren Impuls, einer Motivation (Romer, G. in: Hörmann, K. 1993, S. 48).

Antriebselemente

	nachgebende		ankämpfende Bewegungen
• Raum	: direkte	vs.	indirekte Bewegungen
• Schwerkraft	: leichte	vs.	starke Bewegungen
• Zeit	: schnelle	vs.	getragene Bewegungen
• Fluss	: gebundene	vs.	freie Bewegungen

Wie stehen nun die Antriebe im Verhältnis zur Sprache? Zunächst haben sie eine nonverbale Funktion als Bewegungsvokabular, mit denen eine Absicht ausgedrückt werden kann, ohne Sprache zu verwenden. Zweitens können sie sprachliche Absichten unterstreichen, z. B. wenn ein Sprecher *klare* Anweisungen gibt, werden seine Gesten und Bewegungen *direkten* Charakter haben (Kestenberg Amighi et al., 1999). Drittens können durch Antriebe sprachliche Begriffe in Körperausdruck umgesetzt werden (und Körperausdruck in Sprache). Die semantische Bedeutung von Sprache, die Interpretation von Inhalten, kann über die Antriebe verleiblicht werden. Dabei werden kognitive Prozesse, z. B. Umgang mit Texten und ihre sprachliche Reflexion, mit affektiven und emotionalen Prozessen über die sinnlich-ästhetischen Erfahrungen verbunden (Beier-Marchesi, 2006).

Diese drei Aspekte sollen aber hier nicht weiter vertieft werden, denn im Mittelpunkt stehen lautliche und prosodische Erfahrungen von Sprache und wie sie bewegt werden können und bewegen. Antriebe betreffen auch die Sprachmotorik, die Artikulation von Sprache, von Vokalen und Konsonanten. Ohne näher auf Phonetik/Phonologie der einzelnen Sprachen eingehen zu können hierzu nur kurz folgende allgemeine Überlegungen:

Raum: indirekt oder direkt: damit korrespondieren offene (indirekt) oder geschlossene Vokale und die damit verbundenen Mund- und Zungenstellungen und -bewegungen. Deutlich wird dies z. B. bei der unterschiedlichen Aussprache des Vokals „o" im Italienischen und im Deutschen: geschlossenes „o" im Italienischen und offenes im Deutschen.

Schwerkraft: leicht oder stark: leicht korrespondiert mit den weichen Konsonanten, die in der deutschen Sprache b, d, w etc. sind, und stark mit den harten Konsonanten, wie t, k, etc.

Zeit: getragen oder schnell: getragen korrespondiert mit langsamer, betonter Artikulation von Vokalen und Konsonanten, betontem Formen des Lautes bei der Aussprache. Schnell korrespondiert mit schnellen Zungen- und Mundbewegungen, die zum schnellen Hin- und Herwechseln von Konsonanten und Vokalen führen, wie wir es bei Zungenbrechern finden.

Fluss: frei oder gebunden: damit korrespondieren freie Artikulation, bei welcher sich der Raum in Hals und Mund ausweitet, gebundene Artikulation, bei der sich der Raum zusammenzieht.

Die Bewegungen der Sprechwerkzeuge Zunge, Lippen, Zähne, Gaumen mit Gaumensegel und Gaumenzäpfchen, Rachenhöhle, Nasenraum und Kehlkopf sind über die Atmung mit dem ganzen Körper verbunden und können als Ganzkörpererfahrungen über den kinästhetischen Sinn wahrgenommen werden. Im Kombinieren der Antriebselemente wird sprachlicher Rhythmus erfasst, Antriebselemente können Akzente setzen. Stille (Nicht-Bewegen oder das Anhalten einer Bewegung) korrespondiert zu Pausen im Satz.

Führen nun diese sinnlichen Erfahrungen über die Arbeit mit den Antrieben zu einem ausgeglichenen Einsatz dieser und damit zu einer Ausgeglichenheit innerer Einstellung, kann eine positive Haltung und Motivation der zu erlernenden Sprache gegenüber und ein kreativer Umgang mit ihr geschaffen werden. Die fremde Sprache „fühlt sich gut an". Der Lernende ist mit ihr in Resonanz.

Praktisches Beispiel: Körperarbeit mit unbekannten (fremden) Texten

Das hier dargestellte Unterrichtsbeispiel für Italienisch als Fremdsprache zielt bewusst auf jugendliche bzw. erwachsene Lerner, um zu verdeutlichen, das bewegungsorientiertes ganzheitliches Lernen nicht ausschließlich eine Forderung für die Primarstufe ist, sondern leiblich-sinnliche Erfahrungen grundsätzlich ein zentraler Aspekt von Bildung sein sollten.

Der folgende Vorschlag, der über mehrere Unterrichtseinheiten laufen kann, ist als Einstieg in das Lernen einer Fremdsprache gedacht, setzt also keinerlei Vorkenntnisse voraus. Die semantische Bedeutung wird nicht beachtet, sondern es sollen grundsätzlich erste leibliche Erfahrungen mit der Sprache gemacht werden, die prosodischen Elemente sollen „einverleibt" werden, die Neugier für den fremden Klang geweckt werden, und das Hören und Artikulieren von Sprache an positive Körpererfahrungen gebunden werden. Auf die korrekte Aussprache wird in dieser Phase noch nicht geachtet, allenfalls wird vom Lehrer Hilfestellung gegeben.

Durch Partner- und Gruppenarbeit wird soziales Lernen gefördert, Möglichkeiten der Empathiebildung zwischen den Lernenden geschaffen. Darüber hinaus kann ein Dialog zwischen dem Eigenen und Fremden geschaffen werden, indem verbaler und nonverbaler Ausdruck der anderen beobachtet, nachvollzogen und als individuelles Verhalten anerkannt wird. In einem weiteren Schritt wird dann im Sinne der Addition der verschiedenen Kompetenzen (Lehrplankommission, Bozen 2001) ein gemeinsames Neues geschaffen. Das Fremde dient als Impuls für die Erweiterung der eigenen Sichtweise.

Kreatives Arbeiten mit Werbeslogans

Textvorlage

- *Vivere intensamente il colore fino all'ultimo raggio*
- *Senza tempo senza confini*
- *La tua efficienza vince ogni sfida*
- *Sfida le forze della natura*
- *Giù le mani dalla mia aria*
- *Sergio, unico come le emozioni che regala. Unico come l'interpretazioni di un artista che vede il mondo con altre forme e colori. Sergio: chi ha detto che è solo uno spumante?*
- *Appartengo a una razza che ha bisogno di luce*
- *Sembra la fine del mondo. Invece è l'inizio*

- *Immersa nella luce rinasco*
- *Muoversi nella luce, in sintonia con tutto quello che ci circonda: il calore sulla pelle, il sorriso sulle labbra, una musica in testa. Lontano da tutti, vicino a noi stessi. Liberi, finalmente liberi. Noi soli, noi e il sole.*

(*Dieser Text wurde aus einzelnen Zeitschriftenwerbungen für verschiedene Produkte zusammengestellt*).

- Der gesamte Text wird einige Male vorgelesen, die Lernenden werden aufgefordert, sich dazu frei im Raum zu bewegen. Sie sollen mit ihren Bewegungen dem Klang und Rhythmus der Sprache folgen, der Text wird so oft gelesen, wie die Lernenden es wünschen.

- Nun werden die Einzeltexte ausgelegt und jeder Lernende sucht sich einen Text aus, der ihn spontan besonders anspricht. Er soll ihn lesen und sich dazu bewegen, so oft bis Bewegung und Sprache in einen gemeinsamen Fluss und Rhythmus kommen. Der Lehrer kann individuell Hilfestellung geben, indem er als Modell Bewegung und Sprache empathisch im Sinne Ottos vorführt und so den auditiven und visuellen Kanal des Lernenden anregt. Der Lernende darf imitieren, sollte dann aber im nächsten Schritt eigene Lösungsmöglichkeiten finden.

- Im Folgenden soll nun der kurze Text mit Hilfe der Bewegung memoriert werden, damit anschließend ohne Arbeitszettel geübt werden kann. Diese Zeit sollte individuell sein, so dass schneller Lernende schon zur nächsten Aufgabe übergehen können.

- In dieser Aufgabe sollen die Lernenden sich bewusst mit den Antrieben (Laban) Raum, Kraft, Zeit und Fluss und den Antriebselementen *direkt – indirekt, stark – leicht, schnell – getragen, gebunden – frei* auseinandersetzen und diese in Bezug zu ihrem gewählten Text setzen, d. h. sie schaffen eine Bewegungssequenz zu ihrem Text ausgehend von den lautlichen Eigenschaften (Sprachdynamik/Rhythmik = Bewegungsdynamik/Rhythmik).

- Die Werbefotos werden ohne Text ausgelegt. In der nächsten Aufgabe sollen sich die Lernenden das passende Werbefoto zu ihrem Text suchen: Gibt es visuelle Informationen auf den Fotos, die zu den auditiven Informationen der Sprache passen könnten? Die Ergebnisse werden dann mit den Originalwerbefotos verglichen.

- Gruppenarbeit: Kleingruppen von 3-4 Personen werden gebildet und die Ergebnisse verglichen. Können die dynamischen Informationen der Text- und Bewegungssequenzen in den visuellen Informationen des Fotos wieder gefunden werden? Gibt es symbolisch-abstrakte Eigenschaften, die diese Informationen gemeinsam haben?

- Im nächsten Schritt werden nun in Partnerarbeit die Bewegungsimprovisationen mit dem dazugehörigen Text den Partner vorgestellt und gegenseitig gelehrt (gelernt). Danach stellen die beiden Partner ihre Bewegungsfolgen zu einer gemeinsamen Bewegungsfolge zusammen. Sie können entscheiden ob, a) sie die Bewegungen und Texte hintereinander, b) als Dialog oder c) ineinander verschachtelt darstellen wollen. Sprache und Bewegung sollten aber stets parallel laufen. (So wird über den Bewegungsfluss der Sprachfluss beibehalten).

- Im nächsten Schritt wird in *4er Gruppen* wie im Vorherigen vorgegangen.

- Die 4er Gruppen stellen ihre Ergebnisse vor und versuchen nun eine Komposition in der Gesamtgruppe zu schaffen. Der neue Text, der sich durch diese Komposition ergibt, soll schriftlich festgehalten werden.

- Die Lernenden stellen sich nun untereinander die Kompositionen der 4er Gruppen vor, mischen die Ergebnisse neu und schaffen eine Bewegungskomposition in der Gesamtgruppe. Der neu entstandene Text wird schriftlich festgehalten.

SCHLUSSBETRACHTUNGEN

In diesem Kapitel wurde ein Laban-basierter innovativer Ansatz zum Sprachenlernen über Bewegung vorgestellt, seine theoretischen Anknüpfungspunkte benannt und ein praktisches Beispiel für die Anwendung im Unterricht gegeben. Das Unterrichtsbeispiel verdeutlicht, wie die Bewegung in den (fremd-)sprachlichen Unterricht integriert werden kann. Grundsätzlich sollte aber jede Unterrichtsstunde Möglichkeiten des körperlichen Ausdrucks einbeziehen. Sprachstrukturen und Wissen über Sprache sollen „be-griffen" und der Lernprozess individuell gefördert werden. Dazu können Lernsituationen geschaffen werden, in denen die verbalen und nonverbalen (Bewegungs-)Erfahrungen der Bewegungsqualitäten und Antriebe für den Lerner ermöglicht und sprachlich reflektiert werden. Sprache und Bewegung werden als Einheit verstanden, auf die der Lerner kreativ einwirken und durch die er neue, subjektiv-individuell bedeutsame Begrifflichkeiten schaffen kann.

Ganzheitliches, bewegungsorientiertes Sprachenlernen vereint in sich kognitive, psychomotorische, soziale und affektive Komponenten und genau das ist Sprachenlernen: ein kognitiv-psycho-sozialer Prozess, an dem der ganze Mensch mit seiner Welterfahrung beteiligt ist. Wenn Sprache zu einem sinnlichen Erlebnis für den Lerner wird, dann hat sie für ihn einen Sinn.

LITERATUR

Bauer, J. (2005). *Warum ich fühle, was du fühlst*. Hamburg: Hoffmann und Campe.
Beier-Marchesi, K. (2006). Als die Wörter laufen lernten – Wege zum bewegungsorientierten Sprachunterricht. In I. Hunger & R. Zimmer (Hrsg.), *Bewegung-Bildung-Gesundheit – Entwicklung fördern von Anfang an* (S. 256-262). Schorndorf: Hofmann
Bettelheim, B. (1969). *The children of the dream*. New York: Macmillan.
Buytendijk, F.J.J. (1956). *Allgemeine Theorie der menschlichen Haltung und Bewegung*. Berlin: Springer.
Butzkamm, W. (2004). *Lust zum Lehren, Lust zum Lernen. Eine neue Methodik für den Fremdsprachenunterricht*. Basel: Francke.
Bühler, C. (1975). *Das Seelenleben des Jugendlichen*. Stuttgart: Fischer.
Hollmann, W., Strüder, H.K. & Tagarakis, C.V.M. (2005). Gehirn und körperliche Aktivität. *Sportwissenschaft, 35(1)*, 3-14.
Hunfeld, H. (1998). *Die Normalität des Fremden*. Waldsteinberg: Heidrun Popp.
Jasiukaitis, P., Nouriani, B., Hugdal, K. & Spiegel, D. (1997). Relateralizing hypnosis: or have we been barking up the wrong hemisphere?*International Journal of Clinical and Experimental Hypnosis, 45(2)*, 158-177.
Kestenberg Amighi, J., Loman, S., Lewis, P. & Sossin, K. M. (1999). *The meaning of movement. Developmental and clinical perspectives of the Kestenberg Movement Profile*. New York: Brunner-Routledge
Klippel, F. (2000). Überlegungen zum ganzheitlichen Fremdsprachenunterricht. *Fremdsprachenunterricht, 44 (53), 4*, 242-248.
Klippert, H. (1999). *Methoden-Training. Übungsbausteine für den Unterricht*. Weinheim : Beltz.
Laban, R. (1980). *The Mastery of Movement*. London: Macdonald and Evans
Laging, R. & Klupsch-Sahlmann, R. (2001). Schulen in Bewegung. *Sportpädagogik, 2*, 4-10.
Lehrplankommission des Italienischen Schulamtes der Autonomen Provinz Bozen (2001). *Hermeneutischer Zweitsprachenunterricht*.
McGuire, P.K., Robertson, D., Thacker, A., David, A.S., Kitson, N., Frackowiak, R.S.J. & Frith, C.D. (1997). Neural correlates of thinking in sign language. *Neuroreport, 8(3)*, 695-698.
Merleau-Ponty, M. (2006). *Phenomenology of Perception*. London: Routledge Classics.
Merleau-Ponty, M. (1966). *Phänomenologie der Wahrnehmung*. Berlin: De Gruyter.
Schilder, H. (1985). Reformbestrebungen und Wendepunkte in den Grundlagen und Methoden des Fremdsprachenunterrichts / Quellen zur Methodengeschichte. *Englisch-Amerikanische Studien 7/1*, 54-59 / 68-79.
Pestalozzi, J.H. (1961). *Wie Gertrud ihre Kinder lehrt. Ausgewählte Schriften zur Methode*. Paderborn: Schöningh.
Piaget, J. (1975). *Das Erwachen der Intelligenz beim Kinde*. Stuttgart: Klett.
Plessner, H. (1970). *Philosophische Anthropologie*. Frankfurt: Fischer.

Plessner, H. (1950). *Lachen und Weinen*. München: Leo Lehnen.
Ramachandran, V. (2006). *Der Spiegel, Nr. 10 vom 06.03*, 138.
Rizzolati, G., Fadiga L., Galles, V. & Fogassi, L. (1996). Premotor cortex and the recognition of motor actions. *Cognitive Brain Research, 3*, 131-141.
Rogers, C. (1974). Lernen in Freiheit. *Zur Bildungsreform in Schule und Universität*. München: Kösel.
Romer, G. (1993). Choreographie der haltenden Umwelt: Die frühe Mutter Kind-Beziehung in Bewegungsmustern. In K. Hörmann (Hrsg.), *Tanztherapie* (S. , 33-56). Göttingen: Verlag für angewandte Psychologie.
Schiffler, L. (2002). *Fremdsprachen effektiver lehren und lernen*. Donauwörth: Ludwig Auer.
Schlemminger, G., Brysch, T., Schewe, M.L. (Hrsg.) (2000). *Pädagogische Konzepte für einen ganzheitlichen DaF-Unterricht*. Berlin: Cornelsen.
Schumann, J.H. (1999). A neurobiological perspective on affect and methodology in second language learning. In: Arnold, J. (Hrsg.): *Affect in language learning* (S. , 28-42).Cambridge: Cambridge University Press.
Slater, W. (1993). *Dance and Movement in the Primary School*. Plymouth: Northcote House.
Spitz, R. (1967). *Vom Säugling zum Kleinkind*. Stuttgart: Klett.
Trebels, A. (1992). Das dialogische Bewegungskonzept. Eine pädagogische Auslegung. *Sportunterricht 41(1)*, 20-29.
Weizäcker, V. v. (1950). *Der Gestaltkreis*. Stuttgart: Thieme.
Wendlandt, W. (2000) *Sprachstörungen im Kindesalter*. Stuttgart: Thieme.

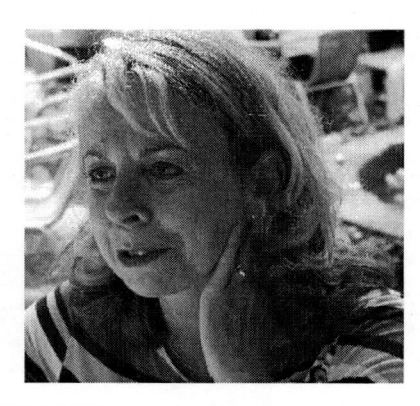

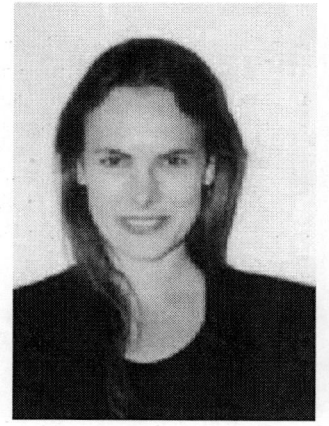

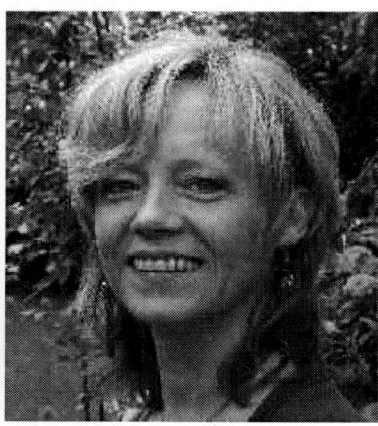

Susanne Bender, Sabine Koch und Marianne Eberhard

KESTENBERG MOVEMENT PROFILE PERSPECTIVES ON POSITED NATIVE AMERICAN LEARNING STYLE PREFERENCES

Janet Kestenberg Amighi

Observations and theoretical inferences based on the Kestenberg Movement Profile (KMP) suggest that certain movement qualities, including pre-efforts, efforts and shaping in planes, are closely associated with learning and other cognitive processes. Many of the diverse learning styles preferences present in non-industrialized communities are also found in informal settings in all societies and may be beneficially integrated into classroom settings. Diagnosis of learning styles however is performed primarily through verbal channels. Application of the KMP offers a nonverbal mode of diagnosis. Through the KMP, complex combinations of elements may be identified which help us discern strengths as well as obstacles to learning in children of diverse backgrounds. Likewise, the KMP may become better informed in the process of integrating material from learning theorists.

Lernstilpräferenzen amerikanisch-indianischer Kinder: Eine KMP Studie

Beobachtungen und Interpretationen auf Basis des Kestenberg Movement Profils legen nahe, dass spezifische Bewegungsqualitäten, so z.b. Vorantriebe, Antriebe und Formen in Flächen, Korrelate von Lernprozessen und anderen kognitiven Prozessen sind. Die Diagnose von Lernstilen wird jedoch herkömmlich vorwiegend über den verbalen Kanal vorgenommen. Nonverbale Lernstilpräferenzen, die in allen Kulturen vorzufinden sind, können zum Vorteil der Kinder in pädagogischen Settings berücksichtigt werden. Das KMP bietet die Möglichkeit zur nonverbalen Lernstildiagnose. Stärken und Schwächen von Kindern unterschiedlichen kulturellen Hintergrunds können so identifiziert werden. Gleichzeitig kann das KMP von Lerntheorien profitieren.

Keywords: Kestenberg Movement Profile, learning style preferences, pre-efforts, efforts, Native Americans.

The discovery that there are significant individual and cultural differences in learning style preferences has led to the development of diagnostic approaches with implications for teaching methodologies (e.g. Myer Briggs Foundation, 2007; Gardner, 2006). Diagnosis of learning styles is most often based on the verbal forms of inquiry, although there is also considerable neurological research focused on such aspects of learning as memory systems and information is processing (e.g. Willis, 2006). Here, I would like to look at learning style preferences from the perspective of movement studies, specifically the Kestenberg Movement Profile (KMP). Can the KMP offer contributions to the diagnosis and understanding of learning style preferences and obstacles to learning and can we, KMP users, learn from the learning style literature?

The Kestenberg Movement Profile is constructed on the basis of a developmental framework. It traces how attributes of muscle tension flow serve as precursors to the development of pre-efforts which in turn form the basis for efforts.

Pre-Efforts: qualities of learning and defense

Efforts are movements which deal with the elements of space, weight, and time as described by Laban (1960). Marion North (1972) observed that small children often use what she called immature efforts. In KMP terminology, they are labeled as pre-efforts, which would reflect their role as developmental precursors of efforts.

How can pre-efforts be identified? Infants move, shifting between bound and free flow of muscle tension, absorbed in their internal states (North, 1972; Kestenberg, 1975). Once a child begins to attend to the environment as something which she wishes to influence or interact with, her focus must begin to turn more outward. However, she is not yet able to accomplish the task simply with an outward focus, for she must still be concerned with how this action can be accomplished. For example, to reach a toy to pick it up, without the muscle knowledge of how to be direct, the child must focus on the object, but also attempt to control the fluctuation of her muscle tension to actually reach the toy and not let her arm wander off target. Thus, her focus is on both the internal processes and the external goal. Pre-efforts are characterized by this dual focus. Once a child has learned to control muscle tension without an internal focus, she can move ahead to the use of efforts (Kestenberg Amighi et al., 1999).

However, pre-efforts continue to play a role even in adulthood when new skills are being learned, such as when an adult attempts to learn a foreign script such as Arabic or Hebrew. Looking at the adult's handwriting others may comment that he writes just like a five year old. Both are probably using pre-efforts. Thus students of the KMP came to see that pre-efforts are life long learning tools.

Pre-efforts are also seen in a person's attempt to defend against or cope defensively with undesirable emotions. For example, when walking across a narrow log over a ravine, a person who is anxious about how to do it without falling, will focus on how to hold himself steady. Therefore, the outer focus, moving directly across, becomes combined with an inner focus on steadying muscle tension (see also Koch, 2007).

Students of the KMP came to realize that the learning aspect, not knowing how to accomplish a task and defenses, i.e. anxiety about how to do it, often combine, reinforcing the use of pre-efforts for learning. Pre-efforts may be helpful in the initial attempts to learn a new concept or task, but at some point holding onto the internal focus may impede the transition from the trying phase (pre-efforts) to accomplishment of the task (efforts). So pre-efforts may act as tools for learning but may become obstacles as well.

Looking at specific pre-efforts, we can derive information about specific learning styles and obstacles to learning. For example, *channeling* (based on even flow) can be used to work to keep a steady focus on a teacher or problem. It may also be used to defend against the temptation to divert one's attention to something perhaps more interesting. The frequent use of *channeling* in an older child or adult suggests a person who is trying hard to stay steady and as a result the person may become rigid, afraid that any deviation will make them fall, metaphorically. Or a person may frequently *hesitate* (a pre-effort based on graduality) in the face of a difficult problem, keeping to a cautious step by step process. This may work fine, but at some point if caution does not diminish sufficiently, the *hesitation* can become detrimental, making the person fall further and further behind. Another student may approach the same difficult concept by leaping in *suddenly*, (pre-effort of sudden based on abruptness), jumping over the step by step work and the details, and come to a flash of insight or intuition. If the answer is not easily accessible, this person may become quickly discouraged and avoid further attempts. Susan Loman (Kestenberg Amighi et al., 1999) has pointed out that when one type of defense becomes ineffective, a person may turn to its opposite. Thus delaying and hesitating, until the last minute, a person may then throw himself into a dreaded task and suddenly jump right in, creating a characteristic sequence of learning approaches.

We may also identify various ways of simultaneously combining different kinds of pre-efforts. For example, a person may *suddenly* find an insight with *vehemence*, adding a high level of intensity of feeling in service of accomplishing a task rapidly. Let us note that both suddenness and vehemence are fighting elements (seen on the right side of the diagram) and therefore, are well matched. Likewise, *channeling* and *straining* combine in an intrinsically coherent fashion. But at times a person may combine mismatched qualities, i.e., a fighting with an indulging type of pre-effort, such as hesitating and straining. The high intensity restraint in straining may turn a cautious hesitation into immobilization. Or we might see a sudden flash of insight derailed by a gentle touch which holds back enthusiasm for the idea. Such mismatches or clashes draw our attention to internal conflicts and possible obstacles to learning.

The movement perspective on learning styles offers us a novel point of entry for recognition, diagnosis, and intervention where needed. The Tables 1 to 3 show the KMP pre-efforts with associated learning and defensive styles.

Table 1: Pre-effort Diagram

Indulging Pre-efforts	Fighting pre-efforts
Flexibility	Channeling
Gentleness	Vehemence or Straining
Hesitation	Suddenness

Table 2: Pre-efforts and Learning styles

1. Flexibility: turning, shifting, rotating to try to see things from a different angle or point of view. Adjusting as an approach to learning.
2. Channeling: focusing on keeping to one line of approach, refusing to be distracted.
3. Gentleness: touching carefully on a new concept or experience, touching on the surface to keep away from deep commitment or involvement.
4. a. Straining: trying very hard to do something in a controlled way.*
   b. Vehemence: throwing passion into the attempt, trying to get more involved.
5. Suddenness: trying to jumping ahead with it to get past problems.
6. Hesitation: pausing until it becomes easier or clearer.

Table 3: Pre-efforts as Defenses

1. Flexibility: Avoidance
2. Channeling: Isolation
3. Gentleness: Reaction formation: acting nice to cover aggressive feelings
4. Straining and Vehemence: Identification with the aggressor
5. Suddenness: Jumping into danger to conquer fears: forward, counter phobia
6. Hesitation: Defensive delaying

Learning Styles identified in Native American children

I would now like to take us on a different more challenging excursion, beginning with an examination of learning styles often associated with non-industrialized communities or cultures. I will then hypothesize how these styles might relate to and be expressed by KMP movement qualities. I caution that this is preliminary journey, not necessarily supported by careful observation and data, but rather jumping in with intuition as our guide. And although we begin our journey in distant lands, I will surely attempt to bring us back home.

An anthropologist, Clyde Kluckhohn (1959), wrote that the study of other cultures provides a mirror for mankind. From the study of others, we learn much that we may not have earlier observed about ourselves. With me the journey towards learning about our ways of learning began with an experience in another culture. It was 1972. I was living in Kerman, Iran, at the time, and Iranian men in Kerman spent many of their leisure hours playing backgammon. I watched a bit, but soon became impatient to join the play. I asked my Iranian husband to explain the rules. "You can learn the rules by watching us play," he said, "Feel the moves, see each detail, and you will learn on your own. Anyway, no one will play with you until you can play well."

I was completely taken aback. I recovered by quickly, slipping on my anthropological hat and thinking about other experiences I had had in Iran. I came up with two hypotheses: 1. At least in informal settings, Iranians generally don't learn by using abstract rules, but rather through observational opportunities. 2. With sufficient observation, even without practice, one can learn enough to become proficient, at least in some endeavors.

What next came to my mind was how strongly this contrasted with what I thought of as "the American way." Read the manual, write down the proper steps and then practice, practice, practice, because practice makes perfect. Here I was to have no manual and no practice. Could I learn in the "exotic" manner of the Iranians?

Subsequently, I read a number of research papers on learning style preferences among Native American children still living on reservations. Similar to what I observed in Iran, this research described: 1) a preference for an holistic approach, that is learning within the natural context of an activity with attention to details, 2) a preference for the visual image and kinesthetic mode of learning and, 3) a preference for proceeding from observation to competency without a practice phase, as well as many others we cannot cover here (Tharp, 1991; Rhodes, 1988). Despite intergroup differences, these three styles have been reported among several tribal groups, including Navajo, Yaqui, and Oglala, both by researchers and indirectly in anecdotal comments made by their Anglo teachers (Deyhle & Swisher, 1997; Tharp, 1991).

Since we are students of movement, it is natural to ask whether we can find specific movement correlates of each of these learning preferences. The existence of correlations between specific types of cognition and movement patterns has been posited for a long time. Developing Munsterberger's interest in the role of movement in cognition, Margaret Washburn (1916) contended that cognition actually requires "tentative movement." (Scarsborough, 1990, p. 345 quoted in Thompson, 2005). About the same time, Dunlap (1914) was writing that ideas arise from complexes of muscular sensations associated with outwardly imperceptible tensing of muscles. Freud told us that the body can't lie, but rather expresses outwardly, inner thoughts and feelings (see also North, 1972). These scholars preceded Rudolph Laban's description of the relationship between cognitive qualities such as determination and movement patterns such as strength (1960).

In the search to discover a relationship between posited Native American learning styles and movement qualities, let us examine each learning style a little more closely. Perhaps the phenomenology of the learning styles will help lead us to the movement qualities involved.

1. Holistic versus Analytic Learning styles

Let us begin with the preference for thinking and learning holistically. Holistic learning is generally defined as learning whole processes within the natural context of the subject matter, and this generally entails attending to all the details and parts that comprise the whole (Tharp, 1991; Tharp, 1989). In learning theory, this is often termed field sensitive learning or situated cognition (Nieto, 1999). In the case of the backgammon players in Iran, a holistic learner/thinker observes within the context of the social setting, watching the whole process from beginning to end. When telling a story, it is the whole story that matters and its meaning within the culture context. As an Indian child said, "If I leave out the details, it will not be the same story." (Whithoff, 2000)

In contrast, a field-independent learning style deals with the subject matter in an analytic abstract manner devoid of social context (Witkin, 1962). The game player reduces the details of the game to its elementary rules. The analytic story teller focuses on the essence of the story.

The holistic approach is reflected in comments made by some Anglo teachers that their Indian students were focused on the details, but they were not good at summarizing a story or analytically deriving the main theme (Rhodes, 1988).

Holistic versus analytic learning/thinking preferences and KMP movement qualities

Kestenberg and Sossin (1979) described the more mature movement components, such as effort and shape, as those which serve complex ego functions. One might think of the effort of acceleration as related to speeding up as one becomes more confident in a learning task, or decelerating when one meets an obstacle. However, the just described holistic-analytic polarity seems to be most closely related to movement qualities of the horizontal plane of Laban Movement Analysis.

Let us begin with the analytic approach to learning. What movement would encapsulate the diversity of reality into its basic essence or abstract features? I would suggest that *enclosing* facilitates the condensing of a body of information. In the process of enclosing, the "extraneous" variations and details become neutralized, homogenized or erased. Now if we add the matched effort of direct attention, the enclosed material can be seen and understood in an abstract and analytical manner.

Thus, when observing a number of trees with *enclosing* and *direct*, one will be brought to the abstract concept of "tree." One can even form the image of "a tree." with treelike qualities reflecting no particular variety of tree, much less any realistic individuality. Rather, one creates a conceptualization of "treeness," an abstraction derived from the analytical mode of conceptualization. As an interesting side point, direct and enclosing allows me to take control and ownership of this created idea or concept. It is not just "out there" in nature, but something that belongs to me.

In contrast, I would suggest that a holistic approach would be consonant with *spreading* with *indirect*. Spreading opens us to a wide array of information. With indirect attention, we scan the material, noticing how one details leads to another, creating whole patterns. One part is incomprehensible but finds meaning as part of a whole; eyes, ears, nose and soon a face emerges which does not erase the various parts but rather is built upon them. And then even beyond this face, we spread to attend to the broader environment or context, leading us to associations, metaphors, and myths, wandering creatively, allowing us to think in a nonlinear fashion. Lisa Delpit (2006) informs us that when her young African American clients tell stories it often seems to Anglo listeners that these stories are rambling and incoherent, including irrelevant details. In contrast, the African American parents praised the stories as rich and connected.

With indirect and spreading, one does not own or take control, but rather becomes aware of the material which is out there and shared, which is not ours to manipulate and shape, but rather to absorb and connect to. Therefore, spreading and indirect predisposes one to a holistic approach to the world.

In sum, we would then predict that children who were described as holistic learners would also tend towards indirect and spreading and those who preferred analytical modes would tend more towards direct and enclosing. Would we find congruence in the preferred movement patterns in social as well as cognitive contexts?

We have been discussing learning styles as possibly founded upon matching efforts and shapes of the horizontal plane. What occurs when an individual effort is not joined by a shaping element? For example, direct attention without enclosing, might foster attention to a detail, but not in a holistic manner as just described. The details would be of interest, in and of themselves, in other words, decontextualized. For example, my analytic husband enjoys adding new pieces to his collection of non-western art. He enjoys each piece on its own merit. Whereas I, who rarely use direct attention, and tend to be more holistic usually don't notice the new pieces. Instead, as I spread my attention indirectly, I may become aware of the new overall design of the collection.

And what about the impact and meaning of the use of clashing patterns, for example, indirect combined with enclosing? We might imagine someone who encloses and gathers information or ideas, but rather than considering their meaning, is already off seeking new information. I do this all the time and it disorganizes me. Would the frequent use of this mismatch or clash indicate learning and conceptualizing difficulties?

And of course this leads us to ask to what extent perceived student learning difficulties are a product of adult/student incompatibility in learning styles. In one case a young child living in a rural community is asked by her math teacher to look at a picture and say whether there are few or many sheep in the picture. The child becomes engrossed in the details and context and this leads her to respond, "They are eating grass and it looks like spring, so many sheep may be pregnant and will have babies, so there are many." The teacher becomes frustrated because in her view, this is not the point. The teacher wants an analytical response such as "few sheep" while the child offers a more holistic answer. This cultural bias toward a direct and analytical approach is also reflected in a web site designed to help parents diagnose learning problems. The site suggests that parents be concerned if their children litter and clutter their stories with distracting details and don't go straight to the target of a subject (Vail, 2007).

2. The Visual/Kinesthetic versus Verbal/Aural Learning Style.[1]

A second reported characteristic of Native American children's learning style is the preference for the visual and kinesthetic senses over the verbal and aural ones. In other words, the learner is very receptive to visual images and kinesthetic identification and based on these senses is able to best comprehend information and formulate memories. In contrast a verbal/aural learner is more receptive to the heard messages and verbal instructions.

Movement Qualities Kinesthetic and Visual Cues:
(a) Kinesthetics. A long time teacher on the Rosebud Reservation in Mission, SD, reports that the children interact primarily through body language (Swisher & Deyhle, 1989). Balinese children learn to dance not only through observing an instructor, but also through moving in synchronicity with the teacher who stands behind them, physically shaping and guiding their movements (Kestenberg Amighi & Pinder, 1990). Although some cultures, through high contact parenting and nonverbal emphasis, may heighten kinesthetic abilities, such abilities are certainly not exclusive to them. In fact, Beebe et al. (1982) suggest that infants appear to be pre-designed to perceive rhythmic patterns that underlie human interaction. Kendon (1970) spoke of the coordination of movement, a shared rhythmicity, as fundamental to the creation and sustainment of rapport. Thus, the ability to learn kinesthetically would appear to be universal, though perhaps de-emphasized in most Western cultures (see also Kestenberg, 1985).

What movement qualities might reflect the process of learning through kinesthetic modes? Can we detect subtle tension flow changes that might be occurring as an observer kinesthetically identifies with another person, absorbing the body knowledge needed for the acts being performed? Using a complex method of recording, such as the Noldus system, we should be able to simultaneously track muscle tension changes in an observer and a mover. We would predict that higher levels of attunement in an observer would correlate with a higher degree of kinesthetic learning.

(b) Visual Learning. It is more challenging to detect and conceive of movement qualities that might be associated with the visual mode of incorporation of knowledge. We might seek support for a common conception that visual learners focus directly on the subject matter while auditory learners in attempting to capture sound from a less discrete source might metaphorically spread out tentacles to capture the sound with indirect attention. Would we find spreading eye movements or slight adjustments of the head?

3. The Observation to Competence Learning Style versus the Practice Model

This learning approach has been discussed and described most commonly in regard to the learning of physical skills, but it can be applied to cognitive processes as well. It entails the observation of a task, and then, without going through a practicing phase, the observer performs competently. Werner and Begeshe (1968; cited in Swisher, 1991) explain the process as the acquisition of internal mental competence preceding physical performance. In a different context, Bandura (1997) described organizing and rehearsing of modeled behavior symbolically and then enacting it overtly.

Teachers' comments on student behavior explain this dichotomy further. One teacher said, "The Indian students seem to need time to think about things before they take action on their assignment. It is almost like they have to make sure they can do it before they try," (quoted in Swisher & Deyhle, 1989, p. 1, see also Nieto, 1999; Whithoff, 2000).

Swisher and Deyhle (1989) suggest that Indian children's reluctance to "try" may in part be attributed to a tendency in some Native American settings to ridicule a person who performs clumsily. To avoid ridicule, an individual would not attempt an action unless he knows how to do it well already. Contributing to this reticence, Native American parents are more likely to give a child the autonomy to decide and to know when she is prepared to undertake a task (Swisher 1991). In contrast, EuroAmerican cultures, the opposite attitude is generally the case; we "give a man credit for trying" and we feel that the way to learn something is to attempt to do it (Swisher & Deyhle, 1989, p. 95) and we are more likely to urge a child on.

Moving from Observation to Competence

KMP findings have suggested to us that pre-efforts are an integral part of the learning process. Yet, the observation to competence model as seen in Native American children suggests that learning can take place without a practicing pre-effort phase. In fact, several studies have found that performing symbolic coding and cognitive rehearsal, subsequent to observation, produced significantly better gains when new behaviors were involved (Plessinger, 2007).

Although this process of learning may sound somewhat mysterious, it occurs in everyday life quite commonly. Let me give you an example from a KMP class exercise. I placed a raw egg on a spoon and asked students sitting in a semi-circle to pass the spoon and egg around. The first few students moved their arms with deliberate attention to keeping their muscles steady and controlled, using the pre-efforts of channeling and hesitation. However, by the last few students, the cautious approach was gone and students handed the spoon from one to the other with ease, using the efforts of direct and acceleration. Thereupon followed a discussion about whether the students at the end of the line were simply braver, more competent souls or whether they had indeed learned how to accomplish the task through observation. Then, reversing the order, I constructed a task that involved two spoons and one egg. The task was to transfer to egg from the first spoon to the second one, and then to keep the process going. The task included the problem of how to get the first spoon from the first student down to the third student in time to receive the egg. Again the first few students moved entirely in pre-efforts, challenged now by a physical and cognitive task, but by the end of the line, again efforts emerged. One student explained, "I was nervous at first, but as I watched I gained confidence that I could do it without dropping the egg." Observation was sufficient for learning without a practice phase.

What do we know about these internal learning processes? Bandura (1979) suggested that the highest level of observational learning is achieved by first organizing and rehearsing the modeled behavior symbolically and then enacting it overtly. It has also been suggested that coding modeled behavior into words, labels or images results in better retention than simply observing.

The greatest amount of related research occurs in the field of sports psychology where researchers have discovered that people can improve their mastery of a task, such as shooting a basketball by creating a visual image of an idealized version of the process. Neurological studies suggest that small tracks engraved in the brain cells can ultimately enable an athlete to perform physical feats by simply mentally practicing the move. Therefore, the mental imagery (which presumably is based on earlier observations of others) can train our minds and create the neural patterns in our brain to teach our muscles to do exactly what we want them to do (Plessinger, 2007).

Does this mean that pre-efforts are eliminated from this type of learning process or is it possible that what is being talked about here is an internalized form of pre-efforts? We frequently hear the term "mental rehearsal" being used, does this mean that over time muscle memories evolve from a pre-effort-like form into an effort form? (e.g. Roure et al., 1998). There seems to be more evidence that, as earlier discussed, pre-efforts can be completely bypassed in this process. One researcher suggests that in mental rehearsal you may be physiologically creating neural patterns in the brain, "just as if you had physically performed the action." (Greenberg, 2006, p. 1). But in fact, this is inaccurate. One does not visualize the act as performed, but rather as it should be performed based on observations of skilled performers. In fact, some sports psychologists suggest that the reason visual imagery works so well is that when a person is imagining herself performing a task, she is imagining a perfect performance. Furthermore we can add that the fears of failure which may lead to defensive pre-efforts are diminished because the person has often held back performance unless or until a sufficient level of confidence has been reached.

Of course I am not suggesting that all practice or rehearsal is necessarily eliminated with the use of mental imagery. People who are at high levels of competency often continue to practice and improve their skills. But I am suggesting that they are working in the domain of efforts, and may thus reduce or eliminate a pre-effort phase of learning through observation and creation of visual images and kinesthetic memories. And this would appear to apply not only to the performance of physical tasks, but to cognitive tasks as well.

In sum, the three qualities I observed in Iran, have been described as characteristic of Native American school children living on reservations (Tharp, 1991) and critical for understanding obstacles to learning for Native American children. As a result, there have been attempts to reduce the gap between the posited Anglo teaching style and the Indian learning styles, i.e., analytic vs. the Indian holistic, verbal vs. visual image/kinesthetic, and practice-oriented rather than learning through observation. It was hoped that by teaching in a more culturally appropriate manner, the high drop out rates and school-related problems of some Native American children could be resolved.

However, early enthusiasm has been tempered by a growing number of criticisms of this approach. Some researchers have challenged the broad generalizations and homogenization of individual differences (Nieto, 1999). Secondly, and this is key for us, it is being recognized that these holistic, context sensitive, observationally based, kinesthetically inclined, learning styles are not unique to Native Americans or "the others," but rather can be found in all cultures, particularly in informal learning settings, in all cultures.

In fact, some elements of the styles of learning described here in regards to Native American children are now being discussed by mainstream learning theorists. Some time ago Bandura (1979) pointed out that if we did not rely heavily on observation of social models for learning, learning would be an extremely laborious endeavor indeed.

More recently, the Constructivists school calls for offering children activist learning opportunities within natural contexts (e.g., McLaughlin & Oliver, 2000). And the field of sports psychology has become enamored with the potential of what they call visualization or imagery (mental training) as a process of "rehearsing" a physical task in one's mind in order to learn to improve in it (Plessinger, 2007). In other words, it appears that learning and teaching styles which have been largely excluded from the classrooms are being rediscovered and reevaluated as educational approaches in educational contexts. By observing them in other cultures, we have come to understand more about our own informal ways of learning and we may determine that they should be integrated into the classroom setting to the benefit of all students. Kluckhohn was right, the studies of others offers us a mirror onto ourselves (1959).

CONCLUSION

Studying learning styles through KMP movement observation offers a potentially powerful way to access individual differences, obstacles to learning and individual strengths for researchers and educators. Viewing the multiple elements of efforts, shapes, pre-efforts, and other movement qualities, we are continually reminded that learning and thinking processes are underpinned not by singular qualities, but most often by complex matching and sometimes mismatching combinations of movement parameters.

This removes us from the debates over whether thinking and processing information must take place through language or must engage visual images for forming memories (Stanford Encyclopedia, 2005). It also gives us a more complex perspective on the popular theory of multiple intelligences which also tends to view each style independently (Gardner, 2006). The KMP brings us closer to the neurologically based approaches, such as Dual Coding Theory of Memory (Paivio, 1986) which posits that there is both an image-based memory and quite separately, but at times acting simultaneously, a verbal or language-based memory.

We need considerably more work in validating the preliminary proposals suggested here and elsewhere in the KMP literature before we present these options to learning theorists and educators. However, there is sufficient anecdotal evidence and advantages to this approach to encourage us to go further down this path.

And, in turn, we in the field of KMP can learn much by integrating into our work material and concepts from learning theorists. Our preliminary inquiry here has suggested that while pre-efforts can be helpful indicators of learning styles in many settings, they are not as necessary components of the learning process as we once thought. Indeed the ability to by-pass pre-efforts in some circumstances may offer a more anxiety-free learning approach. Thus, unsurprisingly, we find that there is much to be gained by the body-mind connection approach to learning styles and inclusive patterns of education.

REFERENCES

Bandura, A. (1997). *Self-efficacy: The exercise of control.* New York: W.H. Freeman.
Bandura, A. (1979). *Social Learning Theory.* Englewood Cliffs, NJ: Prentice Hall.
Beebe, B., Gerstman, L., Carson, B., Dolins, M., Zigman, A.,Rosensweig, H., Faughey, K., & Korman, M., (1982). Rhythmic Communication in the Mother-Infant Dyad. In M. Davis, (Ed.). *Interaction Rhythms* (pp. 79-99). New York: Human Sciences Press.

Delpit, L. (2006). *Other People's Children: Cultural Conflict in the Classroom.* New York: The New Press.
Deyhle, D., & Swisher, K. (1997) Research in American Indian and Alaska Native education : From assimiliation to self determination. In M.W. Apple (Ed.), *Review of Research in Education..* (Vol. 22, pp. 113-194). Washington, DC American Educational Research Association.
Dunlap, K. (1914). Images and Ideas. *The Johns Hopkins University Circular, 33,* 25-41.
Gardner, H. (2006). *Multiple Intelligences: New Horizons.* New York: Perseus Books Group.
Greenberg, D. (2003) Mind Power Part II. *Sports Psychology Newsletter,* [Electronic version] Retrieved February 7, 2007,from htpp:/www.stockton.edu/osprey/SportPsych/03/2-03.htm.
Kendon, A. (1970). Movement coordination in social interaction: Some examples described. *Acta Psychologica, 32(3),* 101-125.
Kestenberg, J. S. (1985). The flow of empathy and trust between mother and child. In E. J. Anthony & G. H. Pollack (Eds), *Parental Influence: in Health and disease* (pp.137- 163). Boston: Little and Brown.
Kestenberg Amighi, J., Loman, S., Lewis, P., & Sossin, M. (1999). *The Meaning of Movement: Developmental and clinical perspectives of the Kestenberg Movement Profile.* Amsterdam: Gordon and Breach.
Kestenberg Amighi, J. & Pinder, I. (1990). The application of the KMP cross culturally. In P. Lewis & S. Loman (Eds.), *The Kestenberg Movement Profile: Its past, present applications and future directions* (pp. 114-125) Keene, NH: Antioch New England Graduate School.
Kestenberg, J.S., & Sossin, M. (1979). *The role of movement patterns in development II.* New York: Dance Notation Bureau.
Kluckhohn, C. (1959). *Mirror for Man.* New York: Fawcett Public.
Koch, S. (2007). Defenses in movement: video analysis of conflict patterns in group communications. *Body, Movement and Dance in Psychotherapy, 2(1),* 29-45.
Laban, R. (1960). *The mastery of movement.* London: MacDonald and Evans.
McLoughlin, C., & Oliver, R. (2000). Designing Learning Environments for Cultural Inclusivity: A case study of Indigenous learning online at tertiary levels. *Australian Journal of Educational Technology, 16(1),* 58-72.
Myer-Briggs Foundation [Electronic version] Retrieved February 15, 2007, from http://www.Myer-Briggs.org.
Nieto, S. (1999). *The Light in their Eyes: Creating multicultural learning communities.* New York: Teachers College Press.
North, M. (1972). *Personality Assessment Through Movement.* London: Macdonald & Evans Ltd.
Paivio, A. (1986). Cognitive and Motivational Functions of Imagery in Human Performance. *Journal of Applied Sports Science, 10,* 22-28.
Plessinger, A.. *Effects of mental imagery on athletic performance.* [Electronic version]Retrieved February 23, 2007,from http://www.vanderbilt.edu/AnS/psychology/health_psychology/mentalimagery.htm
Rhodes, R. (1988). Holistic Teaching/Learning for Native American Students. *Journal of American Indian Education, 27* (2), [Electronic version] Retrieved February 18, 2007, from http://www.Jaie.asu.edu/vol27/27S2hol.htm.
Roure, R., Collet, C, Deshaumes-Molinaro, C., Dittmar, A., Dehomme, G., & Vernet-Maury, G. (1998). Autonomic Nervous System Responses Correlate with Mental Rehearsal in Volleyball Training. *Journal of Applied Physiology, 78(2),* 99-108.
Swisher, K. (1991). *American Indian/Alaskan Native Learning Styles: Research and Practice.* Eric Clearinghouse on Rural Education and Small Schools Charleston WV.
Swisher, K., & Deyhle, D. (1989). The Styles of Learning Are Different, but the Teaching Is Just the Same: Suggestions for Teachers of American Indian Youth. *Journal of American Indian Education,* August, 1-14.
Tharp, R. G. (1991). *Intergroup differences among Native Americans in socialization and child cognition: Native Hawaiians and Native Navajos.* Paper presented at the workshop on Continuities and Discontinuities in the Cognitive Socialization of Minority Children, Washington, DC.
Tharp, R. G. (1989). Culturally compatible education: A formula for designing effective classrooms. In: Trueba, H. T., Spindler, G. & Spindler, L. (Eds.). *What do anthropologists have to say about dropouts*? (Pp. 51-66). New York: The Falmer Press.
Thomas, N.(2005). Mental Imagery. *Stanford Encyclopedia of Philosophy* [Electronic version] Retrieved February 9, 2007, from http://www.setis.library.usyd.edu.au/Stanford/entries/mental-imagery.
Vail, P. *How to detect learning problems in your child.*[Electronic version] Retrieved February 23, 2007, from http://www.Schwablearning.org/articles.aspx?r=335.
Washburn, M. (1916). *Movement and Mental Imagery: Outlines of a Motor Theory of the Complexer Mental Process.* Boston: Houghton Mifflin.
Whithoff, B. (2000). Personal communication.
Willis, J. (2006). *Research based strategy to ignite student learning.* Alexandria, VA: Association for Supervision and Curriculum Development.
Witkin, H. (1962). *Psychological differentiation.* New York: Wiley.

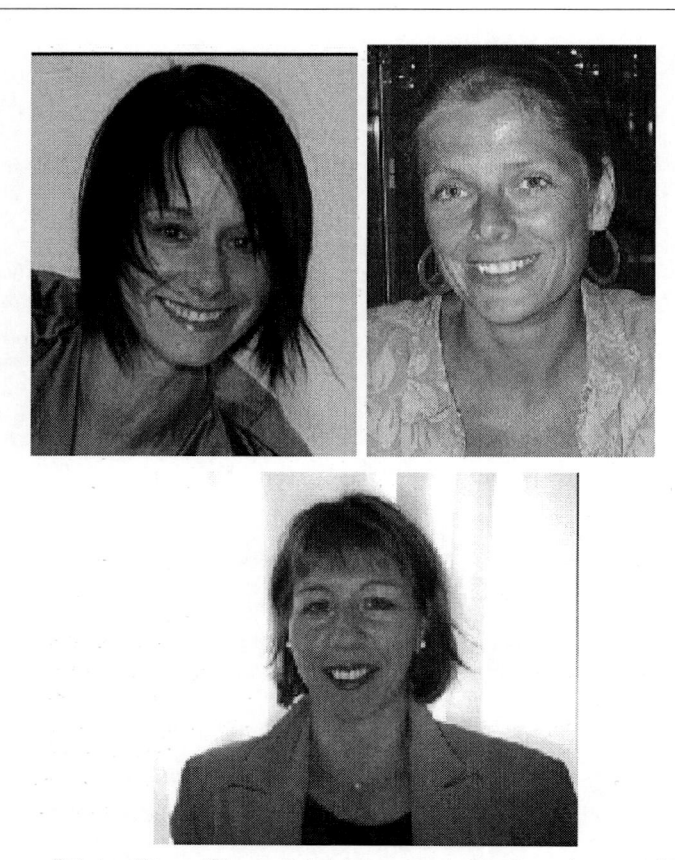

Brigitte Züger (Photo: Friedel Ammann), Iris Bräuninger and Imke Fiedler

THE KMP AND PREGNANCY: DEVELOPING EARLY EMPATHY THROUGH NOTATING FETAL MOVEMENT

Susan Loman

This chapter presents one of the many applications of the Kestenberg Movement Profile (KMP), designed by Judith Kestenberg and colleagues, the Prenatal Project. One of the primary goals of the Project was preparing expectant parents for the birth process, and, more importantly, for their relationship with the child. Early attunement with the fetus (Loman, 1994) provides the solid basis for empathic understanding between parent and unborn child. This attunement produces feelings of mutuality and responsiveness to needs and feelings, as expressed through muscular tension-flow (Kestenberg Amighi et al., 1999). The process of kinesthetic attunement required for fetal movement notation contributes to the foundation for attachment between mother and unborn child. The chapter also describes KMP-inspired exercises to support the mother's growing body during pregnancy as well as provide support during labor and delivery. The use of creative expression such as chanting and singing is described as assisting expectant mothers match the intensity of contractions during delivery. Training expectant parents in these methods provides a head start toward building their relationship to their child.

KMP und Schwangerschaft: Die frühe Entwicklung von Empathie durch Bewegungsnotation des Fötus

Dieses Kapitel stellt eine der vielen Anwendungsmöglichkeiten des Kestenberg Movement Profils (KMP) von Judith Kestenberg und ihren Kollegen vor: das pränatale Projekt. Ein wichtiges Ziel dieses Projektes war es, werdende Eltern auf die Geburt und auf die Beziehung zu ihrem Kind vorzubereiten. Die frühe Spannungsfluss-Einstimmung auf den Fötus (Loman, 1994) stellt eine solide Basis für die Entwicklung von Empathie zwischen Eltern und ungeborenem Kind her. Diese Einstimmung erzeugt das Gefühl von Wechselseitigkeit und Responsivität auf Bedürfnisse wie sie sich in muskulären Spannungsflusswechseln äußern. Der Prozess der kinesthetischen Einstimmung im Rahmen der Bewegungsnotation des Fötus, trägt so zur sicheren Bindung von Mutter und Kind bei.

Keywords: Fetal Movement Notation, Attunement, Kestenberg Movement Profile (KMP), Prenatal Project, Pregnancy Preparation.

BACKGROUND

Judith Kestenberg has written about theoretical issues of pregnancy (Kestenberg, 1976; Kestenberg, 1980; Kestenberg, 1987; Kestenberg, 1989: Kestenberg & Borowitz, 1990) but was also interested in practical applications. A Prenatal Project was founded by Kestenberg and colleagues in the early 1970's to train prospective parents and obstetric nurses to become aware of the preferred movements of the fetus and newborn and to facilitate early mother-child attachment (Kestenberg, 1975). In order to help expectant parents prepare for the arrival of the new baby, Kestenberg describes:

"They [expectant mothers] were aware of the fetal movement during labor and had a feeling of continuity from inside to the outside by observing the movement of the baby as soon as it was born. The expectation that one can recognize the baby by the way it had moved inside of

the mother strengthened the feeling of belonging mothers develop after the initial estrangement from the infant (Kestenberg, 1980, p. 59)."

The expectant mother was encouraged to keep a journal of her fetal movement notations, physical sensations, feelings and dreams. Special exercises were taught to help the expectant mother's body actively support, stretch and adjust to the fetus.

Beginning the process of communication between parent and child early in the pregnancy supports the development of attachment and mutuality even before delivery takes place. Assisting expectant parents to experience and anticipate comfortable parenting involves preparation. Expectant mothers can keep a journal noting body changes, nausea, frequent urination, constipation, bloating, swelling and backaches. Dreams can be included in the journal as well. They can learn new ways to align themselves and support their growing shape. Some of this work is geared to alleviate symptoms, learn self-soothing, and develop self-confidence.

When expectant mothers learn fetal movement notation, they are laying the groundwork for empathy. The process of paying attention to the unborn child's movement preferences acquaints the new mother with the child's movement style and temperament.

Of particular interest is the work of Dr. Alessandra Piontelli (1992, 2000), an Italian psychoanalyst and child psychotherapist, who trained in medicine and neuropsychiatry. She conducted research to investigate whether or not there were continuities of fetal movement behavior before and after birth. Using ultrasound scans, she studied the somatic manifestations of the fetus as she viewed movement to represent a means of communication with the fetus's physical and human surroundings. Piontelli focused on eleven mothers and their fetuses throughout pregnancy and during the first four years of the baby's life. She wanted to observe the behavior of an undisturbed fetus in its natural environment and to see if what had been an impression of early markers of temperament could be confirmed after birth. As Piontelli's (2000) experience developed, she was:

"struck by the individuality of movement of each fetus and by their preferred postures and reactions....each of them seemed already to be an individual with its own personality, preferences, and reactions" (Piontelli 2000, p. 9).

She and her observers could read from the different types of activity, some indication of the child's future temperament. As the expectant mother is beginning to attune to the fetus's early communication, she is beginning the bonding process. This key concept of attunement (Kestenberg, 1975), or movement empathy, is the basis of recording fetal movement notation. Kestenberg explains that:

"complete attunement is based on mutual empathy or an excessive similarity between partners. There is not only a sameness of needs and responses, but also a synchronization in rhythms" (Kestenberg, 1975, p. 161).

Fetal Movement Notation

Pregnant women usually develop sensitivity to their babies' movements or tension changes. They can learn a process of movement empathy that teaches them how to record these movements on paper. The fetal movements of flutters, kicks, twists and presses can be felt and then duplicated in the mother's hands and later on paper. We use a modified back massage to train the women how to identify movement that can only be felt and not seen.

At first the fetal movements are little stirrings (see Figure 1). The baby inside has moved for a long time unbeknownst to the mother, but now there is less and less space and the baby reaches the wall of the uterus with greater force than before. After the stirrings, there are larger and longer movements that indicate a change of position that is then held for some time. One can sometimes see the head or an elbow protruding from the abdomen. By the third trimester, the movement becomes continuous and much more noticeable. The notation shows a never-ending sequence that may be interrupted by kicks.

Notation of fetal movements supports the expectant mother's understanding of the baby's favored modes of tension changes (Kestenberg Amighi et al., 1999). As Piontelli (2000) discovered, long before mothers could perceive any of these movements, their babies could suck, stretch, scratch, yawn, rub their hands and their feet.

As her experience developed Piontelli observed the individuality of movement of each fetus and their preferred postures and reactions that seemed to reflect individual personality and preferences. She also believed that there were emotional undertones elicited by the fetal movements. Based on her findings, Piontelli (2000) describes that the fetus shows clear individual initiative and choice of movement from the eighth week. "The differences between individuals are considerable and seem consistent throughout the pregnancy (Piontelli, 2000, p. 30)." Piontelli discovered that fetuses demonstrate their full repertoire of movements that will later be found in the neonate.

Expectant mothers can answer their baby's movements by reproducing them on their bellies with their hands. When the baby is finally born, mothers are consciously prepared for the baby's movement-style that they perceived before they could see it. This makes for a very special affective attachment. Babies are already familiar with their mothers' movement style as they feel motions as they are carried from place to place. Having mothers reciprocate and conform to the babies' style is comparable to sensing the mothers' willingness to accept them as they are.

Becoming acquainted with the baby inside is an important factor of pregnancy. Empathy, coupled with support, creates a feeling of belonging and being protected (Loman & Foley, 1996). Once the baby is born, most mothers will be more ready to respond to their baby's needs, to hold and give them security based on the focused attention paid to the baby's movements and expressions already felt during the pregnancy. As Piontelli (2000) discovered:

> "there is a remarkable consistency in behavior before and after birth and that many small children show signs after birth of being influenced by experiences they had before birth" (Piontelli 2000, p. 23).

A great variety of feeling tones are conveyed through tension changes at first felt in utero and later seen in facial expressions and body motions. For example, peacefulness is recognized by either even or gradual tension changes and excitement may be expressed through high intensity and abruptness (Kestenberg Amighi et al., 1999). Through kinesthetic identification or movement empathy, the mother sometimes "instinctively" knows whether the baby is hungry, sleepy, in pain or happy. She learns to recognize in the child's specific cry or vocalization which tension changes in the pharynx and larynx are expressed.

Expectant parents are first taught to perceive fetal movement through touch attunement exercises (Loman, 1994). They learn to become sensitive to movement changes that they can feel but cannot see. Since Western culture is not as kinesthetically oriented as we are visual and auditory, this notation provides an opportunity to further develop ways of relating to the newborn through nonverbal modes. In one exercise, the expectant mother's partner gives her a back massage with a variety of tension-flow patterns (Loman, 1998). This rhythmic massage provides sensations similar to the flutters and pushes of the fetus. She attunes to these sensations by duplicating them with hand movements, simultaneously tensing and relaxing her arms and hands. After learning these exercises, she is taught tension-flow notation to record her perceptions of fetal tension changes. This tension-flow writing tracks the rhythm of the fetus' muscular contractions and releases along a time axis, producing tracings that resemble EKG recordings (Kestenberg Amighi et al., 1999).

The notation records the variations in muscle tension and release seen in a wide variety of rhythms and attributes. The tension changes are recorded by drawing variations in tension level, intensity and rate along a horizontal time axis. This time-line is called the *Neutral Line*, dividing the area of free or released tension-flow above the line, from the area of bound or contracted muscle tension-flow below the line (see example below). The further the perceived tension-flow is toward either extreme (free or bound), the further the corresponding notation will be from the Neutral Line. Therefore, high intensity free or bound flow is recorded far away from the Neutral Line, while low intensity flow is recorded near it. Gradual changes of tension-flow are indicated by gradually slanting lines, and abrupt changes are indicated by sharply slanting, peaked lines (Kestenberg Amighi et al., 1999).

To notate the feel of fetal movements we use a system of writing the changes in the flow of muscle tension in the following manner:

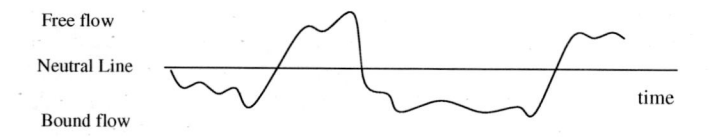

Free flow
Neutral Line
Bound flow
time

Above the horizontal time line, we note free flow as seen in fluttering, flowing or gliding. Below this line we notate bound flow as seen in pressing, wringing or tense holding.

We teach this method to pregnant women by a modified back massage using varying modes of tension changes on the woman's back. At first the expectant mothers reproduce what they feel by tensing and releasing their hands. Then they write the flow changes repeatedly on paper, until they are at ease doing it.

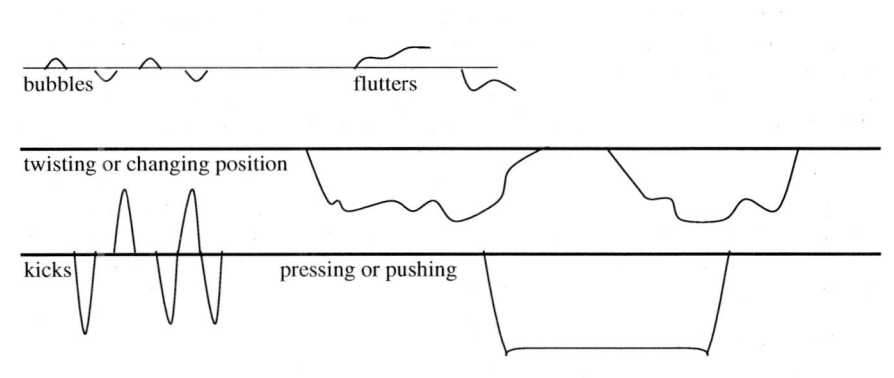

Figure 1: Sample fetal movement notations

Some expectant mothers will feel a familiarity or compatibility with their unborn child's movement, while others will feel distanced from it. In either case, attunement to her fetus' movement can help the mother get to know her child and begin the process of mother-child bonding. On a family level, the individual tension-flow attribute diagrams of the fetus and other family members will show their characteristic patterns of temperament and affective expression. Therefore, these individual tension-flow diagrams (Kestenberg Amighi et al., 1999) can be used to improve understanding of potential areas of harmony and conflict within the family, and to assist the family system in adapting to the new child.

Supporting and Making Space for the Baby through Shape-Flow and Tension-Flow

Throughout the pregnancy the baby needs space to grow in. In order to provide good support for the baby in utero, the expectant mother can provide a firm base from the pelvic floor muscles. This process can begin as early as the first trimester. To introduce the concept of "giving room to the baby" the expectant mothers practice lengthening, stretching upwards and downwards from the middle. This use of symmetrical growing (bipolar shape flow) supports abdominal and pelvic breathing and may bring a feeling of comfort to the pregnant woman (Loman & Foley, 1996). It may also promote relaxation and the image of creating more space for the baby.

Teaching the pregnant woman to firm the pelvic floor and pull her lower abdomen up helps to give support to the baby and self-support to the mother. If the pregnant woman feels passive and pulled down by the additional weight of pregnancy, she may begin to sag. To enhance self-support she needs to contract the pelvic floor and reinforce it by raising the lower part of the abdomen. Working on feeling grounded and transferring the grounding up, so that it reaches the pelvic floor, helps to ground the baby as well. The feeling of security that the ground gives is transmitted via the body. Good support can be transmitted from the mother's to the baby's body.

Exercises of widening, lengthening, and bulging (growing shape-flow), help the mother make room for the fetus and avoid pain from pressure on the bladder or back.

The mother is taught to breathe into painful spots, which also encourages stretching to accommodate the baby's expansion. A modified form of belly dancing is often taught to increase flexibility and coordination, aiding in a smooth delivery. This process of adjusting the expectant mother's alignment to accommodate the additional weight of pregnancy helps to give her the feeling that she is actively carrying the baby, instead of being pulled down by it (Loman, 1980). Another benefit for expectant mothers is an improved body image, at a time when many women may be feeling awkward about their growing size.

Matching the intensity of labor and delivery through voice and song

Singing can provide an active source of rhythmicity, relaxation, muscular and emotional support and a creative outlet for the prospective mother. The expectant mother is taught to sing deep tones to accompany labor and pushing contractions. These vocalizations are practiced throughout the pregnancy. They have been shown to be effective in increasing the dilation of the cervix during the transition phase of delivery, and in enabling the expectant mother to actively engage during labor, instead of attempting to be distracted from the pain (Kestenberg, 1987).

Singing exercises strengthen and stabilize the pelvic floor to prevent sagging and over stretching. It also prepares the woman to exhale during labor and delivery in accordance with the length and intensity of the labor contraction. This process aids in the feelings of control and action while going through intense and painful contractions.

In every day exhalation, the lungs contract and tension subsides. While singing, one learns to adapt the time and degree of exhalation to the length of the sung phrase. During labor, the uterus contracts by bringing the upper and lower parts together. This contraction helps the cervix to open. When the cervix is sufficiently dilated, the transition stage of labor is attained. Pushing occurs during exhalation, which is followed by short spurts of rapid inhalation.

During the last trimester of pregnancy, singing patterns are introduced that more specifically prepare the expectant mother for delivery. A deep inhalation bringing the diaphragm down is followed by a long phase of a deep sung exhale tone (such as an OM sound in Yoga) during which the pelvic floor and the lower abdominal muscles form a stabilizer. The legs can bend into a modified plie while singing.

In labor when the cervix is dilated enough, the uterus no longer needs to shrink bipolarly. The uterus will, during delivery pain, shrink down. Babies will stretch and pull themselves away to enter the birth canal. Bearing down without holding the breath allows for a prolonged adaptation to the labor pain. At the same time, the babies hear their mothers' singing as they work to come out creating a harmonious collaboration. Born under these circumstances some babies do not cry out with their first breath. Breathing in synchrony with the contraction of the uterus paves the way for future breathing adjustments and harmony between mother and child to foster support and soothing after the baby is born (Kestenberg, 1987).

The opening of the larynx in singing helps to open the vaginal sphincter. Singing provides an active concentration on creating space for the baby and matching the intensity of the contraction rather than breathing for distraction from pain. Singing through labor pains helps keep the pregnant woman in touch with the baby. It also may help alleviate feeling of exhaustion.

The strengthening of the expectant mother's body through exercises of soothing, holding, supporting and letting go aid her in gaining confidence in herself. The support of the partner throughout the pregnancy is also very important and the "pregnant" partner also needs support. The mutual support between the couple paves the way toward joint support of the baby. Both expectant parents can use support to alleviate their fears and strengthen their parental skills.

Personal Reflections

I have participated in Kestenberg's "Preparation for the Child" classes, and used fetal movement notation during pregnancy with both of my children. Fetal movement notation gave me a vivid sense of pre-natal bonding and post-natal recognition with both of my sons, who have very different innate personalities. Their fetal movements were also very different, enabling me to become familiar with their dominant personality traits in utero (which have continued in their subsequent development).

One of the recommendations offered by Kestenberg to the expectant parents' group was to play music to the fetus through earphones placed on the pregnant woman's belly (Kestenberg, 1982). During my first pregnancy, I played folk music and Mozart to my son. He would respond either with no movement (sleeping?) or with rhythmic activity. The same music appeared to soothe him after birth. He now appears to be very musical, and especially loves Mozart. Incidentally, his strongest movement response in utero was an abrupt and intense change of position to a high note sung by a tenor at an opera performance. It is possible that he responded forcefully to the loud volume and high frequency.

I used another musical exercise, singing deep tones, during my first labor. It appeared to facilitate dilation and delivery, and gave me a powerful sense of active involvement with each contraction.

RECOMMENDATIONS FOR FUTURE RESEARCH

So far, fetal movement notation has been used in a primary prevention setting with relatively high-functioning families (Loman, 1992). However, it may also be a powerful diagnostic tool. Since it requires complete empathetic attunement, parents who have difficulty with fetal movement notation may be prime candidates for additional training in parenting skills. Inexperienced expectant teen mothers (Loman, 2005) or expectant mothers with substance abuse issues, for example, may benefit from attunement training. Attunement and fetal movement notation could be used to identify those expectant mothers who have difficulty relating nonverbally to their fetus. Interventions could then be initiated to provide these mothers with extra support and training.

Another application of fetal attunement might be with adoptive families, either before the adoption or after, or in a clinical setting. Adoptive parents do not have the opportunity to familiarize themselves with their new child through movement notation. Touch attunement exercises could be taught to adoptive parents to teach them to recognize and respond to their children's needs and to enhance early communication.

Follow-up research with families in the fetal movement notation classes could study their relationship with the child over time. This research would observe the long-term effects of the training, and could be compared to a control group to discover any differences with families who have not been trained.

Finally, more professionals working with expectant families and families with young children should be trained in the KMP, in order to expand the study and application of fetal movement notation and nonverbal communication in research, prevention, child care and therapy.

REFERENCES

Kestenberg, J. S. (1975). *Children and parents: Psychoanalytic studies in development.* New York: Jason Aronson.
Kestenberg, J. S. (1976). Regression and reintegration in pregnancy. *Journal of the American Psychoanalytic Association,* 24, 213-250.
Kestenberg, J. S. (1980). Pregnancy as a developmental phase. *Journal of Biological Experience: Studies in the Life of the Body,* 3, 58-66.
Kestenberg, J. S. (1982). Parenthood: A changing lifestyle. *Child Development Research News,* 2 (1), 1-2.
Kestenberg, J. S. (1987). Empathy for the fetus. In T. Verny (Ed.), *Pre- and Perinatal psychology: An introduction* (pp.138-150). New York: Human Sciences Press.
Kestenberg, J. S. (1989, March). *What are the ingredients of bonding prenatally and post-natally?* Paper presented at the International Congress on Pre and Perinatal Psychology and Medicine, Jerusalem.
Kestenberg, J. S., & Borowitz, E. (1990). On narcissism and masochism in the fetus and the neonate. *International Journal of Prenatal & Perinatal Studies,* 5(1), 87-95.
Kestenberg Amighi, J., Loman, S., Sossin, M., & Lewis, P. (1999). *The Meaning of Movement.* NY: Brunner-Routledge.
Loman, S. (1980). The Prenatal Project. *Child Development Research News,* 2 (1), p. 4.
Loman, S. (1992). Fetal movement notation: A method of attuning to the fetus. In S. Loman & R. Brandt (Eds.), *The body mind connection in human movement analysis* (pp. 93-107). Keene, NH: Antioch New England Graduate School.
Loman, S. (1994). Attuning to the fetus and the young child: Approaches from Dance/movement therapy. *ZERO TO THREE* Bulletin of National Center for Clinical Infant Programs, 15 (1), 20-26.
Loman, S., & Foley, L. (1996). Models for understanding the nonverbal process in relationships. *The Arts in Psychotherapy,* 23 (4), pp. 341-350.
Loman, S. (1998). Employing a developmental model of movement patterns in dance/movement therapy with young children and their families. *American Journal of Dance Therapy,* 20 (2), 101-115.
Loman, S. (2005). Chapter 4: Dance/Movement Therapy. In C. Malchiodi (Ed.), *Expressive Therapies* (pp. 68-89). New York: Guilford Press.
Piontelli, A. (1992, 2000). *From fetus to child: An observational and psychoanalytic study.* East Sussex: Brunner-Routledge.

ASSESSMENTS WITH THE KMP QUESTIONNAIRE AND THE BRIEF KMP-BASED AFFECT SCALE

Sabine C. Koch & Stephanie M. Müller

This chapter introduces a questionnaire-format of the Kestenberg Movement Profile (KMP) and a brief KMP-based affect scale in English and German. Psychometric quality and use are briefly discussed.

Erhebungen mit dem KMP-Fragebogen

Dieses Kapitel beinhaltet ein Fragebogenformat des Kestenberg Movement Profile (KMP) und einen KMP- basierten kurzen Affektfragebogen jeweils in Deutsch und Englisch. Psychometrischen Qualitäten und Anwendungsnutzen für die KMP-Forschung werden kurz diskutiert.

Keywords: movement analysis, Kestenberg Movement Profile (KMP), KMP questionnaire, psychometric quality.

The Kestenberg Movement Profile (KMP) is a systematic and theory-based nonverbal assessment instrument that helps to capture and reflect the actual complexity of movement behavior and its related meanings in diagnostic, therapeutic and research contexts. In many applied contexts, however, it is unrealistic to create a complete KMP of each client. Usually, a full working day is needed to finish one profile with interpretations. More economic methods that help the clinician to get an impression of movement-related parameters are therefore needed. One such method has been developed by Bräuninger and Züger (this volume). Another possibility for the KMP practitioner is a questionnaire format to form first hypotheses and relate them to self-ratings of the clients or third-person ratings of movement-related psychological parameters. The questionnaire cannot by any means replace the observational assessment, but it can add to the picture that results from observations by capturing the client's own and third persons' perspectives. Regarding the psychometric qualities of the KMP, such a questionnaire format can help to validate KMP-theory by rendering an external criterion to which the movement observations can be related.

In 1998, the first author developed the *KMP-questionnaire* (Koch, 1999) from the semantic interpretations provided in "The meaning of movement" (Kestenberg Amighi, Loman, Lewis, & Sossin, 1999); she extracted from the KMP book all interpretive words she could localize for the single movement categories and put them into scales. The English version of the questionnaire was tested only on a small sample (n=5 participants; and n=5 partners of participants), where correlations of self and other ratings were computed, and were high overall (all r>.80); additional reports of the participants on feeling taken seriously in this questionnaire encouraged the author to translate the questionnaire into German and test its psychometric quality criteria. On a sample of n=80 participants she computed internal consistencies (all Alphas>.80) and for the discriminative power of the items she calculated corrected inter-item correlations (Trennschärfen). The questionnaire was highly consistent and items had high discriminative power throughout (the two exceptions were taken out of the German version of the questionnaire). The author further developed a *brief affect scale* on basis of the original KMP-questionnaire that she employed in experimental studies (Koch, this volume).

This chapter provides both questionnaires developed, in both language versions. The English versions of both questionnaires still need testing of the psychometric quality (the results for the German versions creates optimistic expectations). Both language versions of the KMP-questionnaire still need validity testing regarding the comparison with actual movement parameters from observations.

KMP-questionnaire (version: self ratings)

This is a questionnaire about your personality style. Rate yourself on the following categories by circling **one** of the numbers on the scales at the digit you think you would score according to your personality. 0 means this trait is low, 4 means this trait is high. The numbers in between indicate growing presence of the trait from the lower to the higher digits. Start the questionnaire only when you have understood what to do. Feel free to ask any questions regarding this questionnaire at any time. Try to answer as truthfully as possible. Your partner is not going to see your answers.

I am...

1. Overall:

. relaxed, easy going (f)	low 0	1	2	3	4 high
. tense, cautious, anxious (b)	low 0	1	2	3	4 high
. movement released and continuous (f)	low 0	1	2	3	4 high
. movement inhibited and discontinuous (b)	low 0	1	2	3	4 high
. enjoying myself, satisfied, indulging attitude (I)	low 0	1	2	3	4 high
. aggressive, dissatisfied, fighting attitude (F)	low 0	1	2	3	4 high
. self-controlled/controlling (G)	low 0	1	2	3	4 high
. spontaneous (E)	low 0	1	2	3	4 high
. have a differentiated and complex personality	low 0	1	2	3	4 high

2. Inner Needs:
Which of your inner needs are indicated in your behavior (the following categories may seem a little strange to you, try to give your best guess on each of the scales):

. self-soothing, eager to take all things in	low 0	1	2	3	4 high
. critical, analytic, sarcastic	low 0	1	2	3	4 high
. playful, teasing, coy	low 0	1	2	3	4 high
. holding back, straining, withholding	low 0	1	2	3	4 high
. aimless drifting/wandering, easily distracted	low 0	1	2	3	4 high
. like to initiate and to stop, impatient	low 0	1	2	3	4 high
. integrating, naggy, unclear about own wishes (inward)	low 0	1	2	3	4 high
. in transitory process with self (inward)	low 0	1	2	3	4 high
. high in excitement, bubbling over with ideas (outward)	low 0	1	2	3	4 high
. aggressive, intrusive (outward)	low 0	1	2	3	4 high

3. Feelings, Affect and Temperament:

. feel pleasure, safe, "at ease", carefree	low 0	1	2	3	4 high
. feel displeasure, danger, "caution", restrained	low 0	1	2	3	4 high
. temperament steady, ability to concentrate	low 0	1	2	3	4 high
. even temperament, poise, equanimity	low 0	1	2	3	4 high
. fitting in with caution, considerate	low 0	1	2	3	4 high
. adjusting with ease, attentive, accommodating	low 0	1	2	3	4 high
. excited, exuberant, intense feelings	low 0	1	2	3	4 high
. excitable, furious, strained, tense	low 0	1	2	3	4 high
. (relaxed, easy going, low intensity), low-keyed	low 0	1	2	3	4 high
. impulsive, (impatient), alert	low 0	1	2	3	4 high
. spontaneous, impulsive	low 0	1	2	3	4 high
. patient, enduring, taking time to feel intensely, intensifying, straining, awakening, becoming excited	low 0	1	2	3	4 high
. patient, enduring, calming down, relaxing, yielding	low 0	1	2	3	4 high
. limb, fluid, weak, indifferent	low 0	1	2	3	4 high
. wooden, doughy, inert, heavy, waxen	low 0	1	2	3	4 high

4. Learning Styles and Defense Mechanisms (how do you ATTEMPT to cope with the environment):

- attempt to concentrate and focus attention	low 0	1	2	3	4 high
- attempt to shift focus, finding associations	low 0	1	2	3	4 high
- attempt to problem solve, try hard to remember things	low 0	1	2	3	4 high
- able to learn without resistance	low 0	1	2	3	4 high
- have sudden insights or illuminations	low 0	1	2	3	4 high
- attempt to considerate new ideas well	low 0	1	2	3	4 high
- use defense mechanism of isolation of affect	low 0	1	2	3	4 high
- use defense mechanism of avoidance	low 0	1	2	3	4 high
- use identification with the aggressor as defense	low 0	1	2	3	4 high
- use defense mechanism of reaction formation	low 0	1	2	3	4 high
- use defense mechanism of escaping from danger or counterphobia (run into danger)	low 0	1	2	3	4 high
- use defense mechanism of postponing or delaying (as in procrastination)	low 0	1	2	3	4 high

5. Coping Mechanisms (what ways do you preferably use to cope with your environment?)

. focused attention, to the point, discrimination, direct	low 0	1	2	3	4 high
. general attentiveness, alert to changes, listen, indirect	low 0	1	2	3	4 high
. intentionality, determination	low 0	1	2	3	4 high
. intentionality, tact,	low 0	1	2	3	4 high
. decisive, unambiguous, without alternative	low 0	1	2	3	4 high
. decisive with deliberation	low 0	1	2	3	4 high

Which are your strong areas:

. communication and investigation	low 0	1	2	3	4 high
. presentation, understanding and explanation	low 0	1	2	3	4 high
. operations and procedures	low 0	1	2	3	4 high

Which of the following attributes characterizes you best, second best, third best and least (put numbers behind the letters, 1 for best, 2 for second best, 3 for third best and 4 for least):

. practical concrete doer   A _____
. timeless, enchanted, good listener   B _____
. driven, excited, unreasonable, unrealistic   C _____
. planning, judging, observing, abstracting from self   D _____

Which states of mind do you seem to prefer between the two poles mentioned below (be aware that these are bi-polar scales, put a cross on the best corresponding spot on the scale; try to give your best guess, if terms are unclear ask the researcher):

alert |----|----|----|----|----|----|----| dreamy
stable |----|----|----|----|----|----|----| mobile
rhythmic |----|----|----|----|----|----|----| remote (projecting to the outside)

6. Response to general environmental stimuli:

- comfortable in the environment of the study, free breathing, expanding, approaching	low 0	1	2	3	4 high
- uncomfortable in the environment of the study, restrained breathing, withdrawing	low 0	1	2	3	4 high
. giving	low 0	1	2	3	4 high
. taking	low 0	1	2	3	4 high
. open	low 0	1	2	3	4 high
. closed	low 0	1	2	3	4 high
. feelings of omnipotence and generosity, seeking	low 0	1	2	3	4 high
. feelings of self-containment, oppression, frowning, shying away	low 0	1	2	3	4 high
. trusting in my environment, balanced	low 0	1	2	3	4 high
. feelings of elation, pride, grandiosity, feeling big	low 0	1	2	3	4 high
. feelings of inferiority, shame, depression, feeling small, downcast	low 0	1	2	3	4 high
. stable, secure standing, balanced	low 0	1	2	3	4 high
. feelings of gratification, fullness, satiation, completion	low 0	1	2	3	4 high

. feelings of emptiness, hunger, depletion, being rejected	low 0	1	2	3	4 high
. confident, balanced	low 0	1	2	3	4 high
. feeling and looking shapeless, loosing structure (n)	low 0	1	2	3	4 high

7. Responses to discrete environmental stimuli:

. attracted by the majority of stimuli	low 0	1	2	3	4 high
. repulsed by the majority of stimuli	low 0	1	2	3	4 high
. constricting, clutching, tightening body boundaries	low 0	1	2	3	4 high
. expanding, loosing body boundaries	low 0	1	2	3	4 high
. constricting, feeling small	low 0	1	2	3	4 high
. extending, feeling elated, big	low 0	1	2	3	4 high
. becoming thin, empty, flat	low 0	1	2	3	4 high
. becoming full, saturated	low 0	1	2	3	4 high

8. Object relations as related to learning and defenses, self as different from others. In which way do you try to bridge the space between the self and the external world (other people and objects)? In which way do you try to establish and maintain contact with other people and objects in the environment?

. preventing distraction (ac)	low 0	1	2	3	4 high
. isolating, disconnecting, learning to define	low 0	1	2	3	4 high
. displacing, eluding, generalizing (si)	low 0	1	2	3	4 high
. learning by association and generalization	low 0	1	2	3	4 high
. provoking, putting down (d)	low 0	1	2	3	4 high
. learning to explain (as problem solving)	low 0	1	2	3	4 high
. looking up, trying to please, seeking guidance (u)	low 0	1	2	3	4 high
. learning to seek explanations	low 0	1	2	3	4 high
. protecting oneself, backtracking and remembering (ba)	low 0	1	2	3	4 high
. learning by illuminations derived from past events	low 0	1	2	3	4 high
. testing, initiating, anticipating (e.g. the teacher) (fo)	low 0	1	2	3	4 high
. learning to make step by step decisions with proper sequencing and by anticipating consequences	low 0	1	2	3	4 high

9. Secondary process, symbolism, cognitive style, deductive reasoning. In which way do you express your multifaceted relationships to people and objects (structure the adaptation to reality)? In which way do you relate to objects in space (depth, width and length of relationships)?

. prefer exploration of small areas of space, dyadic relationship, with stationary object, with: discrimination, focused attention, to the point (hen/d)	low 0	1	2	3	4 high
. prefer exploration of large areas of space, multiple relationships with mobile/s objects, with: general attentiveness, alertness, listening (hsp/l)	low 0	1	2	3	4 high
. prefer to confront people, demanding cooperation with: intentionality and determination (vde/s)	low 0	1	2	3	4 high
. prefer to confront people with my aspirations, looking up, with: intentionality, light touch, tact (vas/l)	low 0	1	2	3	4 high
. anticipate consequences on the basis of past experiences, terminating, with: decision, unambiguous, without alternative (sre/q)	low 0	1	2	3	4 high
. anticipate consequences of actions, initiating, with: decision with deliberation (sad/s)	low 0	1	2	3	4 high

Your strong areas, mark first, second and third (by putting numbers behind the letters):
. communication and investigation   A _____
. presentation, understanding and explanation B _____
. operations and procedures   C _____

10. Posture and Gesture:

. involved, wholehearted, unreserved	low 0	1	2	3	4 high
. reserved, thoughtful, critical (thinking on trial basis)	low 0	1	2	3	4 high

11. Context of videotaping (if applicable):
Situation:
Activities:

Box 1: KMP-questionnaire English (Koch, 1999; based on Kestenberg Amighi et al., 1999), 113 Items.

German Version:

KMP-Fragebogen

Dies ist ein Fragebogen zur Persönlichkeit, wie sie sich im nonverbalen Verhalten äußert. Unter nonverbalem Verhalten verstehen wir bewusste und nichtbewusste Bewegungen, Haltung, Mimik, Gestik, Gesprächsverhalten etc. Bitte schätzen Sie *die Personen aus den Teams* auf den folgenden Kategorien ein, indem Sie die Nummer auf der Skala markieren, die dem Ausmaß der jeweiligen Eigenschaft der Person entspricht. 1 bedeutet, dass die jeweilige Eigenschaft nicht oder nur wenig ausgeprägt ist, 4 bedeutet, dass die jeweilige Eigenschaft sehr stark ausgeprägt ist. Die Zahlen dazwischen zeigen den ansteigenden Ausprägungsgrad der Eigenschaft an.

A. Allgemein ist diese Person	eher nicht	wenig	stark	sehr stark
1. entspannt, locker	1	2	3	4
2. angespannt, vorsichtig	1	2	3	4
3. von nachgebender, sich hineingebender Haltung (verweilend)	1	2	3	4
4. von kämpferischer Haltung (immer weiter wollend)	1	2	3	4
5. kontrolliert (G)	1	2	3	4
6. spontan (E)	1	2	3	4

B. Die Bedürfnisse dieser Person äußern sich in den folgenden <u>Körperrhythmen</u> (die folgenden Merkmale mögen ein wenig fremdartig erscheinen, versuchen Sie dennoch jeweils eine Aussage zu treffen).
<u>Die Person ist bevorzugt</u>

7. selbstberuhigend wiegend	1	2	3	4
8. trennend kurz, abgehackt	1	2	3	4
9. spielerisch kokett	1	2	3	4
10. gepresst haltend	1	2	3	4
11. driftend umhertreibend	1	2	3	4
12. ungeduldig gehetzt	1	2	3	4
13. schwingend wiegend, tragend	1	2	3	4
14. prozessorientiert, hervorbringend	1	2	3	4
15. freudig hüpfend	1	2	3	4
16. kämpferisch stechend	1	2	3	4

C. Man könnte der Person folgende Attribute hinsichtlich ihres Temperamentes geben:

17. gleichförmig, ausgeglichen	1	2	3	4
18. sich anpassend, wechselhaft	1	2	3	4
19. Mensch von hoher Intensität	1	2	3	4
20. Mensch von niedriger Intensität	1	2	3	4
21. sich abrupt verändernd	1	2	3	4
22. sich graduell verändernd	1	2	3	4
23. gelähmt, wächsern, träge, leer (neutral)	1	2	3	4

D. Die Person setzt folgende Abwehrmechanismen ein, um unerwünschten Impulsen entgegenzuwirken (z.B. wenn die Person sich angegriffen, behindert oder in die Ecke gedrängt fühlt):

24. Trennt Gefühle von rationalem Denken, Isolation (bahnend)	1	2	3	4
25. Vermeidet die Auseinandersetzung mit dem Thema, windet sich heraus (flexibel)	1	2	3	4
26. Wird angestrengt, verbissen oder getrieben, hektisch, jähzornig, vehement	1	2	3	4
27. Tut das Gegenteil von dem, was der Impuls impliziert (z.B. ist sanft, wenn wütend)	1	2	3	4
28. Benutzt Fluchtmechanismen (Flucht nach hinten (=weglaufen) oder nach vorn (=in die Gefahr rennen); plötzlich)	1	2	3	4
29. Schiebt Handlungen zeitlich auf (Verzögerungstaktiken; zögernd)	1	2	3	4

E. <u>Im alltäglichen Umgang mit ihrer raum-zeitlichen Umwelt benutzt die Person eher</u> (denken Sie daran, dass sich dies auf Ihre Bewegungsqualitäten bezieht):

30. fokussierte Aufmerksamkeit, auf *eine* Sache konzentriert (direkt)	1	2	3	4
31. geteilte Aufmerksamkeit, auf *viele* Dinge gleichzeitig achtend (indirekt)	1	2	3	4
32. bestimmt, kraftvoll (stark)	1	2	3	4
33. taktvoll, mit Feingefühl (leicht)	1	2	3	4

34. entschlossen, eindeutig (schnell, beschleunigend)	1	2	3	4
35. bedächtig, gemächlich (langsam, verlangsamend)	1	2	3	4

F. Generell ist die Person eher:

36. offen, fühlt sich wohl	1	2	3	4
37. verschlossen, fühlt sich unwohl	1	2	3	4

und eher eine Kombination aus:

38. omnipotent und großzügig	1	2	3	4
39. zurückgezogen und geizig	1	2	3	4
40. überlegen und stolz	1	2	3	4
41. unterlegen und beschämt	1	2	3	4
42. befriedigt, zufrieden, gesättigt	1	2	3	4
43. leer, hungrig, zurückgewiesen	1	2	3	4
44. formlos, strukturlos, neutral	1	2	3	4

G. ihrer Umwelt, Personen und Dingen gegenüber ist die Person eher:

45. neugierig, sich annähernd (angezogen)	1	2	3	4
46. abweisend, sich zurückziehend (zurückweichend)	1	2	3	4

H. Wie versuchen die Person den Raum zwischen sich und anderen Menschen in ihrer Umgebung zu überbrücken? Wie baut die Person Kontakt zu anderen Menschen auf?

47. Vermeidet Ablenkung, schließt Anderes aus (gerichtet blickend, fokussiert)	1	2	3	4
48. Schließt andere ein (umherblickend; abgelenkt, multi-fokussiert)	1	2	3	4
49. Provoziert und wertet ab (hinabblickend)	1	2	3	4
50. Sucht Führung und versucht zu gefallen (hinaufblickend)	1	2	3	4
51. Schützt sich und erinnert sich (rückblickend)	1	2	3	4
52. Experimentiert und initiiert Schritt für Schritt (nach vorn blickend)	1	2	3	4

J. Wie setzt sich die Person bevorzugt mit Menschen in ihrer Umgebung (oder Objekten in ihrer Umwelt) auseinander

53. Bevorzugt dyadische Beziehungen, mit einzelnen Menschen oder Objekten (einschließend)	1	2	3	4
54. Bevorzugt eine Vielzahl von Beziehungen, Gruppen oder mehrere Objekten (sich ausweitend)	1	2	3	4
55. Bevorzugt es, Menschen zu konfrontieren und sie zur Zusammenarbeit zu veranlassen (herabsteigend)	1	2	3	4
56. Bevorzugt es, Menschen mit ihren Ideen und Bestrebungen zu konfrontieren (hinaufsteigend)	1	2	3	4
57. Ihre Handlungen gründen auf vergangenen Erfahrungen und Reflexionen (sich zurückziehend)	1	2	3	4
58. Ihre Handlungen gründen auf der Gegenwart und schrittweiser Antizipation der Zukunft (sich nach vorne bewegend)	1	2	3	4

die Stärken dieser Person sind:

59. Mitteilen und Beobachten (Kommunikation und Investigation)	1	2	3	4
60. Verstehen und Erklären (Präsentation)	1	2	3	4
61. Handeln und Entscheiden (Operationen und Denkprozesse)	1	2	3	4

K. Körperhaltung und Gestik. Wenn die Person sich für etwas interessiert, ist sie eher:

62. voll und ganz dabei, begeistert engagiert und involviert	1	2	3	4
63. reserviert, überlegt, kritisch	1	2	3	4
64. Die Person ist differenziert	1	2	3	4
(65. Die Person ist ein/e gute/r Vorgesetzte/r	1	2	3	4)

Box 2: KMP-Fragebogen, German version, 65 Items.

The German version of the KMP-questionnaire employs a 4-point scale instead of the original 5-point scale, in order to prevent tendencies to undecided answers.

For experimental designs as well as pre- and posttest evaluation designs the following affect questionnaire has been further developed from basic categories of the KMP-questionnaire:

relaxed	1	2	3	4	5	6	7	tense
loaden, fighting	1	2	3	4	5	6	7	joyful, excited
(aimless) drifting	1	2	3	4	5	6	7	impatient, driven
comfortable	*1*	*2*	*3*	*4*	*5*	*6*	*7*	*uncomfortable*
indulging	1	2	3	4	5	6	7	distancing
holding on, retentive	1	2	3	4	5	6	7	playful, coy
yielding	1	2	3	4	5	6	7	fighting
letting go	1	2	3	4	5	6	7	nervous
open	*1*	*2*	*3*	*4*	*5*	*6*	*7*	*closed*
resenting	*1*	*2*	*3*	*4*	*5*	*6*	*7*	*taking in*
approaching, curious	*1*	*2*	*3*	*4*	*5*	*6*	*7*	*avoiding, refraining from*
inclined toward	*1*	*2*	*3*	*4*	*5*	*6*	*7*	*disinclined*
peaceful	1	2	3	4	5	6	7	aggressive

Box 3: *English version of the brief KMP-based affect questionnaire (13 Items)*

entspannt	1	2	3	4	5	6	7	angespannt
geladen, kämpferisch	1	2	3	4	5	6	7	freudig, erregt
(dahin) treibend	1	2	3	4	5	6	7	ungeduldig, gehetzt
fühle mich wohl	*1*	*2*	*3*	*4*	*5*	*6*	*7*	*fühle mich unwohl*
sich hingebend	1	2	3	4	5	6	7	sich abgrenzend
zurückhaltend, festhaltend	1	2	3	4	5	6	7	spielerisch, kokett
nachgiebig	1	2	3	4	5	6	7	ankämpfend
sich treiben lassend	1	2	3	4	5	6	7	nervös
offen	*1*	*2*	*3*	*4*	*5*	*6*	*7*	*verschlossen*
zurückweisend	*1*	*2*	*3*	*4*	*5*	*6*	*7*	*aufnehmend*
sich nähernd neugierig,	*1*	*2*	*3*	*4*	*5*	*6*	*7*	*abweisend, sich zurückziehend*
zugeneigt	*1*	*2*	*3*	*4*	*5*	*6*	*7*	*abgeneigt*
friedlich	1	2	3	4	5	6	7	aggressiv

Box 4: *German version of the brief KMP-based affect questionnaire (13 Items)*

The brief KMP-based affect questionnaire does theoretically contain the dimensions of movement quality (Items in standard writing) and movement shape (Items in italics). The German version has been factor analyzed in the context of several studies (e.g., Günther, 2006). Results have been inconclusive regarding its factor structure: some data revealed a general factor, other data the two-dimensional structure of movement qualities vs. movement shapes we expected.

Future Research

Two questionnaire formats of the KMP have been developed, described and psychometric properties were discussed. More studies using the KMP-questionnaires can yield a clearer picture on their factor structure and other psychometric qualities. They further can render useful data for the validation of the KMP and KMP-theory as well as basic principles from other movement analysis assessment instruments.

REFERENCES

Bräuninger, I. & Züger, B. (2007). Filmbasierte Bewegungsanalyse zur Behandlungsevaluation von Tanz- und Bewegungstherapie. In S. C. Koch & S. Bender (Eds.), Movement Analysis. The Legacy of Laban, Bartenieff, Lamb and Kestenberg. Berlin: Logos.

Günther, N. (2006). Rhythmus geht unter die Haut – Auswirkungen runder und eckiger Bewegungsrhythmen auf Affekt, Kognition und Verhalten. *Unpublished Diploma Thesis: University of Heidelberg.*

Kestenberg Amighi, J., Loman, S., Lewis, P., & Sossin, K. M. (1999). *The Meaning of Movement: Development and clinical perspectives of the Kestenberg Movement Profile.* New York, NY: Brunner-Routledge.

Koch, S. C. (1999). *The Kestenberg Movement Profile. Reliability of Novice Raters.* Stuttgart: Ibidem.

Koch, S. C. (2007). Basic principles of movement analysis. Steps toward validation of the KMP. In S. C. Koch & S. Bender (Eds.), Movement Analysis. The Legacy of Laban, Bartenieff, Lamb and Kestenberg. Berlin: Logos.

THE REGULATION OF INTERPERSONAL RELATIONSHIPS BY MEANS OF SHAPE FLOW: A PSYCHOEDUCATIONAL INTERVENTION FOR TRAUMATISED INDIVIDUALS

Marianne Eberhard-Kaechele

In the following chapter, the application of principles of the Kestenberg Movement Profile (KMP) in the treatment of persons suffering from the effects of traumatization is presented. Specifically, an intervention which facilitates the use of shape flow in the regulation of interpersonal relationships is described. Its application within a context of psychoeducation, the role of movement metaphor, and methodological aspects will be discussed.

Die Regulation interpersonaler Beziehungen durch Formenfluss. Eine psychoedukative Intervention für traumatisierte Patienten

Dieses Kapitel stellt die Anwendung einiger Prinzipien des Kestenberg Movement Profils (KMP) in der Behandlung von traumatisierten Personen vor. Es beschreibt spezifische Interventionen die sich die Arbeit mit Formenfluss für die Regulierung von interpersonalen Beziehungen zunutze machen. Die Anwendung in einem psychoedukativen Kontext, die Rolle von Bewegungsmetaphern und methodische Aspekte werden diskutiert.

Keywords: DMT, KMP, shape flow, trauma, psychoeducation, metaphor.

INTRODUCTION

For the past 17 years I have worked with survivors of trauma in inpatient and outpatient settings. I found that an intervention which facilitates the use of shape flow in the regulation of interpersonal relationships can be very productive. Here I will present the building blocks that went into its making: shape flow, movement metaphor, and psychoeducation. Then, the practical application of these principles will be discussed.

The Functions of Shape Flow

Shape flow is the process of growing and shrinking in body shape based on the expansion and contraction of bodily cells and organs, especially the lungs. Developmentally early forms, such as bipolar and unipolar shape flow, enable us to react to and express sensations of comfort and discomfort, safety and danger, attraction and repulsion. The development of shaping in directions gives us the ability to establish body boundaries, to defend ourselves against attack, make contact with others and to structure and support cognitive thinking. The mature form of shaping in planes outlines volumes of space to enclose or exclude things from our attention and supports the experience of object constancy or the realization of loss.

The quality of the coordination of the shape flow patterns of interaction partners may serve as a useful indication as to whether trust and support, or mistrust, isolation and exploitation, will develop between them.

Patterns of Shape Flow in Traumatized Patients

"Patterns of growing towards and shrinking away from others, the formation of trustworthy and untrustworthy relationships, and early patterns of physical support and holding have a lasting impact on relationships. The development of re-

sponse patterns to childhood abuse and/or trauma, illness, unpredictable caretakers and environments, and over- or under-stimulation also effect relationships. Nonverbal therapeutic interventions are especially effective when trauma has occurred on a bodily level or when a child was pre-verbal." (Loman, 1994, p.126)"

Shape flow is a movement parameter that is particularly vulnerable to disturbance through traumatization. Distinctive response patterns of shape flow in the aftermath of traumatization have been reported by Penny Lewis (1999):

- An emphasis on unipolar shrinking or bipolar narrowing which indicates the expectation of attack and/or the futility of seeking help.
- An inappropriate use of defensive shaping in directions, e.g. expecting attack where none is present.
- The predominance of a single direction element, such as backwards (flight), upwards (flight into fantasy), or forwards (contraphobic flight by attack).

In addition, I have observed the following patterns in my clinical practice:

- The total avoidance of certain directions, especially backwards, may be accompanied by explanations like "It is not allowed to back away. You must take what is coming to you."
- An increased frequency in the use of bound or free neutral flow either to facilitate protective dissociation or as a result of experiences of powerlessness and futility.
- The mismatching of growing or shrinking shape flow in relation to the quality of the environment. Shrinking from nurturing suggests an avoidance of anticipated disappointment and growing towards danger or abuse appears to be a recapitulation of traumatic experience or occurs out of the introjected conviction "Pain is what I deserve".
- The inappropriate absence of shaping in directions may indicate that self-defense was sanctioned with violence.
- If shaping in planes is available, often closed relationships using the shrinking modalities predominate, indicating the inability to tolerate sorrow and let go of abusive relationships or deceased/departed relational partners.

Psychoeducation

The term "psychoeducation" was originally used by the American physician C.M. Anderson in the treatment of individuals with schizophrenia.[10] It can be defined as a systematically used and structured practice of informing patients, to help them to access and learn strategies to deal with mental illness and its effects.[11] This technique is informed by behavioral therapy, in which the development of emotional and social competence is emphasized.[12]

"Research has shown that the more a person is aware of their illness and how it affects their own lives and that of others, the more control that person has over

---

[10] Wikipedia (2007). http://de.wikipedia.org/wiki/Psychoedukation. Retrieved 13.03.07
[11] Web4Health (2003-2007) psy-therapy-education. http://web4health.info/en/answers/psy-therapy-education.htm Retrieved 13.03.07
[12] Inner North Brisbane Mental Health Service, Royal Brisbane and Women's Hospital and Health Service District (2001-2003) http://www.mental-health-matters.com/articles/article.php?artID=700 retrieved 13.03.07

their illness. This means that, with appropriate knowledge and techniques, episodes of mental illness occur less often and are usually less severe in intensity and duration."[13]

Wolfgang Wöller (2006) lists the following functions of psychoeducation in the treatment of trauma:
1. The above mentioned feeling of **control and efficacy** is a stabilizing factor that counteracts traumatic experiences of powerlessness and lack of orientation.
2. Understanding the science and logic behind seemingly "crazy" behaviors **relieves burdensome feelings** of fear, shame, and guilt or of the danger of being pathologized by others.
3. Traumatization may destroy a person's sense of living in a coherent world, where things make sense. Working on an ordered process with a theoretical model can help restore that sense of **coherency**.
4. Distorted **judgment** regarding responsibility and guilt in the course of relationships can be corrected by objective information.
5. Becoming an expert on one's own body language and patterns of relating promotes the patient's **self-esteem**.
6. Sharing in the knowledge of the therapist **dissipates fears of dependency**.
7. Psychoeducation supports **active self-responsibility** in persons with a tendency to a passive consumer attitude.

Finally, Wöller points out that even the most well meant information may contain words or actions that trigger traumatic memory. In the context of a psychoeducation setting, the patients may feel inhibited to express their distress, because this might seem to create a disturbance. Therefore it is of great importance that the therapist be sensitive to the condition of the participants and frequently ask whether they wish to comment on any part of the information process.

Movement Metaphor

The term metaphor comes from the Greek word *metaphérein*, meaning transfer. A metaphor is a form of substitution in which an expression from one context is transferred to a foreign context, creating new meanings. The juxtaposed elements are not compared using the prepositions "like" or "as" but are directly equated, using the verb "to be". In metaphor I do not explode like a volcano, I am a volcano. By this means a metaphor is self-referential: not a sign for something, it is the thing itself.

In the performing arts, metaphors go beyond the symbolic representation of reality. They create a new reality, a sensual experience that may be based on phenomena that are not present (Fischer-Lichte, 2004). I can actually feel the pressure of my workload through the metaphor of someone pushing my body from behind. This is different from moving on my own "as if" something was pushing me from behind, and may produce more realistic solutions to the problem during improvised intervention in therapy. But it is also different from actually standing at my workplace and being put under pressure from my boss and colleagues. The fictitious situation in therapy sessions creates an atmosphere of safety.

---

[13] Ibid.

> "*Due to this sense of safety they (metaphors) enable the discovery of deeply rooted problems, which otherwise would not be identified and brought to the surface. [. . .] Symbolism and metaphor offer many more possibilities for creative solutions compared with solutions found from direct articulation of problems.*" (Karkou, 2006, p. 59)

Dance therapist and trauma specialist Steve Harvey (1990) sees the work with movement metaphors as a way of generating options for individuation within a social context. The competence of recognising and using options is, in his opinion, the basis of free will. Self-determination is a feeling that most traumatized individuals sorely need. Discovering the shape flow modalities is another way of expanding options.

Origins of the exercise

The idea for this intervention came from an article by Susan Loman (1994, also in Kestenberg Amighi et al., 1999, p. 229) in which she describes the evolution of relational stages in development in shape flow. Loman used the example of the interaction with another through hugging, to differentiate the various stages of development in a compact way. These stages are:

Bipolar shape flow => unipolar shape flow => directional movement => shaping in planes.

In my work with traumatized individuals, hugging is seldom an appropriate modality of interaction (although very effective when it is possible) but the idea of the developmental process applied to a particular movement stuck with me.

On one occasion, a patient in a group dance therapy session wished to improve her ability to deal with her mother's way of communicating with constant accusations. In German, the word for accusation is *"Vorwurf"*. The separate syllables of the word mean *vor* = in front and *Wurf* = throw. I suggested to the patient that we translate "accusation" poetically into "frontal throw" and use the rather obvious movement metaphor of one person throwing a soft ball frontally towards another person.

We created a laboratory situation, in which the patients experimented in pairs with various possibilities as to how to react to the ball being thrown at (or to) them and later compared results in the group. At first, the participants worked without speech. Later, when they had found various solutions, they were invited to put words to the throw and to the reaction. After the experimentation period, we gathered the results of their attempts.

As the patients demonstrated their movement solutions, I became aware that they were presenting the full palette of shape flow elements. Over time and with various patients the number of variations grew, until finally all elements of shape flow were included in the catalog of possibilities. This catalog of behaviors has not been subject to the scrutiny of an empirical study, but is part of a preliminary investigation based on observational data from my practice.

It also became clear that the message being dealt with may not always be an accusation. Traumatized persons have just as much trouble dealing with compliments. For this reason I have chosen to rename the exercise from "accusation exercise" to "get the message" exercise. The latter name leaves open what quality the message has, and the verb "get" suggests mastery and success in dealing with the message.

The "Get the Message" Exercise

Before I go into a discussion of various interpretations and applications, I shall describe the exercise as it was originally performed. In this case, the message to be communicated was an accusation. The exercise is performed in pairs standing across from each other. A medium is thrown to or at the Receiver R by the Thrower T. R will then react to the throw by using the various modalities of shape flow. Let us assume the patients are psychologically and socially able enough to use a symbolic rather than a concrete approach to the exercise. That means, the ball or other medium is thrown and received **as if** it was a painful accusation and the exchange is **not actually painful** on a physical level. The latter case will be discussed in the section "Safety Measures".

In the following list, the elements of shape flow will be presented in the order in which they become available in human development, preceded by the elements of neutral flow. The reasons for including neutral flow will be explained in more detail further below under "Methodological Considerations".

1. **Neutral bound flow**: The receiver R remains completely still by means of bound flow. For R this may be an experience of numbness and dissociation or of detachment, containment and self sufficiency or of resistance and even invincibility. This reaction conveys to the Thrower T the image of *talking to a wall* and makes T feel futile and weak or provoked to increase the intensity of the throw in order to get a reaction out of R.
2. **Neutral free flow:** R remains completely still by means of free flow. R may experience exhaustion or resignation, dissociation in the sense of abandoning one's body to save one's soul. This reaction conveys futility and the image of *beating a dead horse* to the thrower T. Although less likely than in the case of neutral bound flow, T may again feel provoked to increase the intensity of the throw in order to get a reaction out of R.
3. **Bipolar growing:** If R grows during T's preparation for the throw, she may convey that she is prepared for what will come and that she has no fear. If R grows after being hit by the ball, it may evoke a feeling of power and authority in accordance with the motto *"was uns nicht umbringt, macht uns stärker"* in English: *"what doesn't kill us, makes us stronger"*. Such a reaction may either provoke T or she may feel impressed.
4. **Bipolar shrinking:** If R shrinks as T prepares to throw, she can express fear of the coming message, which might inhibit T's throw altogether. R may appear like a turtle retreating into her shell, minimizing the area available for attack, which might provoke a partner seeking engagement.

"The fear expressed through bipolar shrinking responds to the general atmosphere of danger, versus response to a specific threat which would be unipolar. It would be interesting to see if verbal abuse might evoke more bipolar response than a physical threat would." (Kestenberg Amighi, 2007, personal communication)

5. **Unipolar meeting:** R bulges towards the coming ball. If her timing is particularly good, she may even send the ball back to T this way. Often an expression of contempt or challenge is expressed by this modality, in the sense of *"Is that all*

you've got against me?" Similar to bipolar growing, T may feel provoked or impressed and even intimidated.

6. **Unipolar avoidance:** R shrinks or narrows out of the way of the throw, without moving from her "standpoint". She expresses expectation of attack and the attempt to minimize the pain by retracting from the projectile. If avoidance fails and R shrinks after being hit, perhaps coupled with an appropriate facial expression or sound, it allows R to express pain and the need for compassion from her partner. This may "satisfy" a partner who wishes to inflict pain, or may inhibit a well socialized person from *"beating someone who is already down"* and mobilize her compassion.

7. **Shaping in directions one-dimensionally:** R stretches out a hand or a foot to ward off the throw. Performed while T is preparing to throw, R signals T to "Stop!" and has the chance of preventing the throw altogether. If T throws nonetheless, R can deflect the ball with shaping in directions (without catching it, which would be shaping in planes). This may give R the feeling of being able to protect herself. T may feel that she can not be sure that she will be successful in her intention, and may even be in danger of being hit by her own deflected projectile.

8. **Shaping in directions two-dimensionally:** R can signal a boundary, "Enough!" or "No!" using two-dimensional gestures. If T throws, R can block the ball's access to her torso using two-dimensional movements. This can give her the feeling of self-protection and denying access to sensitive parts of her person. T may feel rejected and inadequate.

9. **Traveling as a form of shaping in directions:** R now has the ability to get out of the line of fire, side stepping, moving backward, evading. This may express feelings in R such as *"I do not feel addressed by what you are saying"*, or *"I am not going to take that on the chin."* or *"I am getting out of the way of trouble."* T may be surprised, that R was able to avoid being involved or she may feel frustrated because she could not land her statement.

10. **Shaping in planes:** R can now catch the ball. *"Perhaps R may want to contain the assailant physically or with words"* (Kestenberg Amighi, 2007). At this stage of development, she is able to utilize all the shape flow elements and thus has a large array of responses available: R can decide whether to throw it back, to keep it, to place it in a particular place in relation to the partner, to remove it from the interaction completely, or to just let it go and disregard where it may land. She now has the maximum possible control over the further development of the interaction. T may feel like she is faced with an equal or even a superior opponent.

Safety Measures

For many types of patients this exercise can be safe and even fun, without great preparation. For patients with a history of traumatization through violence or other forms of boundary crossing, with and for whom this exercise was developed, the exercise should be highly **structured**. It should not be suggested by the therapist until a certain degree of **stability** has been obtained, and the patient herself expresses interest in developing new skills in dealing with challenges.

Preparatory safety measures make sure the movement metaphor remains symbolic and does not result in physical injury of the participants. One aspect to consider is the

medium that is used for the throw. If the therapist is unsure of how patients will react, a dry run with imaginary projectiles is a possibility for all parties to become more secure with the situation. Soft foam balls, inflatable balls, crumpled paper or sponges are appropriate media for this exercise. The therapist may wish to suggest such media right from the start. On the other hand, it may be of diagnostic interest to let the patient select among various media the prop that best represents what the message feels like. I have known patients for whom "I love you" was a sharp and heavy stone. The therapist may validate the choice as a fitting expression of the experience of words as threatening, but of course dangerous media will not actually be used for the interaction. However, having felt a sharp or heavy object may help participants who find the lighter media "ridiculous." They may otherwise be unable to charge the harmless medium with the symbolic power to cause the pain that the challenging message causes them emotionally – for this is what they wish to learn to deal with.

Another point to consider is the **intensity** of the throw. Sometimes the thrower enters into the psychological state of identification with the aggressor. The strength of their movements may get out of hand and they may "inadvertently" hit the face, stomach or genitals of their partner. If patients do not adhere to safety rules the exercise should be discontinued immediately. When hit too hard by media, either because of the type of medium or the intensity of the throw, victimized patients will often insist that "it was nothing" and prepare to continue. **This is exactly the type of clashing response pattern that interventions using shape flow can modulate.** In this case the therapist must intervene and introduce affined patterns to the patient.

In the event that such an intervention becomes necessary, patients often find the situation very meaningful. In their dysfunctional families, there may have been no one who stopped injurious behavior. If the partners cannot find the right intensity, a side trip into the regulation of intensity may be necessary. Otherwise, the exercise may be continued with imaginary projectiles.

Methodological Considerations

Most effectively, the medium is **aimed** at the chest (heart) of the recipient, to symbolize the fact that accusations (or any other message) are usually "taken to heart". On a movement level, the various elements of shape flow can be used most effectively to defend against a projectile approaching the chest. Should patients insist that they experience the impact of painful words in another area (head, gut, back etc.) this can again be validated. Then I suggest going through the exercise in the standard way, aiming at the chest. Later it might be tested whether the individual idea of the patient is safe enough to try. Aiming at another area of the body will change the range of shape flow movement that can be applied. In most cases, limitations fit the reality of the patient's life situation.

Neutral flow is in fact a lack of shape flow. It can be seen during episodes of symptomatic dissociation. Developments in trauma therapy in recent years (Reddemann, 2002; Wöller, 2006) suggest a new approach to dealing with dissociation. Instead of attempting to stop it at all costs, therapists now encourage patients to use dissociation consciously as a protective technique, for example, in imaginative exercises to pack away unpleasant experiences in an imaginary vault, to be opened at a later date. This approach of discovering the protective functions and using them consciously is applied in the "get the message" intervention.

The "get the message" exercise is not only an effective way of expanding the repertoire of interpersonal regulation mechanisms. It also facilitates **intersubjectivity**: the ability to recognize one's own role in the creation of relational patterns and understand the reaction of others. To this end, it can be very effective to trade roles and concentrate more on the observation of the experience of the thrower rather than the receiver. In this case, the ball represents something important which the thrower wishes to communicate to a relational partner, and the receiver shows a particular shape flow pattern in response.

The Psychoeducation Intervention Procedure

When using the "get the message" exercise for psychoeducation I proceed in the following way. The steps may take many sessions to complete, or they may be shortened or single steps selected, in order to create an intervention for a single session.

1. **It's never too late to improve your health!** First of all, I offer the patients information as to the nature of shape flow and the possibilities of improving their competence in the regulation of interpersonal relationships. Shape flow differentiates on a preconscious level between toxic and nourishing stimuli and provides the appropriate response. This function is available to every human being, beginning at the cellular level in utero and certainly in infancy. If it is no longer present or is inadequately coordinated, we may assume that the disturbance is a result of environmental adjustment to dysfunctional primary relationships. That is one way of conserving health. The neuroplasticity of the brain that has been proven by neurobiological research allows us to claim that a disturbed regulation of protective and explorative behaviors can be readjusted, promoting greater health and well being (Hüther, 2006).

2. **Introducing: Shape flow!** Here the movement training sets in, to give embodied information as to the functions of shape flow and provide the opportunity to learn all the variations of shape flow in a non-exposing way.

3. **Introducing: Your movement! What are your strengths and weaknesses?** We now move on to a more individual consideration of the resources, deficits, and sources of conflict of the patients.

4. **How did you learn these patterns?** It may be possible to delve further into the biographical sources of the individual profile of the patient and work them through in new processes or exercises.

5. **There are no guarantees or pat answers! It's all about context.** Finally, it is time for the transfer to everyday life. Although the traumatized individual is not responsible for the inappropriate behavior of others, she is responsible for dealing with the behavior of others in a way that protects her own safety and integrity (Linehan, 1993). She therefore has the task of observing the signals and reactions of every new interaction partner she meets and adapting her own strategy to fit her needs in the face of the partner at hand and **their way of understanding** signals. The ability to use shape flow in a new, healthier way depends upon the skilled observation of the situation and the appropriate choice of the shape flow modality to match it.

REFERENCES

Eberhard, M. (2006). Körper- und Bewegungsinterventionen bei traumatisierten Menschen. In: Wöller, W. (Ed.), *Trauma und Persönlichkeitsstörungen*. Stuttgart: Schattauer.

Eberhard, M. (2003). Als das Kaninchen vor der Schlange in Bewegung kam. Tanz- und Ausdruckstherapie mit traumatisierten Menschen. In R. Hampe, P. Martius, et. al. (Hrsg.). *Trauma und Kreativität*. Bremen: Universität Bremen.

Fischer-Lichte, E. (2004). *Ästhetik des Performativen*. Frankfurt am Main: Suhrkamp.

Harvey, S. (1990) Dynamic Play Therapy: An Integrative Expressive Arts Approach to the Family Therapy of Young Children. *The Arts in Psychotherapy, 17*, 239-246.

Hüther, G. (2006). *Die Macht der Inneren Bilder*. Göttingen: Vandenhoeck & Ruprecht.

Karkou, V., & Sanderson, P. (2006). *Arts Therapies: A Research-Based Map of the Field*. Edinburgh: Elsevier.

Kestenberg Amighi, J., Loman, S., Lewis, P., & Sossin, K.M. (Eds.). (1999). *The Meaning of Movement: Development and Clinical Perspectives of the Kestenberg Movement Profile*. New York: Gordon & Breach.

Kestenberg Amighi, J. (2007). *Personal communication*.

Lewis, P. (1999). Healing Early Child Abuse: The Application of the Kestenberg Movement Profile and Its Concepts. In: Kestenberg Amighi, J., Loman, S., Lewis, P., Sossin, K.M. (Eds.). *The Meaning of Movement: Development and Clinical Perspectives of the Kestenberg Movement Profile*. New York: Gordon & Breach.

Loman, S. (1994). Assessment in Dance Movement Therapy: Models of Movement Observation and Analysis. In Nervenklinik Spandau (Hrsg.), *Sammelband der Hauptvorträge des l. Internationalen Klinischen Kongresses für Tanztherapie in Berlin „Sprache der Bewegung"*. Berlin.

Linehan, M. (1993). *Cognitive-Behavioral Treatment of Borderline Personality Disorder*. New York: Guilford.

Nijenhuis, E.R.S., Van der Hart, O., & Steele, K. (2004). Trauma-related structural dissociation of the personality. *Trauma Information Pages website*, January 2004. URL: http://www.trauma-pages.com/nijenhuis-2004.htm

Reddemann, L. (2002). *Imagination als Heilsame Kraft*. Stuttgart: Klett-Cotta.

Wöller, W. (Ed.) (2006). *Trauma und Persönlichkeitsstörungen*. Stuttgart: Schattauer.

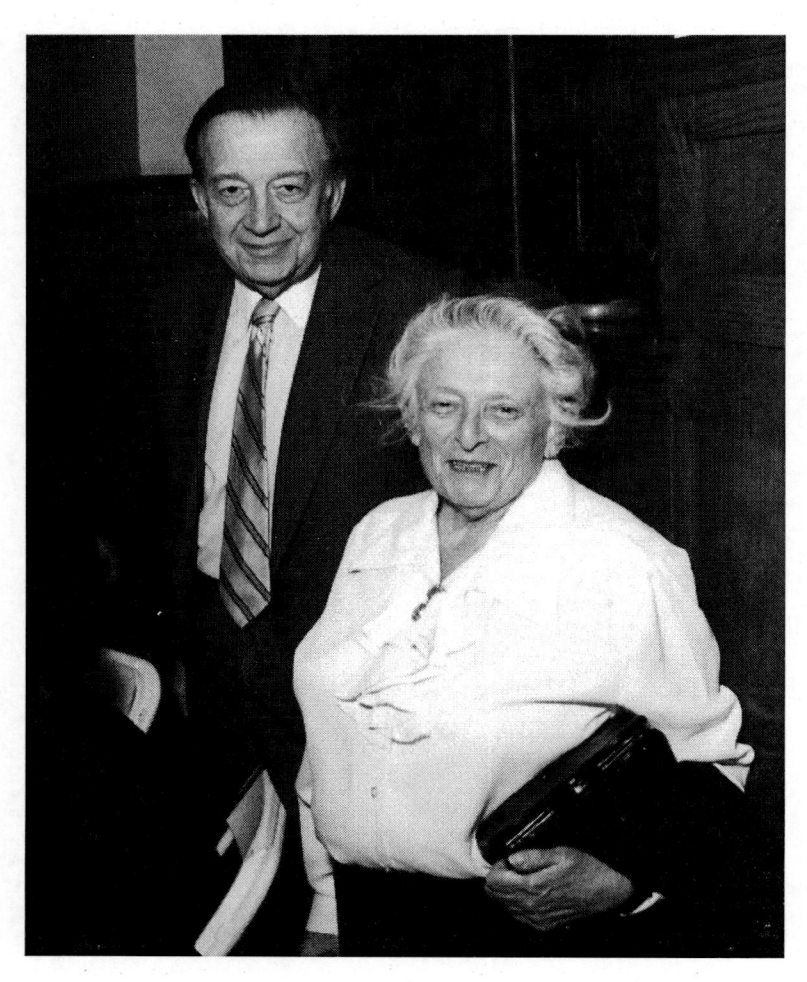

Judith Kestenberg with her husband (courtecy of Janet Kestenberg Amighi)

FILMBASIERTE BEWEGUNGSANALYSE ZUR BEHANDLUNGSEVALUATION VON TANZ- UND BEWEGUNGSTHERAPIE

Iris Bräuninger & Brigitte Züger

In der Tanz- und Bewegungstherapie nimmt die Bewegungsanalyse eine besondere Rolle in der klinischen Arbeit ein. Bewegungsanalyse wird als eine der Hauptunterscheidungsmerkmale zwischen Tanztherapie und anderen psychotherapeutischen oder körperorientierten Methoden angesehen (BTD, 2007). Konsequenterweise spielt Bewegungsanalyse eine zentrale Rolle im Selbstverständnis von Tanztherapeutinnen[14]. Bewegungsanalyse wird weltweit benutzt, um Behandlungspläne zu erstellen, den Behandlungsverlauf zu kommunizieren und den Behandlungserfolg zu überprüfen. In diesem Kapitel wird die Bewegungsprofil Erhebung (BPE) vorgestellt, ein Bewegungstest, der aus fünf standardisierten Bewegungsaufgaben besteht. Die BPE kann zu Beginn und am Ende der Behandlung als bewegungsbasierter Prä- und Post-Test eingesetzt werden, um den Behandlungsprozess zu dokumentieren und auszuwerten. Idealerweise werden die Bewegungsübungen der Klientinnen gefilmt, um die Bewegungsanalyse zu verbessern und objektivieren. Die Geschichte der BPE wird beschrieben und eine Fallvignette einer film-basierten[15] Bewegungsanalyse zur Behandlungsevaluation wird vorgestellt. Die Anwendbarkeit der BPE für ein breiteres Klientel wird diskutiert.

Schlüsselwörter: Film-basierte Bewegungsanalyse, Tanz- und Bewegungstherapie, Behandlungserfolg, Evaluation, Bewegungsprofil Erhebung (BPE)

FILM-BASED MOVEMENT ANALYSIS IN EVALUATING DANCE MOVEMENT THERAPY TREATMENT OUTCOME

In dance movement therapy (DMT), movement analysis is considered to be of particular relevance in clinical work. Movement analysis is described as one of the main differentiators that distinguishes DMT from other psychotherapeutic or body oriented methods (BTD, 2007). Consequently, movement analysis plays an important role in dance movement therapists' professional identity. Movement analysis is used worldwide to set up treatment plans, communicate therapy processes, and evaluate treatment outcome. In this chapter, the BPE (Movement Profile Survey) [Bewegungsprofil Erhebung] is introduced, a movement test consisting of five standardized movement exercises. The BPE can be applied at the beginning and end of DMT treatment as a movement-based pre- and post-test to document and evaluate treatment outcome. Ideally, the movement exercises performed by the clients are film-taped to improve and objectify movement analysis. The history of the BPE is described and a case vignette from film-based movement analysis in evaluating treatment outcome is presented. The applicability of the BPE for a broader clientele is discussed.

Keywords: film-based movement analysis, dance movement therapy, treatment outcome, evaluation, Movement Profile Survey (BPE)

---

[14] Nachfolgend wird generell das generische Femininum verwendet, in dem männliche Therapeuten, Patienten und Teilnehmer mit eingeschlossen sind.
[15] Der Begriff "film-basiert" bezieht sich auf Aufnahmen mit Video und Camcorder.

VORAUSGEHENDE GEDANKEN

Als Ausgangslage eines gemeinsamen Testes ziehen die Autorinnen die Tatsache in Betracht, dass neurologisch beeinträchtigte Menschen unmittelbar psychogene Persönlichkeitsmerkmale aufzeigen. In der Regel sind diese für eine Gruppe von Patientinnen spezifisch wie die nachfolgende Tabelle 1 (S. 2) verdeutlicht. Der Vergleich der Bewegungsprofil Erhebung (BPE) der zwei Gruppen Psychiatrie und Neurologische Rehabilitation steht beim Test nicht im Vordergrund. Ausschlaggebend für die Entwicklung und die endgültige Fassung war die Durchführbarkeit der BPE bei beiden Patientinnengruppen. Vordergründig ist die Annahme, dass beide Patientinnengruppen psychiatrisch relevante/psychogene Persönlichkeitsmerkmale aufweisen und dadurch die Bewegungsaufgaben für beide Gruppen aussagekräftig sind. Die BPE eignet sich besonders als Erhebungsinstrument zur Auswertung (Prä-Post Vergleich) einer Behandlung. Hierfür wird die BPE idealer Weise zu Beginn, spätestens jedoch nach der zweiten oder dritten Therapiestunde, und am Ende der tanz- und bewegungstherapeutischen Behandlung durchgeführt, so dass die beiden Erhebungen (der Zustand der Klientinnen zu beiden Erhebungszeitpunkten) miteinander verglichen werden können.

Status nach KZBT Kraniozervikales Beschleunigungstrauma, auch Schleudertrauma	• Selbstwertderegulation (Selbstwertproblematik) insbesondere bei bisher aktiven Bewältigungsstrategien, welche durch ein KZBT wegen mangelnder körperlicher Belastungsfähigkeit weitgehend wegfallen • Depressive Phase im Verlauf der Genesung • Erhöhte Bedürftigkeit • Umgang mit dem Selbstbild
Status nach M. Parkinson:	• Depressive Komponente • Zwanghafte Züge (aufgrund verminderter Flexibilität der Kognition)
Status nach Multiple Sklerose	• Umgang mit Angst und Bedrohung • Umgang mit unkontrollierbarer Veränderung • Umgang mit Verdrängung und Verleugnung
Status nach Schädelhirntrauma	• Persönlichkeitsveränderung mit und ohne Fähigkeit für Selbstwahrnehmung • Umgang mit Gleichgültigkeit • Umgang mit adäquater emotionaler Verarbeitung • Beeinträchtigung der Fähigkeit des emotionalen Mitschwingens

Tabelle 1: Psychogene Persönlichkeitsmerkmale neurologisch beeinträchtigter Menschen

EINLEITUNG

Im klinischen Alltag stellt sich die Frage, wie die Qualität des tanz- und bewegungstherapeutischen Behandlungsverlaufs überprüft werden kann. Woran lassen sich Erfolg, Stagnation oder schlimmsten Falls Misserfolg einer Behandlung erkennen? Zwar können in der multidisziplinären klinischen Behandlung Erfolge nie allein auf eine Behandlungsform zurückgeführt werden, sondern sollten als Summe aller Interventionen verschiedener Therapeutinnen verstanden werden. Dennoch bestehen der Wunsch und das Streben für jedes Therapieverfahren, spezifische Wirkfaktoren zu finden. In der Psychotherapie-Forschung ist ein wesentlicher, wenn auch unspezifischer Wirkfaktor der Behandlung dokumentiert, nämlich die Beziehung zwischen Therapeutin und Klientin, (Grawe, Donati & Bernauer, 1994). Darüber hinaus scheint eine Vielzahl von spezifischen Wirkfaktoren zu existieren, die ansatzweise schon für die Tanz- und Bewegungstherapie belegt werden konnten (Bräuninger, 2006a, 2006b; Hölter, 1994; Mannheim & Weis, 2005). Der Einsatz von Bewegungsanalyse als Mittel zur Behandlungsplanung, Kommunikation des Behandlungsprozesses und Outcome-Evaluation spielt dabei eine wichtige Rolle (BTD, 2007; Lausberg, 1997). Nahe liegend scheint deshalb die Überlegung, dass die Dokumentation des Bewegungsprofils einer Klientin zu Beginn und am Ende der tanz- und bewegungstherapeutischen Behandlung Hinweise auf den Behandlungsverlauf und Rückschlüsse auf potentielle spezifische Wirkfaktoren der Tanz- und Bewegungstherapie geben könnte.

Bewegungsanalysen werden in unterschiedlichen therapeutischen Settings angewandt. Folgende Schritte können dabei involviert sein: 1. Innerhalb der Therapiestunde reagiert die Therapeutin intuitiv auf nonverbale Zeichen und das Bewegungsrepertoire der Klientin. 2. Im Anschluss an eine Therapiestunde notiert die Therapeutin in schriftlicher Form unter anderem das Bewegungsverhalten der Klientin aus dem Gedächtnis (auch Körpergedächtnis). 3. Therapiestunden oder spezielle Bewegungsassessments werden auf Film aufgezeichnet und mit oder ohne Klientin ausgewertet. Vorteil der film-basierten Bewegungsanalyse ist die Möglichkeit, sich Bewegungssequenzen wiederholt ansehen zu können mit dem Ziel einer genaueren Analyse. Nachteil der film-basierten Bewegungsanalyse gegenüber der Life-Observation ist die Zweidimensionalität des Bildes gegenüber der dreidimensionalen Live-Beobachtung. Viele Klientinnen (und Therapeutinnen) empfinden darüber hinaus oft eine anfängliche Scheu, sich filmen zu lassen und sich auf dem Bildschirm selbst zu sehen. Beispiele film-basierter Arbeit in der klinischen Praxis belegen jedoch, dass anfängliche Skepsis in der Regel schnell der Neugierde weicht, sich selbst im Film zu sehen (Neff & Bräuninger, 2007).

Wozu benötigen wir eine Bewegungsprofil Erhebung? Diese Bezeichnung wurde bewusst von den Autorinnen in Abgrenzung zum Ausdruck „Test" gewählt, da mit dem Begriff „Test" oft negative Assoziationen und Insuffizienzgefühle verknüpft werden. Die Bewegungsprofil Erhebung erfasst Ressourcen und individuelle Lösungen von Aufgaben. Beabsichtigt wird also nicht, in erster Linie Defizite aufzudecken, sondern Stärken zu entdecken. Die BPE soll ferner keinen Leistungsstress oder Versagensängste provozieren, sondern Spass bei der Durchführung bereiten.

BEWEGUNGSPROFIL ERHEBUNG (BPE, BRÄUNINGER & ZÜGER)

Die Bewegungsprofil Erhebung ist einfach und leicht verständlich und beabsichtigt, den Bereich der Alltagsbewegungen möglichst nicht zu sprengen. Die BPE ist somit ein niederschwelliges Evaluationsinstrument, das auch bei Klientinnen angewendet werden kann, die sehr verunsichert, ängstlich und/oder körperlich eingeschränkt sind. Auch soll die BPE wenig Zeit für die Ausführung beanspruchen. Vorgesehen sind eine Testung bei Beginn und eine Testung zum Ende der Behandlung. Damit soll ein Vergleich vor und nach der Behandlung ermöglicht werden.

Des weiteren wird auf spezifische Improvisationsaufgaben verzichtet: Die Anforderung besteht darin, Bewegungsanleitungen in Bewegung umzusetzen und diese nach eigenen Präferenzen auszuwählen, im besonderen Masse trifft dies auf die BPE Aufgaben 1.3., 2.1., 4.1. zu. Damit wird zwar ein Aspekt von Improvisation angesprochen, beabsichtigt wird jedoch eine Fokussierung auf die Ausführung und Präferenz von motorischen Fertigkeiten. Zu den meisten Aufgaben wird ein Teil eines Musikstückes gespielt. Dies dient zur zeitlichen Strukturierung der Aufgaben und als Hilfe, Hemmungen abzubauen und Sicherheit zu vermitteln. Die Anweisungen sind bewusst umgangssprachlich gehalten (beispielsweise wird immer der Begriff *Rennen* anstelle von *Laufen* verwendet). In Tabelle 2 (S. 4) wird die BPE in der Form dargestellt, wie sie sich im psychiatrischen Alltag bewährt hat und auch für den Einsatz in der neurologischen Rehabilitation konzipiert wurde. Die Bewegungsanalyse zeigt nach Lausberg (1997) die persönliche Ausprägung eines Menschen und wie individuell er sich auf die Bewegungsaufgaben einlassen kann.

Bei der Bewegungsprofilerhebung geht es darum, einen Eindruck zu bekommen, wie Sie sich ganz individuell bewegen. Sie können jede Übung so ausführen, wie Sie spontan die Übung verstehen. Es gibt dabei kein richtig oder falsch. Es ist kein Leistungstest.						
Nr	Aufgabe	Anweisung	Musik	Musiklänge	Erläuterungen	Musikstück
1	GEHEN	Die erste Aufgabe besteht aus Gehen: Ich werde Ihnen nachfolgend drei verschiedene Anweisungen geben. Es wird jeweils 30 sec. Musik zur Begleitung gespielt werden.				
	1.1	Gehen Sie eine Strecke mit kurvigen Wegen, bis das Musikstück endet.	X	30 sec.	*Musiklänge bei allen Aufgaben dazusagen*	George Winston Nr. 3 (*December*)
	1.2.	Gehen Sie eine Strecke mit geraden Wegen, auch kreuz und quer, bis das Musikstück endet.	X	30 sec.	*Musiklänge bei allen Aufgaben dazusagen*	Deuter Nr. 1(*Kundalini*) (25-55)
	1.3.	Gehen Sie eine Weile, so wie Sie möchten, bis das Musikstück endet.	X	30 sec.	...	Tri Festivo Nr. 5 (*Tonarten und Klangwelten*) (0-34)
2		Die zweite Aufgabe besteht aus (schnellem Gehen und) RENNEN.				
	2.1.	Beschleunigen Sie Ihren Gang so, dass Sie ins Rennen kommen. Diese Aufgabe ist ohne Musik. Wenn Sie genug haben, können Sie stoppen.	-	-	...	-

	2.2.	Nun kommt wieder etwas Musik dazu: Können Sie Ihr Rennen so verändern, dass es für Sie zur Musik passt?	X		...		African Playground Nr. 7 (*Hendry von Tarika Sammy*)
3	STAMPFEN	Die nächste Aufgabe besteht aus STAMPFEN und wird begleitet von zwei unterschiedlichen Musikstücken.					
	3.1.	Versuchen sie zur ersten Musik zu stampfen. Sie können so stampfen, wie Sie möchten.	X	30 sec.		*Musik nicht zu leise, eher etwas lauter stellen*	Christopher Benstead Nr. 9 (*Modern Dance 4*), 0-39
	3.2.	Jetzt kommt die zweite Musik, die etwas anders ist. Sie können wieder so stampfen, wie Sie möchten.	X	30 sec.	...		Various Artists: Nr. 1 (*The Heart of Percussion*), 21-51
4	WACHSEN / SCHRUMPFEN	Wachsen ist ausdehnen in die Breite, Länge oder in Fortbewegung, Schrumpfen ist das Gegenteil. Bei dieser Übung geht es darum, wachsende und schrumpfende Bewegungen in allen möglichen Ebenen auszuprobieren. Die Musik soll Ihnen dabei hilfreich sein.					
	4.1.	Sie können mit den zwei Elementen Wachsen und Schrumpfen spielen. Sie können selbst bestimmen, wie schnell oder wie groß Sie Ihre Bewegungen sein sollen. Sie können alle möglichen Ebenen miteinbeziehen.	X	1 min.		*Musiklänge bei allen Aufgaben dazusagen* *Musik bei Bedarf wieder etwas leiser stellen*	Kim Lenzer & Lars Trier, Nr. 3 (*Kiss the Forest*), 0-1:04

	4.2.	Haben Sie ein Bild von etwas, was wächst oder schrumpft? Können Sie Ihre Bewegungen anhand dieses inneren Bildes wachsen oder schrumpfen lassen? (*Wenn Klientin sagt, sie habe kein Bild, dann, nur dann, weitere Instruktion: „Wenn Ihnen kein Bild dazu einfällt, können Sie sich einfach so zur Musik bewegen")* Am Ende fragen „Haben Sie Bilder gehabt? Welche?"	X	1 min.	Nachfragen, ob Bilder gekommen sind *(mit offener, nicht-suggestiver Frage)*	Christopher Benstead Nr. 4 *(Modern Dance 4)*, 0 - 1:07
5	SCHWÜNGE	Schwünge können langsam oder schnell, kraftvoll oder leicht, groß oder klein sein. Sie werden nacheinander von zwei Musikstücken begleitet, die Sie unterstützen sollen, verschiedene Arten von Schwüngen auszuprobieren.				
	5.1.	Bitte probieren Sie auf dieses Musikstück, Schwünge auszuführen. Es gibt kein richtig oder falsch.	X	1 min.		Habib Koite & Bamada, Nr. 2 *(Mosu Ko)*, 0-1:07
	5.2.	Nun kommt das zweite Musikstück, es ist etwas anders als das erste. Bitte versuchen Sie erneut, auf dieses Musikstück Schwünge auszuführen.	X	1 min.		20 best of Today's Folk & Worldmusic, Nr. 13 *(Enrique Ugarte "Wenn Mademoiselle Dich küsst")*, 0 – 1:02
	ABSCHLUSS	Sie haben nun alle Aufgaben abgeschlossen. Vielen Dank für Ihre Mitarbeit. Wie geht es Ihnen jetzt?				*Nachfragen, ob Klientin sich Video in der nächsten Stunde am PC anschauen möchte.*

Tabelle 2. Bewegungsprofil Erhebung (BPE, Bräuninger & Züger)[16]

Erläuterungen zu den Anweisungen der Bewegungsprofil Erhebung, Bewegungsaufgaben und Beobachtungskriterien auf Grundlage des Kestenberg Movement Profile / KMP (Kestenberg Amighi, Loman, Lewis & Sossin, 1999)

---

[16] Die BPE kann als PDF Dokument von den Autorinnen zur freien Verfügung angefordert werden unter tanztherapie@swissonline.ch oder brigitte.zueger@dplanet.ch. Vor der Anwendung empfiehlt es sich, die BPE an einem Kollegen oder einer Kollegin zu testen.

GEHEN
Gehen ist eine Grundbewegungsart des Menschen und lässt die Beobachtung von Ganzkörperspannung, dem Gebrauch von ganzkörperlichem Mitschwingen (Lausberg, 1997), dem Einsatz des Gewichtes zur Verlagerung nach vorne, der Handhabung des Gleichgewichtes und dem Einsatz des Gewichtes in der Vertikalen von einer Seite auf die andere (meist mit Wachsen Schrumpfen) für die Kurvenführung (eher rund, fließend), und der Anpassungsfähigkeit an die Musik (Stimuli von außen) zu.

1.1. Gehen kurvig
Die Formulierung lässt das Ausmass, die Anzahl und die Richtung der Kurven sowie die Raumnützung dafür offen. Die Handhabung des Gleichgewichtes und die Anpassungsfähigkeit an die Musik kann beobachtet werden.

1.2. Gehen gerade
Die Formulierung lässt die Länge der geraden Wege, die Präzision, das Ausmass und die Anzahl der Richtungswechsel und eine eventuelle Tempoveränderung beim Richtungswechsel wie auch die Raumnützung dafür offen. Ebenfalls zu beobachten ist wie bei 1.1. das Gleichgewicht und die Anpassungsfähigkeit an die Musik.

1.3. Gehen freie Wahl
Die Formulierung lässt den Probanden die selbständige und freie Wahl von kurvig oder gerade gehen. Dadurch werden die Präferenzen der Klienten deutlich. Beobachtungskriterien dafür sind das Ausmass, die Anzahl kurvige/gerade Richtungswechsel, Tempowechsel, Gleichgewicht und Anpassung und Nützung der Musik sowie die Raumnutzung

2 RENNEN
2.1. Rennen beschleunigend
Die Formulierung lässt die Dauer der Beschleunigung offen. Ebenfalls ob nach der Beschleunigung angehalten wird oder eine Weile ohne weitere Beschleunigung weiter gerannt wird.
Beschleunigendes Rennen verlangt dosierten, gesteigerten Krafteinsatz nach vorne.

2.2. Rennen angepasst
Die Formulierung verlangt nach angepasstem, schnellem Tempo innerhalb von 30 Sek. Die Aufgabe ähnelt 2.1., jedoch mit durch die Musik vorbestimmtem Krafteinsatz nach vorne. Ferner kann v.a. Ganzkörperspannung (gehen, rennen), freier, gebundener und neutraler Fluss, Gewichtsverlagerung / Richtungswechsel (Gehen, Rennen in Richtungen), abrupt oder gradual, gleichbleibender oder angepasster Fluss oder hohe oder niedrige Intensität erhoben werden sowie die Verbindung bzw. Nutzung der rechten / linken Seite und das Ausmass der Drehung.

3. STAMPFEN
Die Formulierung verlangt angepassten, kontrollierten Krafteinsatz nach unten, abrupte Bewegung, Kraftansammlung und Kraftentladung. Einsatz von Abruptheit.

3.1. Stampfen angepasst
Die Formulierung fordert ein zeitlich angepasstes Stampfen, sie lässt allerdings den Krafteinsatz offen.

3.2. Stampfen angepasst
(anderes Tempo) Die Formulierung fordert wiederum ein zeitlich angepasstes Stampfen mit wählbarem Krafteinsatz, allerdings ist die Zeitangabe (Musik) im Verhältnis zur Aufgabe 3.1. variiert.
Stampfen, anderes Tempo: Verändern, Anpassen des kontrollierten Krafteinsatzes an die veränderte Musik.
Krafteinsatz nach unten (stampfen)
Ausmass der Aspekte direkt (direct), stark (strong), beschleunigend (accelerated) der kämpfenden Antriebe (fighting efforts).
4. WACHSEN / SCHRUMPFEN
In der Einleitung wird erklärt, was Wachsen und Schrumpfen ist.
4.1. Wachsen/Schrumpfen
Die Formulierung bestimmt die Bewegungsform Wachsen/Schrumpfen. Ein Hinweis auf Geschwindigkeit, Größe und Raumebenen wird gegeben. Beobachtung von Auswölben (buldging) und Aushöhlen (hollowing) bezüglich Körperteilen, bipolarem und unipolarem Formenfluss, Richtungen wie seitlich , überkreuz, aufwärts, abwärts, vorwärts, rückwärts (sidewards, across, upwards, downwards, forward, backward) und Ausmass.
4.2. Wachsen /Schrumpfen mit Bildern
Die Formulierung fragt nach einer spontanen Bildassoziation zu Wachsen/Schrumpfen und lädt zur Ausführung des Bildes ein. Ist keine spontane Bildassoziation vorhanden, wird zu freier Bewegung eingeladen. Danach noch einmal die Frage nach Bildern. Manchmal werden Bilder möglich, wenn die Bewegung ihre Freiheit bekommt und nicht einer speziellen Ausführung wie in diesem Fall Wachsen/Schrumpfen, folgen muss. Wie bei 4.1. sowie Anbindung dessen an inner-seelisches Erleben. Wachsen / Schrumpfen: Verbreitern / Verschmälern, Verlängern / Verkürzen, Auswölben / Aushöhlen. Bipolarer und Unipolarer Formenfluss
5. SCHWÜNGE
In der Einleitung wird erklärt, dass Schwünge aus Tempo, Krafteinsatz und Größe bestehen. Ebenfalls wird erklärt, dass Schwünge den Wechsel von freiem und gebundenem Fluss (bound flow and free flow), Kontrolle und Gehen lassen benötigen (Lausberg, 1997) und dass der Gebrauch der Ebenen Hoch und Tief im Schwingen mit dabei ist. Die Formulierung lässt offen, wie der Rumpf und/oder die Extremitäten miteinbezogen werden.
5.1. Schwünge
Die Formulierung macht auf das Musikstück aufmerksam und lädt ein, sich darauf zu bewegen und prüft die Anpassungsfähigkeit.
5.2. Die Formulierung macht auf das andersartige Musikstück aufmerksam und prüft die Möglichkeit, sich von neuem und anders anzupassen.

FALLBEISPIEL

Herr Z., ein Herr im mittleren Alter, der zum wiederholten Male wegen seiner bipolar affektiven Erkrankung in der Klinik behandelt wird, erklärt sich sowohl am Anfang t1 als auch am Ende seiner stationären Behandlung t2 (nach ca. 8 Tanztherapiestunden) zur BPE bereit. Die BPE werden beide Male im gleichen Bewegungstherapieraum mit Herrn Z.s Einwilligung durchgeführt und mit Camcorder aufgezeichnet. Therapeutin und Klient werten die BPE von t1 und t2 (in der jeweils nächsten Therapiestunde) zusammen aus. Hierzu schauen sie die Filmaufnahmen auf einem 17'' Monitor in einem Besprechungsraum an. Nachfolgende Tabelle 3 ist eine schriftliche, von der Therapeutin nachträglich verfasste Auswertung der beiden BPEs. Sie soll als Beispiel dienen, wie ein Vergleich zwischen t1 und t2 praktisch und zeitsparend und zugleich optisch schnell erfassbar dokumentiert werden kann.

	t1 (zu Beginn der Behandlung)	t2 (nach ca. 8 Stunden Einzeltherapie, am Ende der Behandlung)
1 GEHEN		
1.1.	Geht sehr langsam, Nimmt verschiedene Raumrichtungen in Kurven Zeigt beim Gehen wenig Anpassung an die Musik	Geht langsame Kurven, auch in Achter-Form Benutzt den ganzen Raum Zeigt gewisse Anpassung an Musik
1.2.	Das Tempo ist gemächlich Die Geraden werden sowohl entlang des Randes als auch durch die Mitte des Raumes gewählt	Tempo ist etwas zügiger als bei 1.1. von t2 und als bei 1.2. von t1, Wechsel eher abrupt Die Geraden wirken zielgerichteter und zeigen mehr Varianz (Pat. geht auch in eine Ecke, d.h. der gesamte Raum wird genutzt)
1.3	Pat. geht enge Bögen Geht rückwärts Nutzt gesamten Raum Tempo ist langsam	Rhythmisches Gehen zur Musik, viele kleine Kurven, Arme schwingen mit, Pat. stützt sich auch von Wand ab, geht mitten durch den Raum
2 RENNEN		
2.1.	Pat. fragt viel nach er geht (rennt nicht) für 25 sec. lang	(Pat. zieht zuerst seine Strümpfe aus) er fragt nach, joggt dann ein paar Sekunden, beschleunigt dann durch die Diagonale er rennt insgesamt 20 sec.
2.2.	Pat. fragt wieder nach (wie er laufen soll, - rückwärts, vorwärts?) Pat. wippt anfangs locker in den Knien mit Er bleibt am Platz stehen und führt etwas verschraubende Bewegungen aus, nach ca. 20 sec. geht er in Raum, legt wenig Weg zurück, kein Rennen	joggt am Rand des Raumes entlang, sehr elastisches Joggen, hüpft, passend zum Rhythmus und Tempo der Musik Pat. wählt die größte Strecke im Raum (Diagonale)
3 STAMPFEN		
3.1.	(nimmt sich Matte als Unterlage, braucht eine Weile zum Platzieren) sehr leichte Schritte anstelle von Stampfern, die er am Platz auf der Matte ausführt kaum zeitliche Anpassung an die Musik wenig Krafteinsatz	Leichtes Stampfen, ganzer Körper ist einbezogen, Akzent und Krafteinsatz beim Stampfen eher nach oben, Rhythmus Variationen, Arme sind im Ellbogen gebeugt, Unterarme schwingen zum Stampfen rhythmisch mit
3.2.	Kein Stampfen, sondern große Schritte durch den Raum	Stampft am Platz im Gleichklang mit Musik, Unterarme ziehen im Rhythmus zum Boden, schnellerer Rhythmus der Musik wird mit Schritten imitiert, d.h. Krafteinsatz wird verändert und an Musik angepasst
4 WACHSEN / SCHRUMPFEN		

4.1.	Steht mit Rücken zur Kamera, aufrecht, symmetrisch, macht dann Ausfallschritt, geht auf die Knie, beugt Oberkörper nach vorne, meint am Ende der Übung „Ich habe geweint bei der Übung"	Beginnt zusammengerollt am Boden, Knie gebeugt, symmetrisches Aufstehen wachsen nach oben, Arme öffnen sich asymmetrisch gegen Decke, dann bipolares Verbreitern, leichtes Drehen im Oberkörper
4.2.	Regungslos die ersten paar sec. dann dreht er sich zur Kamera, steht, knäuelt Taschentuch, steckt es in Hosentasche, schließt rechte Hand zur Faust, öffnet diese wieder, spreizt Finger weit auseinander (Hand vor Brustkorb) schließt Faust wieder kurz, läuft aus dem Bild, ist emotional sehr bewegt (kurze Unterbrechung - Kamera aus, dann wieder ein)	Verkürzen nach unten, Verlängern nach oben, Verkürzen nach unten, lang nach oben, asymmetrisches Verlängern nach oben, auf Knie gebeugt,(im Kniestand?), wechseln zwischen Verlängern und Verkürzen, Ende mit Verlängern nach oben
„Bilder?"	---	„Wachsen des Waldes an zwei Bäumen aufgezeichnet"
5 SCHWÜNGE		
5.1.	Gestischer Beginn: Pat. holt sich ein Seil, lässt es vor sich am Boden in einer Hand schwingen: Beine stehen im Grätschstand, mit dem Oberkörper gebeugt nach vorne, dann führt eine Hand das Seil (beide Enden des Seils werden von den beiden Händen gehalten), er präpariert das Seil zum Seilhüpfen (Musik geht hier zu Ende) Viel gebundener Fluss	Pat. steht in der Mitte des Raumes: Ganzkörper-Schwünge auf der horizontalen Ebene um die Hüfte passend mit schweren, passiv hängenden Armen, dazu aus der Musik kommen Schritte dazu, Arme schwingen nach vorn und zurück, große Schwünge am Oberkörper vorbei, mit breitem Stand, sowohl hohe als auch tiefe Ebene
5.2.	Fortsetzung von 5.1. hüpft symmetrisch durch das Seil, wobei sich Oberkörper vollkommen zusammenzieht und nach unten verkürzt, gebundener Fluss im Rumpf	Rechtes Bein schwingt zurück, Pat. hält sich mit einer Hand an der Wand fest, ein Armschwung kommt dazu (gegengleich zum Bein), Beugung des Beins kommt dazu, Wechsel auf andere Seite (mit synchronem Schwingen von Arm und Bein) Extremitäten sind im freien Fluss
Abschluss		„In gewissen Aufgaben habe ich ein schönes Gefühl gehabt, es hat sich etwas entwickelt, beim Schwingen: immer auf einen Takt, einem Ziel zustreben"

Tabelle 3: Beispiel Herr Z. vor und nach 8 Tanztherapiestunden

SCHLUSSFOLGERUNG

Die klinische Vignette veranschaulicht beispielhaft, in welcher Form die BPE den Behandlungsprozess darstellen kann. Im klinischen Setting würde konsequenter Weise ein abschliessender Bericht als Fazit aus dem Vergleich der beiden BPEs von t1 und t2 für die Behandlung erwartet werden. Diese Auswertung wird im Rahmen dieses Kapitels den Leserinnen vorenthalten. Vielmehr wird dazu eingeladen, auf der Basis der beschriebenen Beobachtungen eigene Schlussfolgerungen zu ziehen und diese vielleicht zu formulieren. Nicht vorenthalten werden soll jedoch der Kommentar, den Herr Z. am Ende seiner Behandlung äusserte, nachdem er beide BPEs auf Monitor angeschaut hatte. Sichtlich beeindruckt und berührt davon, wie langsam, schwer und wenig

Raum einnehmend er sich bei t1 bewegt hatte, meinte er fast entsetzt, er habe ja keinerlei Rhythmusgefühl bei t1 gehabt und „Ich habe mich so leer gefühlt zu der Zeit vor ein paar Wochen". In Bezug auf die zweite Aufnahme äusserte er sich sehr positiv zu seinen Handlungen. Er schien stolz auf sich zu sein und war froh darüber, wie viel sich in der Zeit zwischen t1 und t2 entwickelt und verändert hatte. Insbesondere faszinierte ihn die Tatsache, dass sich sein emotional verbessertes Erleben bei t2 auch in seinem nonverbalen Verhalten zeigte und er wieder schwungvoll und kreativ sein konnte.

Ursprünglich ist die BPE für den psychiatrischen und neurologischen Bereich als klinisches Evaluationsinstrument konzipiert worden, mit dem Ziel, mit wenig Zeitaufwand eine Erhebung zu Beginn und am Ende der Behandlung durchzuführen und Vergleichsmöglichkeiten hinsichtlich der Veränderung durch die Behandlung ziehen zu können. Bislang hat sich die Integration von Musik als Vorteil erwiesen. Die Integration von Musik könnte dann allerdings zum Nachteil werden, wenn sie Reaktanz bei den Teilnehmerinnen auslösen oder in Bezug auf die Aufgabe als hinderlich erlebt wird.

In Bezug auf den psychiatrischen Bereich kann ein positives Fazit für die Anwendung der BPE gezogen werden. Der Einsatz der BPE im neurologischen Bereich ist im nächsten Schritt geplant. Überlegenswert scheint, auf der Basis der bisherigen Erfahrungen die Anwendung auch in weiteren klinischen Feldern zu testen. Auf lange Sicht könnte die BPE als Basiserhebung dienen, mit Hilfe derer verschiedene Gruppen von Patientinnen in ihrem nonverbalen Verhalten verglichen werden können, wie dies auch schon mit anderen Übungsfolgen z.b. bei Lausberg (1997) praktiziert wurde. Die Aufgabenstellung der BPE könnte hierfür besonders geeignet sein, da sie einfach, verständlich, und niederschwellig anwendbar ist. Sie enthält Elemente aus dem Bereich der Alltagsbewegungen die allen Menschen vertraut sind.

LITERATUR

Bräuninger, I. (2006a). *Tanztherapie*. Weinheim: Beltz PVU.
Bräuninger, I. (2006b). Dance movement therapy group process: A content analysis of short-term dmt programs. In S.C. Koch & I. Bräuninger (Hrsg.), *Advances in dance movement therapy. International Perspectives and Theoretical Findings* (pp. 87-103). Berlin: Logos Verlag.
BTD, Berufsverband der TanztherapeutInnen Deutschlands e.V. (2007). *Tanztherapie-Methoden*. http://www.btd-tanztherapie.de/Methoden.html <14.04.2007>.
Grawe, K., Donati, R., & Bernauer, F. (1994). *Psychotherapie im Wandel*. Göttingen: Hogrefe.
Hölter, G. (1994). *Wirkfaktoren der Tanz- und Bewegungstherapie. Empirische Studien im Klinischen Bereich.* In Nervenklinik Spandau (Hrsg.), Sammelband der Beiträge des 1. Internationalen Klinischen Kongresses für Tanztherapie in Berlin >Sprache der Bewegung<, 1.-4. September 1994.
Kestenberg Amighi, J., Loman, S., Lewis, P., & Sossin, M. (1999). *The Meaning of Movement. Developmental and Clinical Perspectives of the Kestenberg Movement Profile.* Amsterdam: Gordon and Breach Publishers.
Lausberg H. (1998). Does Movement Behavior Have Differential Diagnostic Potential? *American Journal of Dance Therapy, 20*, 85-99.
Lausberg H. (1997). Bewegungsdiagnosetest mit Bewertungsskalen für Diagnostik und Therapieevaluation in der Tanztherapie. *Zeitschrift für Tanztherapie 7*, 35-42.
Mannheim, E. G., & Weis, J. (2005). Tanztherapie mit Krebspatienten - Ergebnisse einer Pilotstudie. *Musik-, Tanz- und Kunsttherapie, 16* (3), 121-128.
Neff, F. & Bräuninger, I. (2007). Mutter-Kind KMP Interaktionsanalysen [KMP Analysis of mother-child interaction]. *Moving from within. International congress on movement analysis in education, therapy and science, 22.-24. July, Freising, Germany.*

TANZTHERAPEUTISCHE SUPERVISION MIT DEM KMP

Imke A. Fiedler

In diesem Aufsatz wird ein Konzept für tanztherapeutische Fall-Supervision vorgestellt, das sich an der Methode der „Balintgruppen" orientiert. Der hier entwickelte Ansatz modifiziert das klassische, verbale Supervisionsvorgehen, durch die Integration kinästhetischer, visueller und tanz- und bewegungstherapeutischer Methoden. Diese „bewegten" Anteile innerhalb des Supervisionsprozesses bilden die Grundlage für die Anwendung des KMP. Nach einer ersten Darstellung der Zielsetzungen hinsichtlich der Integration des KMP in die Supervision wird ein Fallbeispiel aus der Praxis, einen Eindruck über den Verlauf eines Bearbeitungsprozesses unter Einbeziehung des KMP geben. Theoretische Erklärungen liefert dann ein von der Autorin entwickeltes 7-stufiges Phasenmodell, in dem – gemäß psychoanalytischen Prämissen – der Hauptfokus auf den Aspekten Gegenübertragung und Spiegelungsphänomen liegt.

Keywords: Tanztherapie, Supervision, Kestenberg Movement Profile (KMP), Balintgruppe

Application of the KMP in dance/movement therapy supervision

This chapter introduces a concept of case supervision in dance therapy developed from the Balint Group method. The concept modifies the verbal setting by incorporating kinaesthetic, visual and movement aspects. The movement explorations within the casework create an opportunity to apply the KMP to the supervision process. Basic intentions about integrating KMP and supervision are summarized. Then, a case example provides an impression of a supervision process including the KMP body of knowledge. Theoretical explanations are added following the author's seven-stages concept. Special attention is paid to the psychoanalytic aspects of counter transference and mirroring phenomena.

Keywords: Dance/movement therapy (DMT), supervision, KMP, Balint Group

Die Balintgruppen-Methode ist ein bekanntes und verbreitetes Verfahren zur Fallsupervision im klinischen Kontext. Bei dieser Methode wird typischerweise ein Fall durch ein Gruppenmitglied eingebracht und im zweiten Schritt durch die Gruppe bearbeitet. Im Folgenden wird diese Einteilung feiner differenziert und schließlich in ein 7-stufiges Phasenmodell für die Tanztherapie weiterentwickelt.

Die Autorin orientiert sich innerhalb der Supervision an der Balintgruppen-Methode, welche den klientenzentrierten Ansatz von Michael Balint (1896–1970) mit seinem Hauptfokus auf der KlientIn-TherapeutIn-Beziehung in den Mittelpunkt des Supervisionsprozesses stellt. Ergänzend scheint eine rein verbale Analyse der Psychodynamik für eine tanztherapeutische Supervision nur bedingt hilfreich, da viele Informationen aus dem Bewegungsgeschehen und der Bewegungsinteraktion entstehen. Hier leisten die Kategorien des KMP einen wichtigen Beitrag, um beobachtetes Material zum einen nachzugestalten, es zu deuten und es zum anderen für weitergehende Interventionen zu nutzen.

INTEGRATION DES KMP IN DEN SUPERVISIONSPROZESS

Dieses Kapitel beinhaltet keine Einführung zum KMP, sondern verfolgt eine sehr spezifische Anwendung für den Bereich der Supervision. Zur Einführung wird auf verschiedene Veröffentlichungen in diesem Bereich (vgl. Romer, 1993; Kestenberg Amighi et al., 1998; Eberhard, 2001) und auf andere Kapitel zum KMP in diesem Buch verwiesen (Bender, Eberhard).

In diesem Kapitel orientiert sich die Verwendung der KMP Begriffe an einer Veröffentlichung, die zur Vereinheitlichung der Terminologien erschienen ist (vgl. Fiedler, 2001). Im Folgenden werden die Begriffe im Überblick abgebildet:

Das Kestenberg-Bewegungs-Profil

Körperhaltung:	sitzend, stehend, Rückenlage, Bauchlage, etc.
Phrasierung:	Akzent am Anfang, in der Mitte, am Ende einer Sequenz; Übergänge, etc.
Körpereinstellung:	ganzheitlich / isoliert, führende Körperteile, Form (Ball, Nadel, Wand, Schraube), Spannungslinien, -zentren, -blockaden, eingefrorene Bewegungsmuster, Ausrichtung

1. Spannungsflussrhythmen		5. Bipolarer Formenfluss	
saugen	schnappen / beißen	verbreitern	verschmälern
verdrehen	anspannen – loslassen	verlängern	verkürzen
laufen lassen / dahin treiben	laufen lassen – anhalten	auswölben	aushöhlen
wiegen	wogen / gebären	**6. Unipolarer Formenfluss**	
hüpfen	springen	laterales verbreitern	mediales verschmälern
		verlängern/ verkürzen nach oben	verkürzen/verlängern nach unten
		auswölben/ aushöhlen nach vorne	aushöhlen/auswölben nach hinten
2. Spannungsflusseigenschaften		**7. Formenfluss – Eigenschaften**	
		<< *wird nicht mehr unterrichtet* >>	
anpassend	gleichbleibend	wellenförmig	linear
niedrige Intensität	hohe Intensität	kleine Amplitude	große Amplitude
allmählich	abrupt	rund / kurvig	eckig / winkelig
3. Antriebsvorläufer		**8. Formen in Richtungen**	
flexibel	bahnend	seitwärts	quer
sanft	vehement /angestrengt	aufwärts	abwärts
zögernd	plötzlich	vorwärts	rückwärts
4. Antriebe		**9. Formen in Flächen**	
indirekt	direkt	ausbreiten	einschließen
leicht	stark	heben	senken
verlangsamend	verlangsamend	vordringen	zurückweichen

Fiedler, Romer, Eberhard, 2000

Judith Kestenbergs (1910–1999) Integration der theoretischen Modelle der Triebentwicklung (Rhythmen und Attribute), der Entwicklung von Abwehrmechanismen gegen innere Impulse (Antriebsvorläufer), der Ich-Entwicklung (Antriebe), des primären und sekundären Narzissmus (bipolarer und unipolarer Formenfluss), der Abwehr von Objekten (Formen in Richtungen) und der Entwicklung der Objektbeziehungen (Formen in Flächen) (vgl. Romer, 1993, S. 36ff), mit Konzepten der Bewegungsbeobachtung, bildet einen ganz entscheidenden Meilenstein für die Diagnostik im therapeutischen wie supervisorischen Kontext der Tanztherapie.

Für den Supervisionsprozess bieten die Spannungsflussrhythmen viele Informationen über den Prozess der Triebentwicklung und die Integration von libidinösen wie aggressiven Impulsen. Die Antriebsvorläufer geben wichtige Hinweise auf das Abwehrverhalten, um Ängste in Schach zu halten und die Antriebe zeigen die entwickelte Ich-Stärke bezüglich der Themen Aufmerksamkeit, Selbstbehauptung und Selbstwirksamkeit. Die Formenflussqualitäten bilden ab, wie diese Gefühle innerhalb von (Objekt-) Beziehungen aufgehoben oder bedroht sind.

Besonders aufgrund des deutlichen Bezugs zur Objekt-Beziehungs-Theorie (vgl. Mahler, Pine, F. & Bergmann, 1975; Kernberg, 1975) fügt sich eine Anwendung des KMP sehr organisch in den analytischen Hintergrund einer Balint-orientierten Supervision ein. Das KMP bietet Beobachtungs- und Deutungskategorien zum intrapsychischen wie interaktiven Verhalten der Klienten, die KlientInnen-TherapeutInnen-Beziehung kann klarer beschrieben und verstanden werden, und schließlich können auf der Grundlage des KMP Ideen für weiterführende Interventionen entwickelt werden. Ein konkretes Beispiel aus der Praxis soll einen Eindruck von tanztherapeutischer Supervision vermitteln, in dem die später erläuterten Phasen zur Orientierung schon ausgewiesen sind.

FALLBEISPIEL

Dieser Fall wurde in einer der Supervisionsgruppen der Autorin berichtet. Carola, eine Sozialpädagogin und Tanztherapeutin, die in einer therapeutischen Übergangseinrichtung mit chronisch, psychisch kranken Klienten arbeitet, berichtete folgenden Fall:

<Fall-Präsentation:> *eine langjährige, chronisch psychotische Patientin musste wegen Verschlechterung der Symptomatik akut-stationär verlegt werden und erlebte dort sexuelle Belästigungen durch einen Mitpatienten, die sie nicht abwehren oder von denen sie sich nicht angemessen abgrenzen konnte. Seit der Rückkehr der Klientin in Carolas Einrichtung ist Carola bemüht, die Themen von Selbstbehauptung und Abgrenzungsfähigkeit auf der Bewegungsebene zu bearbeiten. Interventionen von „Drücken und Schieben" wurden von der Patientin aber stets vermieden oder abgewehrt. Carolas Anliegen war: Die Klientin besser verstehen zu können und angemessene Interventionsanregungen zu erhalten.*

<Verkörperlichung:> *Carola wurde eingeladen, Bewegungen der Klientin zu verkörperlichen: in der Hauptsache sahen wir verdrehende Spannungsflussrhythmen in den Hand- und Hüftgelenken; wir sahen häufig die Antriebsvorläufer „flexibel" und „sanft," die auf der Horizontalen in den Richtungen „seitwärts" und „quer" genutzt wurden, sowie „rückwärts" gerichtete Bewegungen, die Distanz zur Therapeutin herstellten.*

<Freie Assoziation:> *Es wurden Assoziationen zum orientalischen Tanz genannt; für Momente nahmen auch die Gruppenteilnehmerinnen einige Bewegungsfacetten im*

Sitzen auf und spürten ihren Assoziationen nach: Bilder von Verführung und unangenehmem Wegwinden entstanden; das Fehlen von Erdung wurde spürbar. Dann wurden verschiedene Interventionsanregungen von der Gruppe eingebracht. Der Prozess verblieb eine Weile auf der Ebene „Tricks und Kniffe" zur Annäherung an „Drücken und Schieben." Dabei wechselten die Beitraggeberinnen stetig (hier stellte sich eine recht unstrukturierte Dynamik in der Gruppe ein). Dies wurde von der Autorin als Spiegelungsphänomen gedeutet; der Supervisionsprozess schien die Dynamik der Klientin zu wiederholen: Es wurde nicht intensiv auf die Gefühle eingegangen, sondern durch viele neue und aktive Ideen wurden die tiefer liegenden Ängste vermieden und umgangen.

<Fragen und Klärungen:> Es wurden Fragen zur Vorgeschichte der Klientin gestellt und wir erhielten Informationen zu früheren Missbrauchserfahrungen der Klientin. Der Vorläufer „sanft" konnte nun als Reaktionsbildung zur erlebten Aggression gedeutet werden. Die Klientin besänftigte ihre Wut auf den Aggressor. Sie ist mit der Anforderung zur Abgrenzung überfordert.

<Gegenübertragungen:> Gefühle von Alleinsein, Angst vor Ablehnung und Liebesverlust wurde genannt; Wünsche nach Nähe wurden spürbar (orale Bedürftigkeit).

An dieser Stelle lud ich zu einer Bewegungsinteraktion ein, um diesen Gegenübertragungsgefühlen auf der Spur zu bleiben. Wir gingen in Paare mit der Rolleneinteilung Klientin und Tanztherapeutin. Die Therapeutinnen waren eingeladen, in ihren Interaktionen Bewegungsideen mit den frühen Rhythmen „beißen" und „saugen" zu explorieren. Carola – in der Klientinnenrolle – entdeckte hier erstmals sehr eindrücklich die Ängste der Klientin vor (Beziehungs-)Verlust, gepaart mit der Angst vor zuviel Nähe. Die rhythmisierenden Interventionen im „Beißen" gaben ihr einerseits Kontur und ebenso ein auszuhaltendes Maß an Abgrenzung und Nähe.

<Vorschläge und abschließende Folgerungen:> Abschließend wurden die Rhythmen "verdrehen" und „anspannen – loslassen" in kurzen Sequenzen stetig alterniert. Ein häufiger Wechsel von Bewegungen im „verdrehenden" und „anspannen – loslassen" Rhythmus machten für Carola – als Klientin – einen spielerischen Zugang zu mehr Kraft und Selbstbehauptung möglich, da sie immer wieder in ihr „fixiertes verdrehendes" Muster als Widerstand zurückkehren konnte. Ihre Ambivalenz zwischen oraler Bedürftigkeit und Selbständigkeit drückte sich in den windenden Bewegungen deutlich aus.

Für Carola wurde spürbar, dass ein ausschließliches Üben von „Drücken und Schieben" eine zu große Konfrontation für die Klientin bedeutete. Erst ein Zurückgehen in die Phase vor dem fixierten, verdrehenden Rhythmus, ermöglichte eine Annäherung an ein Muster von Abgrenzung. Die verdrängte Aggression, bezogen auf die tiefe Wut durch den erlebten Missbrauch, konnte dann in den Wechseln von erspürenden und ankämpfenden Rhythmen ansatzweise erprobt werden.

Dieses Beispiel soll einen ersten Eindruck über die Nutzung der KMP Kategorien für das Verständnis von der KlientIn-TherapeutIn-Dynamik und von der Integration „bewegter" Elemente im Supervisionsprozess geben. Ebenso wurde veranschaulicht, wie allein die Nutzung der Spannungsflussrhythmen Deutungen und Interventionen ermöglicht.

PHASENMODELL FÜR TANZTHERAPEUTISCHE SUPERVISION

Das folgende Konzept für tanztherapeutische Supervision lehnt sich an den Verlauf der Fallbesprechung in Balintgruppen an (vgl. Balint & Balint, 1968; Knoepfel, 1980; Nedelmann & Ferstl, 1989). Kurz einige biographische Informationen über M. Balint zur historischen Einordnung: geboren in Budapest, wurde er Arzt und Psychoanalytiker (ausgebildet bei S. Ferenczi); 1939 emigrierte er nach London und arbeitete in der bekannten Tavistock Clinic; er wird als Pionier der Psychosomatischen Medizin betrachtet und starb 1970 in London. Sein bekanntes Werk: „Der Arzt, sein Patient und die Krankheit" (1966) markiert den Beginn einer patienten-zentrierten Medizin. Reflektierende Gruppengespräche mit Ärzten über ihre „schwierigen Patienten" wollte Balint dazu nutzen, um ein besseres Verständnis über die Arzt-Patienten-Beziehung zu etablieren. Diese Gesprächsgruppen in der Tavistock Clinic bildeten den Beginn der „Balintgruppen."

Giesecke & Rappe-Giesecke (1983) haben aus der Analyse vieler Balintgruppen-Sitzungen den Verlauf einer „Normalform" abgeleitet. Dieser Normalform (vgl. Rappe-Giesecke 2003, S. 131ff) folgt die Autorin (vgl. Fiedler, in press). Es werden sieben Phasen theoretisch erläutert, die während einer konkreten Fallbesprechung nie linear nacheinander ablaufen. Jede Abweichung von der „Normalform" bietet interessante Informationen für Deutungen bezüglich Wiederholungen, Gegenübertragungen und Spiegelungsphänomenen innerhalb des Supervisionsprozesses.

1. Fall-Auswahl: Bevor die eigentliche Fallbesprechung beginnt, werden alle Gruppenteilnehmer gefragt, ob sie Anliegen bearbeiten wollen. TeilnehmerInnen nennen ihre Anliegen und die Gruppe diskutiert und entscheidet, welcher Fall bearbeitet wird. Während dieser Phase kommen wichtige gruppendynamische Aspekte ins Spiel. Manchmal hat anfangs niemand einen Fall parat; dies könnte mit Unsicherheit und fehlendem Vertrauen in die Gruppe zusammenhängen oder mit Ängsten, sich und seine Arbeit zu zeigen. Manchmal werden auch mehrere Supervisionsanliegen benannt und eine Rivalität unter den Mitgliedern entsteht. Diese Gruppendynamik kann mit Phasen des Gruppenprozesses assoziiert werden, (vgl. Loch, 1989; Bender, 1990) oder es schleicht sich hier schon unbewusst eine Dynamik ein, die zu dem anschließend zu bearbeiteten Fall gehört.

2. Fall-Präsentation: Die FalleingeberIn spricht über ihre Fragen und Anliegen bezüglich der KlientIn-TherapeutIn-Beziehung, ohne dafür Unterlagen oder Stundenprotokolle zu verwenden. Balint weist darauf hin, dass solche Notizen eine intellektuelle Vorstrukturierung der Fallpräsentation beinhalten, jegliche Spontaneität während der Falleinbringung einschränken und emotionale Reaktionen kontrollieren würden (vgl. 1966, S. 19). Die emotionalen Reaktionen der TanztherapeutIn auf die KlientIn sollen aber im Mittelpunkt stehen. Die anderen Gruppenmitglieder folgen der Präsentation mit schwebender Aufmerksamkeit. Es ist in dieser Phase nicht intendiert spezielle Aspekte zu fokussieren, aber den Worten offen und resonierend zu folgen, Bilder entstehen zu lassen sowie körperliche Reaktionen wahrzunehmen. Abschließend formuliert die FalleinbringerIn ihre Leitfrage. An dieser Stelle ist es nicht entscheidend, dass alle Informationen zum Fall gegeben sind. Im Vordergrund steht, wie die SupervisandIn den Fall präsentiert hat.

3. Verkörperlichung: Nach der verbalen Präsentation ist die FalleinbringerIn eingeladen, die KlientIn für einen kurzen Moment in Bewegung zu verkörperlichen. Dies soll nicht verstanden werden als ein Rollenspiel oder ein körperliches „so tun als ob". Vielmehr will diese Phase klären, wie die SupervisandIn/TanztherapeutIn ihre KlientIn internalisiert hat (emotional verinnerlicht). Sie wird Bewegungen und Haltungen nachgestalten, Reaktionen auf Interventionen demonstrieren und somit eine physische Präsenz der KlientIn in der Supervisionssitzung kreieren. Die FalleinbringerIn eröffnet damit zusätzliche visuelle und kinästhetische Informationen. Somit können auch auf der Körperebene, Eindrücke für Widerstände, Übertragungen und Gegenübertragungen bei den anderen SupervisandInnen entstehen. Die kinästhetische Aufmerksamkeit bietet für die FalleinbringerIn und die Gruppe eine zusätzliche Sinnesmodalität, um Aspekte von Empathie (Spannungsfluss-Einstimmung in die KlientIn oder FalleinbringerIn) und Angleichung (Formenfluss-Angleichung in die therapeutische Beziehung) körperlich resonieren zu können.

4. Freie Assoziation: Die FalleinbringerIn kann sich nun zurücklehnen und dem Diskussionsprozess in der Gruppe folgen. Üblicherweise verweben sich Phase 4, 5 und 6 (Freie Assoziation, Fragen und Klärungen, Gegenübertragungen) und wechseln stetig. Im Sinne konzeptioneller Klarheit wird hier eine Normalform entworfen.

In der Balintgruppen Methode ist die Nutzung der freien Assoziation von entscheidender Bedeutung; wie in der Psychoanalyse, bei der es die zentrale Behandlungsmethode ist. Freud formulierte zur freien Assoziation: „Dies erfordert eine besondere Einstellung der Aufmerksamkeit, die ganz anders ist als beim Nachdenken und das Nachdenken ausschließt." (Freud, 1922, S. 109) Die GruppenteilnehmerInnen sind eingeladen ihre subjektiven Reaktionen möglichst ungefiltert zu äußern: Lustiges, Kritisches, Angeekeltes, Gelangweiltes, Verwirrtes oder Unsinniges. Oft sind es die vermeintlich wenig Sinn machenden, ersten, spontanen Einfälle, die wertvolle Hinweise zum Verständnis des Falles in sich bergen. An dieser Stelle sind verbale genauso wie bildhafte und kinästhetische Assoziationen gefragt. Gelegentlich werden hier Bewegungen ausprobiert, einzelne Haltungen oder Gesten werden in kurzen Momenten mit geschlossenen Augen nachgespürt, um sich überraschen zu lassen, wie im eigenen Körper dieser Moment empfunden wird und welche Gefühle und Impulse spürbar werden. Wichtig ist, dass nicht zu bald ein Prozess von Einordnung, Klärung und Intellektualisierung vorgenommen wird, da es ein emotionales Einlassen auf die Dynamik begrenzt oder gar verhindert.

5. Fragen und Klärungen: Manchmal gibt es gleich nach der Falleinbringung die Tendenz für Fragen. Dies könnte a) ein Hinweis auf Widerstände gegen die im Fall implizierten Emotionen sein und als Abwehrverhalten eine Vermeidung ausdrücken oder b) eine Wiederholung von Spaltung aus dem Fall widerspiegeln, bei dem tiefere Gefühle nicht an die Oberfläche kommen dürfen. Andererseits zeigen sich an den Fragen der Gruppenmitglieder, welche Aspekte bei der Darstellung durch die SupervisandIn ausgelassen wurden. Auslassungen geben wichtige Hinweise für Abwehrmechanismen und Übertragungen des Klienten. Sie können zusätzlich Informationen bezüglich „blinder Flecken" oder Gegenübertragungsreaktionen der SupervisandIn beinhalten.

6. **Gegenübertragungen:** Die Gegenübertragung ist in der Psychoanalyse das zentrale Wahrnehmungsinstrument (vgl. Heimann, 1950; Racker 1968), um den inneren Zustand des Klienten zu verstehen. Es sind stets Momente von Irritation und Fremdheitsgefühlen, die aufkommende Gegenübertragungsdynamiken signalisieren (vgl. Oberhoff/Beumer, 2001, S.191). Um die Reaktionen der TanztherapeutIn auf die Übertragungen des Klienten zu verstehen, nutze ich zum einen das Konzept von Racker (1910-1961), der eine Unterscheidung von konkordanter, komplementärer und neurotischer Gegenübertragung definiert (vgl. Racker, 1988, und nähere Ausführungen im folgenden Abschnitt).

In der konkreten Bearbeitung folge ich zum anderen dem Modell von Oberhoff (2000), in dem er zwischen „3 Ebenen des Verstehens" (1. dem empathischen, 2. dem szenischen und 3. dem biographischen Verstehen) und „3 Stufen der Bearbeitung" (A. dem zur Kenntnis nehmen; B. dem Benennen und C. dem tieferen Analysieren) von Gegenübertragungen unterscheidet (nähere Ausführungen im folgenden Abschnitt).

Die SupervisandIn bestimmt bei den „Stufen der Bearbeitung" die Vertiefung der Analyse ihrer Gegenübertragungsreaktionen. Hier kann die Nutzung von Bewegung, von kurzen Momenten „Authentischer Bewegung", eine sehr effektive Methode sein, um im Erleben für die FalleinbringerIn oder die anderen Gruppenmitglieder verschiedene Erkenntnisse bezüglich Emotionen, Rollen und eigenen Erlebnissen zu eröffnen.

7. **Vorschläge und abschließende Folgerungen:** Die Gruppe macht Vorschläge und erarbeitet Ideen für ein weiteres Vorgehen. Es werden Interventionen benannt und in Bewegung ausprobiert. Es zeigt sich in der „bewegten" Supervision oft, dass der Körper und die Bewegungsexploration am ehesten Lösungen für weiteres Handeln offenbaren. Zusätzlich wirkt bei TanztherapeutInnen der Körper als Katalysator für Veränderungen. Im Prozess für die SupervisandInnen geht es dabei auch um Veränderung und Wachstum in Bezug auf ihr professionelles Selbst.

Abschließend wird die FalleinbringerIn gefragt, was ihr Erkenntnisgewinn aus dem Supervisionsprozess ist, und die SupervisorIn kann eine generelle Maxime aus der Bearbeitung des Falles ableiten, die für alle Gruppenmitglieder Relevanz hat.

PRINZIPIEN DER BALINTGRUPPEN METHODE

Im Folgenden soll den Prinzipien der Gegenübertragung und des Spiegelungsphänomens eine vertiefende Darstellung gewidmet werden. Das Verstehen der Gegenübertragungsreaktionen ist für den Therapie- wie Supervisionsprozess zentral, um Konflikte in der KlientIn-TherapeutIn-Beziehung zu analysieren. Nur so können fixierte Rollenzuschreibungen, Widerstände und Übertragungen der KlientIn bearbeitet werden. Das Spiegelungsphänomen wird als eine unbewusste Reinszenierung der Strukturen des eingebrachten Falles betrachtet und bietet damit im Prozess der Fallbearbeitung entscheidende Informationen zur Klärung der Dynamik.

„Die Schichten unseres Lebens ruhen so dicht aufeinander, dass uns im Späteren immer Früheres begegnet, nicht als Abgetanes und Erledigtes, sondern gegenwärtig und lebendig. Ich verstehe das. Trotzdem finde ich es manchmal schwer erträglich." (B. Schlink, 1995, S. 201)

Gegenübertragung

Übertragungen geschehen in den unterschiedlichsten Beziehungskonstellationen im Alltag, sie kommen in allen zwischenmenschlichen Interaktionen vor und prägen alltägliche, soziale Situationen. Sie sind als ein Versuch zu betrachten, gegenwärtige Beziehungen auf dem Hintergrund der eigenen Vergangenheit zu interpretieren oder gar zu prägen und zu manipulieren (vgl. Körner, 1984, S. 61).

Das Gegenstück zur Übertragung ist die Gegenübertragung. Sie ist die Reaktion der TherapeutIn auf die Übertragung der KlientIn. Freud (1910) betonte wie entscheidend es ist, sie zu erkennen und zu beherrschen. Sie wurde in der ersten Hälfte des 20. Jahrhunderts als Störung und ernste Gefahr für die Analyse angesehen. Erst Heimann (1950) und Racker (1968) unterstrichen den Wert der Gegenübertragungsreaktionen, welche sich zu einem entscheidenden Werkzeug der psychoanalytischen Technik entwickelte. Dieser Fokus auf die Gegenübertragung der TherapeutIn zur Übertragung der KlientInnen stellt einen zentralen Wandel in der Technik der Psychoanalyse Mitte des 20. Jahrhunderts dar. Es kennzeichnet eine Abkehr von der biologisierenden Theorie der Triebentwicklung hin zu einer Theorie der Objektbeziehungen.

Um die Dynamik der Gegenübertragung verstehen und nutzen zu können, ist es notwendig, sich als TherapeutIn in sein Gegenüber einzufühlen, sich in es hineinzuversetzen, um für einen Moment sich so zu fühlen, wie es sich fühlt. Die TherapeutIn muss aber auch in der Lage sein, sich dann wieder zu distanzieren und diese „Probe-Identifizierung" wieder aufzugeben, da sonst der Prozess einer Identifikation stattfindet. Die empathische Kompetenz bedeutet ein Oszillieren zwischen identifikatorischer Einfühlung und neutraler Distanzierung (vgl. Kutter, 1984, S. 40). Die Gegenübertragung lässt die TherapeutIn erahnen, welche Rolle die KlientIn auf sie überträgt. Für die TherapeutIn wird die Gegenübertragung (1. Ordnung) dadurch spürbar, dass eine unangemessene oder übersteigerte emotionale Färbung in der therapeutischen Beziehung entsteht (z. B. eine übermäßige Freundlichkeit, unpassende Feindseligkeit oder eine verführerische Komponente).

Der gleiche Prozess findet in der Supervision statt. Die erlebten Gegenübertragungen der SupervisorIn und der Gruppenmitglieder (2. Ordnung), geben erste Ahnungen über die Dynamik zwischen der FalleinbringerIn und der KlientIn. Damit ist die Fallsupervision aus psychoanalytischer Sicht in erster Linie eine Beziehungsanalyse zwischen SupervisandIn und KlientIn.

Racker unterscheidet drei Arten der Gegenübertragung:
konkordante Gegenübertragung: geht aus der Identifikation der TherapeutIn mit dem Ich und dem Es der KlientIn hervor; sie resultiert häufig aus der Dynamik der Einfühlung in das Empfinden der KlientIn.
komplementäre Gegenübertragung: entsteht aus der Identifikation mit den inneren Objekten der KlientIn (sie fühlt sich wie deren ehrgeizige Mutter, enttäuschter Vater, rivalisierende Schwester etc.); sie entsteht häufig aus der Dynamik, dass die KlientIn die TherapeutIn behandelt wie ein inneres Objekt.

Eine zusätzliche, nicht zu unterschätzende Ebene der Gegenübertragung der TherapeutIn ist ihre primäre Übertragung oder ihre **neurotische Übertragung** auf die KlientIn. Diese sollte durch die eigene Lehranalyse möglichst bewusst sein; sie bedarf trotzdem stets der Reflexion innerhalb der Supervision (vgl. Racker, 1988, S. 73).

Für den Supervisionsprozess fokussiert die Autorin ein Verstehen der konkordanten und komplementären Gegenübertragungsreaktionen als Essenz der KlientIn-TherapeutIn-Beziehung. Die umgangssprachlich benannten "blinden Flecken" hingegen bilden sich in der neurotischen Gegenübertragung ab, als unbearbeitete Übertragungen der TanztherapeutIn auf das Material der KlientIn.

Innerhalb der Tanztherapie ergänzte P. Lewis Bernstein (1984) die wichtige Dimension der somatischen Gegenübertragungsreaktionen, bezogen auf die körperlichen und kinästhetischen Wahrnehmungen während einer Sitzung. Bekannte Reaktionen (welche auch in verbalen Therapiesitzungen stattfinden) sind: Müdigkeit, Unkonzentriertheit, Bewegungsdrang, Angespanntheit etc.

Lewis Bernstein nutzt Rackers Konzept und beschreibt die konkordante Form somatischer Gegenübertragung als eine Form des Teilhabens an denselben körperlichen Phänomenen wie die KlientIn. Innerhalb der Supervision bedeutet dies, dass sich diese Beziehungsdynamik nun zwischen SupervisandIn und SupervisorIn/Gruppe reproduziert, da die SupervisandIn sich gelegentlich verhält wie die KlientIn (z. B. sie windet sich bei Deutungen oder vermeidet es, neue Interventionen auszuprobieren). Hier würde eine konkordante Identifizierung vorliegen.

Die komplementäre Qualität produziert polarisierte Aspekte im Körper der Tanztherapeutin (vgl. Lewis Bernstein, 1984, S. 328ff; Fiedler, 1988, S. 54ff und 1994, S. 70ff). Bei einer sich windend verdrehenden KlientIn (s. Fallbsp. im Text) geriet die TherapeutIn in Aktionen von intensiven Anspannung-Loslassen Rhythmen, sie verhielt sich wie eine fordernde Mutter, die das Ausweichen und Sich-Winden der „Tochter" unterbinden wollte (komplementäre Gegenübertragung). Hier ist zu vermuten, dass die SupervisandIn in der therapeutischen Interaktion durch die Gegenübertragung in Kontakt mit den Gefühlen einer wichtigen Bezugsperson der KlientIn kam (z. B. den Gefühlen einer fordernden Mutter). Es würde sich dann um eine komplementäre Identifizierung handeln.

In Bezug auf die Bearbeitung der Gegenübertragung ist es wichtig, dass stets die SupervisandIn entscheidet, wie weit sie die Gegenübertragungsprozesse bearbeiten will. Oberhoff beschreibt einen gestuften Umgang, der von einer schlichten „Zur Kenntnisnahme" über ein „Benennen und Thematisieren" bis zu einem tieferen „Analysieren" gehen kann (vgl. 2000, S. 73f). Zusätzlich bietet Oberhoff ein Konzept der: „3 Ebenen des Verstehens" an (vgl. 2000, S. 95ff):

1. Die Ebene des empathischen Verstehens: Einfühlung in die emotionalen Anteile des Erlebens und Hineinversetzen in die Perspektive des anderen (hier, der SupervisandIn) (z. B. Bewegungen aufgreifen und Nachgestalten wie im o.g. Fallbeispiel)

2. Die Ebene des szenischen Verstehens: gewahr werden der Bedeutung von Rollen, Interaktionen, Umgebungen und Themen, um die Reinszenierung zu erkennen (z.B. die gewährende gute Mutter, die strenge Mutter, die konkurrierende Schwester, der sanftmütige oder der cholerische Vater).

3. Die Ebene des biographischen Verstehens: Verknüpfung des aktuellen beruflichen Konfliktes mit lebensgeschichtlichen Erfahrungen und den darin unbewältigten Konflikten der SupervisandIn. Dies wird üblicherweise in Einzelsupervisionen, besonders in Einzel-Lehrsupervisionen vorgenommen, da es in einer

Gruppensupervision die Grenze zur Selbsterfahrung auf unangemessene Weise überschreiten würde.

Die 3 Stufen der Bearbeitung und die 3 Ebenen des Verstehens von Übertragungsprozessen, bieten Orientierungen für SupervisorInnen, über einen differenzierten und fein zu dosierenden Umgang mit Deutungen und Interventionen und zeigen die Komplexität und Variabilität dieser Konzepte für die Praxis der Supervision auf.

Spiegelungsphänomen

Die Gegenübertragungsreaktionen bilden sich auf unterschiedlichste Art und Weise während des Supervisionsprozesses ab. Die Dynamik zwischen SupervisandIn und SupervisorIn/ Gruppe im Supervisionsprozess wurde von Searles (1962) „reflection" also Spiegelung genannt und wird in der Supervision als das **Spiegelungsphänomen**, oder **Resonanzphänomen** bezeichnet (vgl. K. Buchinger, 1993, S. 41). Die schwierigen Interaktionsaspekte zwischen SupervisandIn und KlientIn erfahren eine Neuauflage in der Beziehung zwischen SupervisandIn und SupervisorIn bzw. der Gruppe. Die Wiederholung der Dynamik wird im Sinne eines szenischen Verstehens betrachtet.

KlientIn	←→	TanztherapeutIn / SupervisandIn		SupervisandIn / Gruppe		SupervisorIn / Gruppe
Übertragung	←→	Gegenübertragung		Übertragung		Gegenübertragung
1. Ordnung		1. Ordnung		2. Ordnung		2. Ordnung

Spiegelungsphänomen

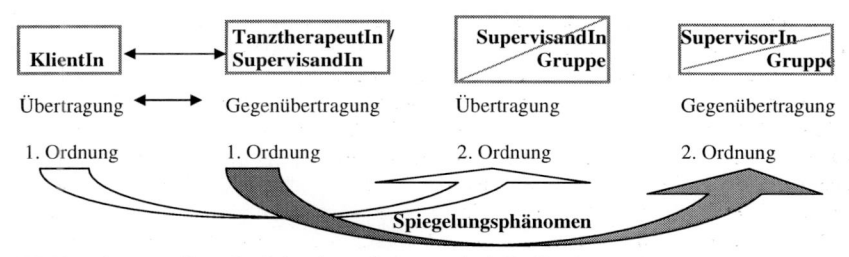

Abbildung 2: Darstellung des Spiegelungsphänomens (vgl. Fiedler, in press).

"Was sich spiegelt und was im Rahmen des Inszenierungsmodells bearbeitet wird, ist das der professionellen Beziehung zugrunde liegende unbewusste Beziehungsmuster (....). Wobei die Wiederholung der Position des Musters meist spiegelverkehrt stattfindet: Der Falleinbringer übernimmt meist die Position seines Klienten und die Gruppenmitglieder seine Position." (Rappe-Giesecke, 2003, S. 142f)

SCHLUSSBETRACHTUNGEN

Die Autorin versucht in diesem Kapitel, mehr Transparenz in den komplexen Vorgang der Supervision im Kontext der Tanz- und Bewegungstherapie und speziell der Fallbearbeitung zu bringen. Das KMP und die verkörperte Perspektivenübernahme wurden als wichtige Handwerkzeuge zum Verständnis der KlientIn-TherapeutIn Beziehung eingeführt. In Verbindung mit einem Phasenmodell für tanztherapeutische Supervision, den Konzepten der Gegenübertragung und dem Spiegelungsphänomen, wurde ein umfassender Überblick zur Integration des KMP in die tanztherapeutische Supervision gegeben. Die Verwendung des KMP und aktiver Bewegungseinheiten in der Supervision gestaltet den Prozess ganzheitlich und für die tanztherapeutische Supervision in angemessener Weise. Nur so erleben auch die SupervisandInnen ihre Erfahrungen in der Supervision integrierter und können den Wachstumsprozess ihres professionellen Selbst ganzheitlich vervollkommnen.

LITERATUR

Balint, M. (1957). *The Doctor, his Patient and the Illness.* London: Pitman Medical Publ.
Balint, M. (1966). *Der Arzt, sein Patient und die Krankheit.* Stuttgart: Klett-Cotta.
Balint, M. & Balint, E. (1968). Die Struktur der "Training cum Research" Gruppen. *Jahrbuch der Psychoanalyse, 5,* 125-146.
Bender, S. (1990). Ein gruppentherapeutischer Ansatz in der Tanztherapie. *Jahrbuch Tanzforschung Bd. 1,* Wilhelshaven: Florian Noetzel Verlag, 59-81.
Bernstein, P.L. (Ed.) (1984). *Theoretical Approaches in Dance-Movement Therapy Vol. II.* Dubuque, IA: Kendall/Hunt.
Buchinger, K. (1993). Die Bedeutung psychoanalytischer Konzepte für die Supervision. *Supervision 23,* 36 – 46.
Eberhard, M. (2001). Im Tanz ist die Tiefe an der Oberfläche. In Landschaftsverband Rheinland (Eds.), *Vorhang auf! Tanz- und Dramatherapie im Rheinland.* Rhein Eifel Mosel Verlag, 127 – 149.
Fiedler, I. (1988). *The Interdependence of Kinesthetic Empathy and Somatic Countertransference in Dance/Movement Therapy.* Master Thesis, University of California, Los Angeles.
Fiedler, I. (1994). Aspekte der therapeutischen Beziehung innerhalb der Tanztherapie. In Nervenklinik Spandau (Ed.), *Sammelband der Beiträge des 1. Internationalen Klinischen Kongresses für Tanztherapie in Berlin* (pp. 66 –74). Berlin: Nervenklinik Spandau.
Fiedler, I. (2001). Zur Vereinheitlichung der Kestenberg Movement Profil - Begriffe. *Zeitschrift für Tanztherapie, 14,* 22 – 26.
Fiedler, I. (in press). The Balint-Group Approach applied to Dance/Movement Therapy Supervision. In H. Payne (Ed.), *Supervision in Dance Movement Psychotherapy.* London: Rutledge.
Freud, S. (1910). Die zukünftigen Chancen der psychoanalytischen Therapie. *G.W., Bd. VIII.* Frankfurt /a.M.: Fischer.
Freud, S. (1922). *Vorlesungen zur Einführung in die Psychoanalyse.* Wien: Internat. Psychoanalytischer Verlag.
Giesecke, M. & Rappe-Giesecke, K. (1983). *Kommunikation in Balintgruppen – Ergebnisse interdisziplinärer Forschung.* Stuttgart: Fischer.
Heimann, P. (1950). On Countertransference. *International Journal of Psychoanalysis, 31,* 81-84.
Kernberg, O. (1975). *Borderline Conditions and Pathological Narcissism.* New York: Jacoby Aronson Inc.
Kestenberg Amighi, J., Loman, S., Lewis, P. & Sossin, M. (1998). *The Meaning of Movement.* New York: Gordon & Breach.
Knoepfel, H.K. (1980). *Einführung in die Balint-Gruppenarbeit.* Stuttgart: Fischer.
Körner, J. (1984). Neuere Überlegungen zum psychoanalytischen Übertragungskonzept und seine Anwendung in der Supervision sozialberuflich Tätiger. *Supervision, 6,* 61–72.
Kutter, P. (1984): Psychoanalytische, methodische und systemtheoretische Anmerkungen zur Supervision. *Supervision, 6,* 37– 46.
Loch, W. (1989). Balint-Seminare: Zweck, Methode, Zielsetzung und Auswirkungen auf die Praxis. In C. Nedelmann & H. Ferstl (Eds.). *Die Methode der Balint-Gruppe.* Stuttgart: Klett-Cotta, 217-236.
Mahler, M., Pine, F. & Bergmann, A. (1975). *The Psychological Birth of the Human Infant.* New York: Basic Books.
Nedelmann, C. & Ferstl, H. (Eds.) (1989). *Die Methode der Balint-Gruppe.* Stuttgart: Klett-Cotta.
Oberhoff, B. (2000): *Übertragung und Gegenübertragung in der Supervision.* Münster: Daedalus.
Oberhoff, B. & Beumer, U. (Eds.)(2001). *Theorie und Praxis psychoanalytischer Supervision.* Münster: Votum.
Racker, H. (1968). *Transference and Countertransference.* New York: International Universities Press.
Racker, H. (1988). *Übertragung und Gegenübertragung.* München, Basel: Ernst Reinhard.
Rappe-Giesecke, K. (2003). *Supervision für Gruppen und Teams.* Berlin: Springer.
Romer, G. (1993). Choreographie der haltenden Umwelt. In K. Hörmann (Ed.). *Tanztherapie* (pp. 33–56). Göttingen: Hogrefe.
Schlink, B. (1995). *Der Vorleser.* Zürich: Diogenes.
Searles, H.F. (1962). Problems of Supervision. *Science and Psychoanalysis, 5,* 197-215.

BASIC PRINCIPLES OF MOVEMENT ANALYSIS: STEPS TOWARD VALIDATION OF THE KMP

Sabine C. Koch

This chapter presents a series of experiments aimed at investigating the validity of KMP-theory and the Kestenberg Movement Profile (KMP) as a psychometric instrument. It first provides a brief overview of previous work on validity of the KMP. Then the experiments are presented, they aimed at testing the validity of basic dimensions of movement analysis: indulgent vs. fighting qualities, and open vs. closed shapes (growing vs. shrinking), in their effects on affect, attitudes, and cognition. The theoretical background employed is embodiment theory (Niedenthal et al., 2005) which suggests effects from motor behavior on cognition and affect via afferent body feedback. Movement Analysis was partly combined with already explored effects of approach and avoidance motor behavior (Cacioppo et al., 1993). Results suggest systematic influences of movement rhythms on affect, systematic influences of movement shape (approach vs. avoidance) on attitudes, a moderating influence of rhythms on attitudes, and no effects of movement on cognition, at least as operationalized in these studies. Implications for further research are discussed.

Grunddimensionen der Bewegungsanalyse. Schritte auf dem Weg zur Validierung des KMP

Dieses Kapitel stellt eine Experimentalreihe vor, die die Validität des KMP als psychometrisches Instrument auf den Prüfstand stellt. Nach einem kurzen Überblick über bisherige Validierungsansätze werden die experimentellen Designs zur Testung von ankämpfenden versus hingebenden Qualitäten und offenen versus geschlossenen Formen (Wachsen vs. Schrumpfen) in ihren Auswirkungen auf Affekt, Einstellung und Kognition dargestellt. Die Designs wurden auf dem theoretischen Hintergrund der Embodiment Theorie (Niedenthal et al., 2005) und der KMP-Theorie (Kestenberg Amighi et al, 1999) entwickelt. Bewegungsanalytische Hypothesen wurden zum Teil mit bereits bestehenden Befunden der Body Feedback Forschung (Cacioppo et al, 1993) gepaart. Die Ergebnisse legen einen systematischen Einfluss von Bewegungsqualitäten auf Affekt und von Bewegungsformen (Annäherung versus Vermeidung) auf Einstellung nahe. Es wurden keine Auswirkungen auf Kognition gefunden. Implikationen für zukünftige Studien werden diskutiert

Keywords: movement analysis, Kestenberg Movement Profile (KMP), psychometric quality criteria, validity, experimental testing

INTRODUCTION

If we review the work on the KMP so far we can distinguish two subsequent developments: (a) theory development and test construction (Kestenberg, 1954; 1965a; 1965b; 1967; 1995; Kestenberg & Sossin, 1979), and (b) applications to fields of practice (e.g., Binette, 1993; Birklein, 2005; Hastie Atley, 1991; Kestenberg Amighi, this volume; Lewis, 1990; 1999; Loman, 1998; this volume; Loman & Foley, 1996; Lotan, & Yirmiya, 2002; Ojala, 1995), and establishment of psychometric quality, particularly reliability tests (observer agreement; e.g., Sossin, 1987; Koch, Cruz & Goodill, 2002) and normative studies (Sossin, 2002). Although each of these phases contains validity aspects, direct attempts to validate the instrument have been rare.

Judith Kestenberg attempted to validate the system using the external criterion of the diagnoses by Anna Freud in the 1960's. Kestenberg – blind to the diagnoses of Anna Freud -- diagnosed the same children on basis of the movement profile and then compared her diagnosis to the psychoanalytic diagnoses of Anna Freud. These first validation attempts during construction of the instrument, however, have been selective and are only anecdotally reported in Kestenberg (1995).

"I began to meet regularly with the Sands Point Movement Study Group, composed of Dr. Jay Berlowe, Arnhild Buelte, Dr. Hershey Marcus, and Dr. Esther Robbins. (...) Through years of practical retraining and practicing my own and Laban's movement notation, our more refined kinaesthetic awareness allowed us to classify movement patterns that were used to express specific modalities (...). We modified Lamb's aptitude assessment so that all patterns were covered in a movement profile that could be correlated with a psychoanalytic evaluation. We were eager to verify our findings, but we were not able to do so until 1965, when I visited Hampstead Clinic and became acquainted with the practical application of Anna Freud's assessment. In London I had the unusual opportunity to test our movement profile in two ways. (...)" (Kestenberg, 1995, XVI-XVII)

These two ways were the comparison to Dr. Freud's or the Clinics diagnoses, and to the interpretations of movement analysts Marion North and Warren Lamb, which compared to her own results Kestenberg reported to be "approximately the same" (Kestenberg, 1995, XVII). We do not know how many children Judith Kestenberg observed in London and how many diagnoses she compared to either the Clinic's or the movement analysts' assessments; neither do we the degree of agreement between the clinicians; we only know that – otherwise self-critical - Judith Kestenberg was content and encouraged to continue her work on the movement profile. From a psychometrical angle the validity data is poor. From a movement analysis angle, however, Sands Point Movement Study group has done an enormous amount of validity testing while developing the KMP by experientially embodying each of the theoretically derived movement parameters, and intersubjectively validating them over many years (and across many bodies). Then again, they validated the ascribed meaning of the KMP categories in the practice of parent-child counseling adapting them on the way (Kestenberg Amighi et al., 1999). And, of course, each practical application is a step toward validation as well, and there have been numerous (e.g., Birklein, 2005; Birklein & Sossin, 2006; Bridges, 1989, Loman, 1995, 2005; Kestenberg Amighi, this volume). However, more systematic validation attempts are missing.

In order to initiate a more systematic approach to investigating the validity of the KMP a series of studies has been designed. The method chosen is experimental. This is no coincidence. In psychology as well as in psychiatry and general medicine, experiments are generally viewed as the method of choice to reveal causal relationships between variables. Movement analysis needs to employ the (rigorous) methodological inventory health care academics understand and accept as scientifically valid. These are the reasons why in this work single parameters from the KMP have been selected in an attempt to crystallize basic dimensions of movement and to validate them step by step. Resulting from these experiments, we will therefore merely obtain information about the validity of single basic KMP components tested against one another, not about combinations, sequences and complex interactions of movement parameters of the KMP. To start with a simple yet important set of movement parameters, we first tested the basic dimensions of system I (tension-flow-effort system; indulgent vs. fighting movement), then the basic dimensions of system II (shape-flow-shaping system; open vs. closed movement), and the combination of both (interactions). This set of variables has the advantage that it builds the basis for any of the Laban derived movement analysis systems. Many experiments presented here therefore render validity data for all other Laban-derived movement analysis systems as well.

This work was started in 2004. But it actually began in 1996 with the author's master's thesis (Koch, 1999) and when the author returned from her DMT studies in the US to Germany. The first ideas were to measure the movement parameters hypothesized in the KMP-system more objectively; to graph the rhythms curves automatically; to compare them to EEG-patterns; and to externally validate the KMP categories, e.g., by EMG or with FMRI-techniques. While this is much needed work, the author did not have access to physiological laboratories where such research would have been possible. Working in personality and social psychology, the author was primarily trained in conducting experiments, construction of questionnaires, and correlation methods, and decided to use these methods in order to work toward validation of the KMP. It has always been one of the author's explicit goals to bring together research in movement analysis and psychology. Driven by the experience of scientifically rigorous thinking she asked herself: How valid was KMP-theory? In order to approach this question, from 2005 on, the author conducted experiments to identify basic dimensions of movement and their effects on affect, attitudes, and cognition. The experiments will be presented in the following overview.

A very helpful basis for this experimental work was the emergence of embodiment theory which was then just conceived in social psychology (Niedenthal et al., 2005). A theory was laid out that unified the previous singular research on motor effects on affect, cognition, and attitudes. For the first time, it seemed feasible to join movement analysis and psychology under the umbrella of the social embodiment approach. Even more exciting, embodiment approaches were truly interdisciplinary approaches joining sciences and social sciences on a philosophical background. In an evolution away from the Cartesian world view, it seemed about time to move the living body into the center of a new view on the century-old fourth Kantian question "what is man?" (Was ist der Mensch?). Embodiment approaches evolved on the background of Merleau-Ponty's phenomenological philosophy. Niedenthal et al. (2005) define embodiment as "body phenomena such as postures, arm movements, facial expressions that play a central role in information processing." One important line of embodiment research concerns afferent body feedback such as facial feedback or postural feedback. Body feedback has been researched using relatively static postures without considering movement as the primary source of influence. Embodiment theories operate on neuroscientific findings and a model of knowledge representation that assumes a sensorimotor representation of any cognitive activity (Barsalou, 1999; Barsalou et al., 2003). The embodiment approach distinguishes *online embodiment* (i.e., bodily reactions in actual situations) from *offline embodiment* (i.e., bodily reactions in imagined situations, e.g., from memory; Niedenthal et al., 2005). Further details on embodiment approaches are presented in Koch (2006a; 2006b; 2007; in press). But now let us move to the empirical studies.

STUDIES
Overview

- Studies 1 and 2 address the effects of rhythms (indulgent vs. fighting) on affect, cognition and attitudes. They found effects on affect only.

- Studies 3 and 4 additionally to the rhythms manipulation address the factor of approach and avoidance movement behaviors. They found complex moderations between the factors of movement quality and movement shape.
- Study 5 tested the effects of growing and shrinking movements on affect, cognition, and attitudes (as well as memory). The memory task showed tendencies in the expected direction but did not reach significance.
- Study 6 tested efforts (quick vs. slow) with either approach or avoidance movement and rendered no significant findings; effect of smooth rhythms not excluded.

Participants of these studies have been either recruited in the psychology department at the University of Heidelberg or in the central pedestrian zone of Heidelberg close to the psychology department. Most participants were students. We tried to match men and women to the otherwise randomized distribution to the conditions. There still was a majority of female participants (approx. 60%:40%). Gender was controlled in all studies but except for study 1 did not account for any differences. Participants signed an informed consent form before the experiments started. A debriefing was provided at the end of the experiments. Participants received either course credit or sweets for their participation.

Dynamic Body Feedback from Tension Flow Qualities:
Indulgent vs. Fighting Rhythms
A. The influence of movement rhythms on affect and cognition

KMP-theory distinguishes 10 basic movement rhythms[17] that correspond to physiological and psychological needs of a person (Kestenberg, 1995; Kestenberg Amighi et al., 1999). They fall in two basic categories: smooth indulgent rhythms (libidinal; with round reversals) and sharp fighting rhythms (aggressive; with sharp reversals). Each indulgent rhythm is followed by a fighting rhythm in developmental sequence. In this study, the independent variable was jumping (og; indulgent) vs. spurting/ramming (ogs; fighting) as examples of indulgent vs. fighting rhythms (Günther, 2006). We chose these rhythms for the first study because they were particularly easy to observe and embody (due to their size). Because of their high intensity they were particularly clear and easy to distinguish from one another. Our general aim was to investigate the meaning of the movement qualities, here in particular whether indulgent rhythms vs. fighting rhythms were basic dimensions of movement with differential implications for cognition, attitudes, and affect.

Sixty participants were tested in a one-factorial design. Thirty used jumping rhythm (og; indulgent), 30 used spurting/ramming rhythm (ogs; fighting). Participants in the indulgent condition were told to jump on both feet, as if rope skipping; those in the fighting condition were told to kick an imaginary ball with leg left and right in alternation. Both movements were performed for approx. 2 minutes, while categorizing verbs into *rund* (*smooth*) and *eckig* (*sharp*) by mouse-clicks. Participants were told in the beginning that this experiment aimed to measure the influence of different levels of

---

[17] The 10 rhythms corresponding to 10 developmental movement stages are: sucking, biting, twisting, strain/release, running/drifting, starting/stopping, swaying, surging/birthing, jumping und spurting/ramming.

physical arousal on a number of tasks. Their pulse was taken before and after the movement, and served as a control variable. Their attention was thus turned away from the movement qualities. Dependent variables were reaction times in the semantic categorization task (cognitive online measure; words selected were either congruent or incongruent with indulgent or fighting movement qualities), recall of the formerly categorized words (cognitive offline measure), the question „how do you feel (please take some time to sense the effects of the movement just performed)?" on bipolar adjective scales (affective measure; sample items: *tense vs. relaxed; nervous vs. letting go*, etc.), and the pre-/post- change of frequencies of smooth and sharp movement rhythms in a bowling task (behavior measure).

Results indicate that indulgent vs. fighting rhythms led neither to a faster classification of congruent words, nor to a more frequent recall of congruent words (cognitive measures). They did, however, cause congruent affect in participants ($p=.042$, $eta^2=.07$). We found no influence of the rhythms on the behavior measure (bowling task).

The use of indulgent vs. fighting rhythms has particularly affected the affective level in the hypothesized direction: Participants who performed indulgent movement felt more relaxed, joyful, indulgent, peaceful, playful, etc. (Koch & Müller, this volume). Participants who performed fighting movement felt more tense, intruding, fighting, aggressive, retaining, etc. There was no effect on any of the cognitive measures which indicates that there was no causal relation between movement quality and reaction times in the categorization task and free recall of adjectives. This can indicate that movement qualities do not affect cognition, but it can also mean that our cognitive measures were not sensitive to the experimental manipulation, i.e. the differences produced by indulging vs. fighting rhythms.

Because of missing experience with rhythms of movement as independent variables (no information on duration, frequency, expected effect sizes, etc.) an appropriate method of measurement needs to be developed first. In sum, the manipulation of movement rhythms – in form of prototypical use of indulgent vs. fighting rhythms – as basic dimensions of movement qualities did show the hypothesized effects only on the affective level.

These findings suggest first support of the applied hypothesis that psychotherapeutic interventions on the movement level can directly affect affect and may therefore be of use particularly in treatment of mood disordered patients.

B. The influence of rhythms on affect and cognition (swaying/ig vs. biting/os)

In order to investigate the independence of the effects of study 1 from the specificity of movement rhythms, and thus the generalizability to other movement rhythms, we conducted a second experiment similar to the first using swaying (indulgent) vs. biting/starting stopping rhythms (fighting; Koch, Berude, & Fischer, 2006). Here we tested another cognitive measure with more affective implications (recognition and evaluation of faces).

Variables, design, cover story, procedure and hypotheses were parallel to study 1. In the behavior task, bowling was replaced by folding and carrying cloths. 67 participants (22 men, 38 women; mean age=22.8; range 19-37) were tested, 60 were included in the final analyses-- the others did not perform the movement condition correctly or consistently enough. Gender and gender typicality were controlled.

Results indicate almost identical results to study 1: No effects of indulgent vs. fighting rhythms on the cognitive measure (neither online nor offline), an effect of the affective measure ($p > .01$; $eta^2 = .12$), and no effect on the behavior measure (clothing task). Again, the use of indulgent vs. fighting rhythms has particularly affected the affective level in the hypothesized direction: When participants performed indulgent movement they felt more relaxed, joyful, etc.; when they performed fighting movement they felt more tense, aggressive, etc. Gender and gender typicality had no influence on the dependent variables. Study 2 reached its goal of the replication of the first study. Its findings suggest that indulgent vs. fighting rhythms and movement qualities are the underlying basic dimensions to which the effect can be traced back. Single movement rhythms are thus subcategories for specification of affective implications, just as hypothesized by Judith Kestenberg.

Influence of Rhythms on Affect

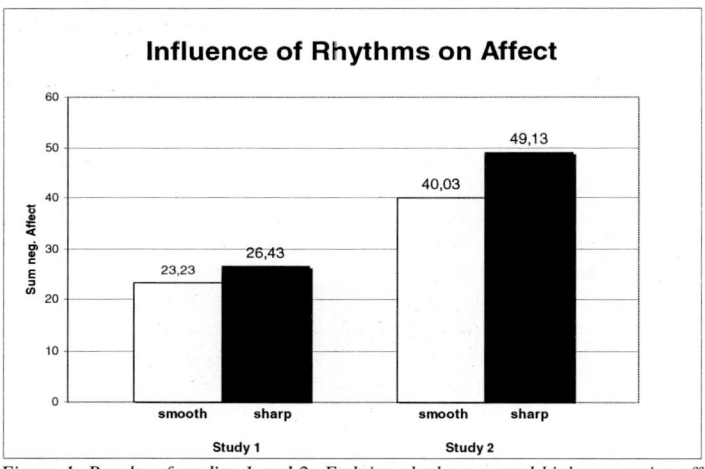

	Study 1	Study 2
smooth	23,23	40,03
sharp	26,43	49,13

Figure 1: Results of studies 1 and 2: Fighting rhythms caused higher negative affect (tense, aggressive, nervous, etc.), whereas indulgent rhythms caused higher positive affect (relaxed, joyful, playful, etc.).

Studies 1 and 2 indicate validity of the KMP: as hypothesized by KMP-theory, the basic movement dimensions (indulgent vs. fighting rhythms) have been demonstrated to be linked to the affect system. Cognition –as operationalized here- remained unaffected. Generally, we felt encouraged to carry our studies further.

Dynamic Body Feedback from Rhythms and Shape
C. The influence of movement rhythms and shape on affect, attitudes and cognition (o/ig vs. os/us)

In the next two studies an evaluation measure was introduced: participants were presented valence-free Chinese ideographs in a learning phase while they were doing an approach or avoidance movement combined with an indulging vs. fighting rhythm

(4 conditions), and then had to evaluate the ideographs in a judgment phase (cf. Cacioppo, Priester, & Berntson, 1993). These studies stem from the research tradition of the influence of approach and avoidance motor behavior on attitudes. In an experiment by Cacioppo, Priester, and Berntson (1993) participants either performed an approach movement (i.e., arm flexion: they pressed their palms against the downside of a table, thereby mobilizing force upward toward the body) or an avoidance movement (i.e., arm extension: they pressed their palms against the surface of a table, thereby mobilizing force downward away from the body). While performing the movement, participants watched a series of 24 initially valence-free Chinese ideographs. When they later evaluated the ideographs on a scale from -2 to +2 (very negative to very positive), participants in the approach condition evaluated the ideographs significantly more positively than participants in the avoidance condition. Cacioppo, Priester, and Berntson interpreted this finding as a direct effect of motor behavior on attitude. Their evolutionary explanation is that during ontogenesis we learn to take in good things and to push away bad things (e.g., food, other persons, etc.). This life-long learning process causes a conditioned evaluative preparedness of our cognitive-affective system. Eberhard-Kaechele (this volume) points out the relation to shape flow "Shape flow differentiates on a preconscious level between toxic and nourishing stimuli and provides the appropriate response."

Design II

Movement Quality \ Movement Shape	Approach	Avoidance
Indulgent Rhythms	20 ▶ ▼	20 ▼
Fighting Rhythms	20 ▶	20
DVs: Attitude (Evaluation of Ideographs) and Affect		

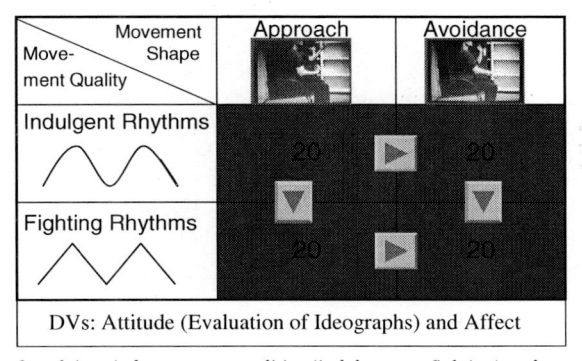

Figure 2: Studies 3 and 4 varied movement qualities (indulgent vs. fighting) and movement shape (approach vs. avoidance)

The idea for our third study was (a) to replicate the findings of Cacioppo, Priester, and Berntson (1993), and (b) to introduce rhythms (and thus movement qualities) as a second dependent variable (Koch & Müller, 2006). This would allow us to see whether movement quality (indulgent vs. fighting rhythms) or movement shape had the greater influence on attitudes and whether moderations of one by the other would occur. We used a more dynamic manipulation than Cacioppo, Priester, and Berntson (1993). Because we were interested in the effects of movement proper (rather than mere expense of force or muscle activation) participants were instructed to move their arms rhythmically either toward the body or away from the body (palm direction oriented accordingly). In addition, we were interested in the question whether the use of indulgent vs.

fighting rhythms would operate on attitudes as well. We thus hypothesized two main effects: one for movement shape (form; approach vs. avoidance), and one for movement quality (indulgent vs. fighting rhythms): Indulgent rhythms –just as approach movements- were hypothesized to cause more positive attitudes.

In the third study, we tested 40 participants in a 2x2 design: Independent variables were movement rhythms (indulgent vs. fighting) and movement shape (approach vs. avoidance). In the intervention phase, 10 participants performed a lower arm movement with an indulgent rhythm towards the body (the lower arms were held in parallel, palms in- and upward, and moved toward the torso in 4 successive steps), 10 participants performed the movement with an indulgent rhythm away from the body, palms out- and downward, 10 participants performed the movement with a fighting rhythm toward the body, and 10 with a fighting rhythm away from the body. Dependent variables were the offline-evaluation of 12 of the Chinese ideographs from the original experiment (cognitive measure), an open affect question and the 12 affect items from studies 1 and 2 (affective measure). Control variables were pulse as well as gender of participants.

Results indicate that the movement condition had a systematic influence on attitudes and affect but not always in accordance with our expectations. While movement shapes (approach vs. avoidance) unexpectedly had no influence on attitudes, they did have a systematic influence on the affective measure ($p = .032$; $eta^2 = .12$): after approach movements participants felt significantly more relaxed, peaceful, etc. (no matter whether they had used indulgent or fighting rhythms); after the avoidance movement they felt significantly more tense, aggressive, etc. Movement rhythms unexpectedly had no influence on the affective measure, but influenced the cognitive measure in a systematic way: participants judged the initially valence-free ideographs significantly more positively in the indulgent condition, than in the fighting condition ($p = .032$; $eta^2 = .12$). The interaction of movement rhythms and shapes was marginally significant for the cognitive measure ($p = .080$; $eta^2 = .08$).

The influence of rhythms on attitudes was new. The influence of shape on affect is predicted by KMP-theory just the way it occurred in the experiment. The marginal interaction of movement rhythms and shape is interesting. It could suggest that rhythm is a moderator for shape in its effects on attitudes and affect (or vice versa).

In sum, fighting vs. indulgent rhythms (movement qualities) had effects on attitudes, approach and avoidance movements (movement shape) had effects on affect. Effect sizes, however, were very small. Overall, the sample was too small to generalize from (n = 40). While results are only tentative, because of the small sample size, the study suggests that there is clearly something happening for both attitudes and affect dependent on movement rhythms and shape or an interaction of both. We were thus encouraged to replicate the study with a larger sample.

D. The influence of movement rhythms and shape on affect, attitudes and cognition (o/ig vs. os/us), replication with a bigger sample

Study 4 replicated study 3 with a bigger sample size (Koch, Gretz, & Schmitz, 2006). On basis of the findings from study 3, we hypothesized a main effect for movement shape (approach vs. avoidance) on affect and attitudes; and for movement quality (indulgent vs. fighting rhythms) on affect and attitudes. The movement to be performed was introduced in a video sequence and imitate by the participants.

Just like in study 1 and 2, participants received the information, that the experiment investigated the effects of physical arousal on the perception of different stimuli and that they were in the low-arousal condition. The focus of attention was thus distracted from the movement qualities. Independent and dependent variables were exactly the same as in study 3.

Influence of Rhythms and Shape on Attitude (S4)

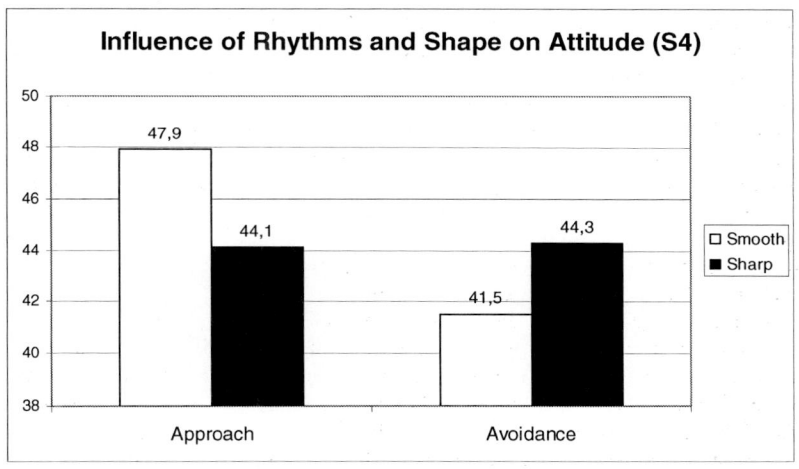

Approach: Smooth 47,9; Sharp 44,1
Avoidance: Smooth 41,5; Sharp 44,3

Figure 3: Study 4 indicated influence of movement qualities and movement shape on attitudes; participants in the indulgent-approach condition had the most positive attitudes; participants in the indulgent-avoidance condition the least pos. attitudes; y-axis: sum of attitude ratings (negative to positive).

Results indicate that there was no main effect for movement rhythms on either attitudes or affect. There were two main effects of movement shape: Approach movements did cause significantly more positive affect than avoidance movements (p=.003; eta^2=.14), and a significantly more positive attitude toward the initially valence-free Chinese ideographs (p=.45; eta^2=.06). These main effects, however, can only be interpreted in light of the significant interactions of rhythms and shape. The interaction effects suggest, that fighting (but not indulgent) rhythms make the difference in the influence on affect: avoidance movement with fighting rhythms caused significantly more positive affect than approach movements with fighting rhythms (clashing movement quality and shape caused more aversive reactions); and that indulgent qualities make the difference in the influence on attitudes: ideographs that had been learned with approach movements and indulgent rhythms were later on evaluated significantly more positively than the ones learned with avoidance movements and indulgent rhythms.

This means that only if the approach and avoidance movement is carried out with indulgent rhythms does the effect of Cacioppo et al. (1993) hold; if the movements are carried out with fighting rhythms the effect does not hold. With affect it is just the other way round: here the differences only occur between groups employing fighting rhythms. Just as in the attitude effect, clashes in movement quality and shape caused more negative reactions; it is further possible that the very aversive combination of approach movement and fighting quality has prevented the effect for fighting rhythms.

In sum, experiments 3 and 4 provide further evidence that the basic dimensions of the shape-system are related to affect and the evaluative system (attitudes). There are hints to complex moderation and interaction processes between rhythms and shape. Further exploration of these processes is needed. In another study (study 4a), we investigated the influence of efforts and shape on affect, attitudes and cognition (accelerated vs. decelerated; Koch, Jimenez, Baukhage & Höflmeyer, 2007). In this replication of studies 3 and 4 with an effort variation instead of a rhythms variation (all smooth rhythms) we found no effects of the movement on cognition, attitudes, or affect. More specifically, it did not make a difference on our dependent variables whether participants (n=62) performed an accelerated or decelerated approach or avoidance movement. All movements had a positive influence on affect (unspecific effect). The positive influence could still have been a result of the smooth rhythms; but this was not tested here; and thus this claim remains speculative.

Dynamic Body Feedback from Shape Flow: growing vs. shrinking
E. The influence of movement shape on affect, attitudes and cognition

In order to investigate the basic dimensions of movement, we needed to include studies about movement shape (system II) in addition to studies about movement dynamics (system I). Following KMP-theory, movement shape (shape flow) is directly related to general positive or negative valence of a situation, an environment or an inner state, self or others. The basic dimensions of the shape-system are growing (positive pole) and shrinking (negative pole). Bi-polar growing and shrinking is the self-related form of approach and avoidance. Approach and avoidance, no matter whether in unipolar shape flow, shaping in directions, or shaping in planes, are always related to an external stimulus as the source of the movement (this external stimulus can also be projected from the inside out, e.g., in dance improvisation). Bi-polar growing and shrinking are related to the general affective perception of self or environment caused either by inner states or external environmental stimuli (e.g., warmth vs. cold, positive vs. negative atmosphere). Growing and shrinking can happen in three dimensions: horizontal, vertical and sagittal. In study 5, we started with the vertical dimension (bi-polar lengthening vs. shortening).

In study 5, participants were seated facing a white wall at about 2 meters distance (Koch, Glawe, Fischer, & Nolte, 2006). Their view of the wall was obstructed by a visual barrier, at about 20 cm distance to their face, containing an approximately 3 x 9 cm big "window" (slot). Via beamer, words and valence-free Chinese ideographs were now projected on the wall. In condition 1 the barrier moved upward, causing the participant to successively rise (growing), in order to follow (still be able to read) the words/ideographs through the window. In condition 2 the barrier moved downward, causing participants to successively sink into their chairs (shrinking), in order to follow the words/ideographs. Independent variables were growing vs. shrinking movement (n=62) Participants had to categorize the (growing and shrinking-related; e.g., proud, big, small, meaningless, etc.) words into positive or negative. The ideographs only needed to be observed (in varying sequence). In the recall phase, participants were asked to evaluate the ideographs on a 7-point scale from 1 very negative to 7 very positive (cognitive online measure). Then, they had to recall as many words from the categorization task as possible (cognitive offline measure). Then, they received an open affect question, followed by the affect questionnaire from the studies before.

Finally, participants completed an imagination task (cf. Wilson & Gibbs, 2005), in this case, a task where they were asked to externalize their representations (cf. Giessner & Schubert, in press). More specifically, they were asked to draw on a reference frame how big they thought the ideographs were when projected on the wall (constituting the third dependent measure; representation task).

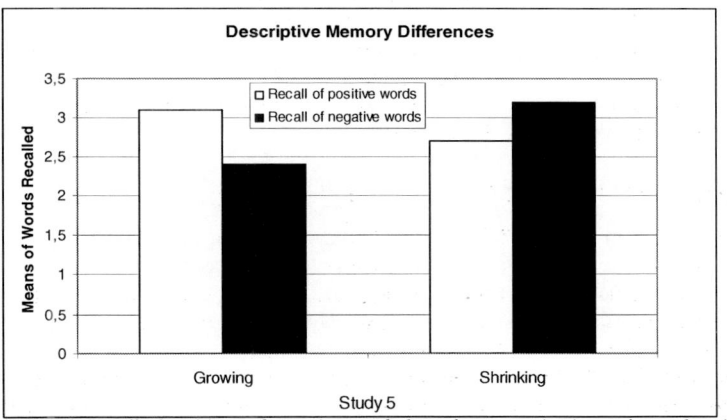

Figure 4: Recall of positive and negative words from the categorization task as a function of growing or shrinking movement (n.s.)

The study yielded no significant results. Most tendencies in means, however, pointed in the direction hypothesized. Most pronounced on the recall of the words (cognitive offline measure): participants in the growing condition remembered more positive words ($p=.234$; $eta^2=.02$), participants in the shrinking condition remembered more negative words ($p=.062$; $eta^2=.06$).

There are many possibilities to explain the lack of effects (some of which are) (a) the intervention could have been too short (duration), or (b) the change in movement direction while arranging the technical switch of the device (5x upward; 5 x downward) could have prevented the effect. It may further have been of influence that (c) the movement primarily involved the vertical dimension, did not involve the horizontal dimension, and only marginally involved the sagittal dimension (specificity too high). The fact that (d) participants were not able to embody the shrinking movement in the neck, because they still had to read the words or watch the ideographs till the very end, could have also prevented the effect. It is further possible that (e) the focus on a cognitive task did not only prevent that participants were aware of the bodily movement they performed (which was intended and worked), but also prevented their subtle effect: maybe conscious awareness is a necessary condition for successful production of the effect. It is additionally possible that (f) the latencies between intervention and recall phase were too short or long. Because we have no experience with such interventions, we do not know anything about their optimum duration or the duration of the effects (remission, fading out, etc.). This information, however, is of central importance not only for successful experimentation but also for clinical application of movement interventions. (a) and (f) should be specified in future research (which we actually did in a students' small group work with no significant results).

DISCUSSION

Our main results indicate that movement rhythms and shape influenced affect of participants and attitudes towards initially valence free stimuli. Cognition was not affected.

In terms of validation, results are mixed, and further research is clearly needed. While studies on the influence of rhythms continuously rendered effects on affect, shape exerted a greater influence on attitudes. Yet, both independent variables were found to influence both dependent sets of variables differently in different studies. Results are thus ambiguous as to the mapping between movement and meaning. Instead of clear cut relations we rather found interactions and moderations between movement qualities and shape that need further explanation. The manipulation of shape flow only (vertical dimension) did not yet render any results. Cognition remained unaffected throughout. There are, however, many different ways to assess cognitive parameters. It is thus important to specify the cognitive functions expected to vary with certain movement, and operationalize them in appropriate ways.

The series of experiments started here could be reasonably extended and carried on by including all of the movement parameters of the KMP successively. This is quite demanding work. More complex designs could reveal further interesting interactions between tension-flow and shape flow. Variance component analysis may allow for including more that just two variables (cf. Koch, Cruz, & Goodill, 2002). In order to investigate the effect that palm direction exerts on the findings, experiments could be conducted in which studies 3 and 4 are replicated just with the palm direction reverted on the according movements. Presently, the author conducts more applied studies in clinical contexts and looks at specific effects of the use of jumping rhythms on the increase of joy, vitality, and positive affect in patients suffering from depression (Koch, Morlinghaus, & Fuchs, 2007).

Limitations of the studies are that movement may just be too complex, fluid, and multi-layered to be captured in experimental designs that allow for testing of one or two parameters only (external validity may be compromised). The movements used in the experiments were quite artificial and they did not come from within, but were imposed upon participants by the experimenter. And that may just make the decisive difference. Despite that fact, we found effects on affect by imposing movement from the outside. These indicate potential benefits from movement interventions in therapeutic context. Movement therapists can be encouraged to further work from outside to inside and specify and differentiate their interventions according to the movement analytical criteria tested in these experiments. Movement – even if imposed upon the patient - will eventually show its effects.

The studies presented in this chapter provide a method of experimental investigation of basic movement dimensions and their meaning. Much can be optimized and many more questions have been raised than answered by these studies. Let us hope that scholars take on the call to drive these attempts further and build a firm knowledge base on the validity of movement analysis -in the legacy of Laban, Lamb, Bartenieff and Kestenberg.

REFERENCES

Barsalou, L. W. (1999). Perceptual symbol systems. *Behavioral and Brain Sciences, 22,* 577-660.
Barsalou, L. W., Niedenthal, P. M., Barbey, A. K., & Ruppert, J. A. (2003). Social Embodiment. In B. H. Ross (Ed.), *The psychology of learning and motivation: Vol. 43* (pp. 43-92). San Diego, CA: Academic Press.
Binette, L. (1993). *A KMP analysis of moshing: The study of a communal ritual dance amongst adolescent males of the 1990's.* Unpublished master's thesis. Keene, NH: Antioch New England Graduate School
Birklein, S. B. (2005). Nonverbal indices of stress in parent-child interaction. *Dissertation Abstracts International, 66* (01), 542 B. (UMI No AAT 3161860).
Birklein, S. B. & Sossin, K. M. (2006). Nonverbal indices of stress in parent-child dyads: Implications for individual and interpersonal affect regulation and intergenerational transmission. In S. C. Koch & I. Braeuninger (Eds.). *Advances in dance/movement therapy.* Logos: Berlin.
Bridges, L. (1989). *Measuring the effect of dance/movement therapy on the body image of institutionalized elderly using the Kestenberg Movement Profile and projective drawings.* Unpublished master's thesis. Keene, NH: Antioch New England Graduate School.
Cacioppo, J. T., Priester, J. R., & Berntson, G. (1993). Rudimentary determinants of attitudes II: Arm flexion and extension have different effects on attitudes. *Journal of Personality and Social Psychology, 65,* 5-17.
Eberhard-Kaechele, M. (2007). The Regulation of Interpersonal Relationships by Means of Shape Flow: A Psychoeducational Intervention for traumatised individuals. In S. Koch & S. Bender (Eds.), *Movement Analysis. The Legacy of Laban, Bartenieff, Lamb and Kestenberg.* Berlin: Logos.
Giessner, S. R., & Schubert, T. W. (in press). High in the hierarchy: How vertical location and judgments of leaders' power are interrelated. *Organizational Behavior & Human Decision Processes.*
Günther, N. (2006). Rhythmus geht unter die Haut – Auswirkungen runder und eckiger Bewegungsrhythmen auf Affekt, Kognition und Verhalten. *Unpublished Diploma Thesis: University of Heidelberg.*
Hastie Atley, S. (1991). *In search of a standard form of assessment: The Kestenberg Movement Profile as diagnostic tool and treatment guide integrated into the practice of dance/movement therapy.* Unpublished master's thesis. Keene, NH: Antioch/New England Graduate School.
Hastie, S. (2006). The Kestenberg Movement Profile. In S.L. Brooke (Ed). Creative Arts Therapies Manual: A Guide to the History, Theoretical Approaches, Assessment, and Work with Special Populations of Art, Play, Dance, Music, Drama, and Poetry Therapies. Illinois: Charles C. Thomas Publisher, LTD.
Kestenberg, J. S. (1954). The history of an "autistic child": Clinical data and interpretation. *Journal of Child Psychiatry, 2,* 5-52.
Kestenberg, J. S. (1965a). The role of movement patterns in development: 1. Rhythms of movement. *Psychoanalytic Quarterly, 34,* 1-36.
Kestenberg, J. S. (1965b). The role of movement patterns in development: 2. Flow of tension and effort. *Psychoanalytic Quarterly, 34,* 517-563.
Kestenberg, J. S. (1967). The role of movement patterns in development: 3. The control of shape. *Psychoanalytic Quarterly, 36,* 356-409.
Kestenberg, J. S. (1985) The role of movement patterns in diagnosis and prevention. In D. A. Shaskan, W. L. Roller, & P. Schilder (Eds.), *Mind explorer* (pp. 97-160). New York: Human Sciences Press.
Kestenberg, J. S. (1995). *Sexuality, body movement and rhythms of development.* Northvale: Jason Aronson. (Originally published in 1975 under the title *Children and Parents*).
Kestenberg, J. S., & Sossin, K. M. (1979). *The role of movement patterns in development, Vol. 2.* New York: Dance Notation Bureau Press.
Kestenberg Amighi, J. (2007). Kestenberg Movement Profile perspectives on posited native American learning style preferences. In S. Koch, & S. Bender (Eds.), *Movement Analysis. The legacy of Laban, Bartenieff, Lamb and Kestenberg.* Berlin: Logos.
Kestenberg Amighi, J., Loman, S., Lewis, P., & Sossin, K. M. (1999). *The Meaning of Movement: Development and clinical perspectives of the Kestenberg Movement Profile.* New York, NY: Brunner-Routledge.
Koch, S. C. (1999). *The Kestenberg Movement Profile. Reliability of Novice Raters.* Stuttgart: Ibidem.
Koch, S. C. (2006a). Theoretical Perspectives in Dance/Movement Therapy: A Vision for the Future. In S.L. Brooke (Ed.). *Handbook of the Creative Arts Therapies: History, theories, methods and applications.* Springfield, IL: CC Thomas.

Koch, S. C. (2006b). Interdisciplinary Embodiment Approaches. Implications for the Creative Arts Therapies. In S. C. Koch & I. Bräuninger (Eds.), *Advances in Dance/ Movement Therapy. Theoretical Perspectives and Empirical Findings.* Berlin: Logos.

Koch, S. C. (2007). Embodiment. From Phenomenology to Empirical Research. In S. Scoble, & C. Lapoujade (eds.), *European Arts Therapies. Grounding the Vision – to advance theory and practice.* Plymouth, UK: University of Plymouth Press.

Koch, S. C. (in press). Embodiment Ansätze in den künstlerischen Therapieformen. Auswirkungen motorischen Verhaltens auf das Leibsubjekt. In Martius, P., Hampe, R., & v. Spreti, F. (Eds.). *KunstReiz. Neurobiologische Aspekte der künstlerischen Therapien.* Stuttgart: Thieme.

Koch, S. C., Berude, C. & Fischer, G. (2006). *Effects of fighting and indulgent rhythms on affect, and cognition.* Unpublished Manuscript (German).

Koch, S. C., Cruz, R., & Goodill, S. (2002). The Kestenberg Movement Profile (KMP): Reliability of Novice Raters. *American Journal of Dance Therapy, 23 (2),* 71-88.

Koch, S. C., Glawe, S., Fischer, G., & Nolte, H. (2006). *Effects of growing and shrinking movement on affect, attitude, and cognition.* Unpublished Manuscript (German).

Koch, S. C., Gretz, D., & Schmitz, M. (2006). *Rhythm modulates approach and avoidance effects.* Unpublished manuscript (German).

Koch, S. C., Jimenez, S., Baukhage, I., & Höflmayr, J. (2007). *Effects of accelerated vs. decelerated effort and shape on affect, and attitudes.* Unpublished Manuscript (German).

Koch, S. C., Morlinghaus, K., & Fuchs, T. (2007). The joy dance. Effects of a single dance intervention on patients suffering from depression. *Manuscript submitted for publication.*

Koch, S. C., & Müller, S. M. (2006). *Does Rhythm modulate approach and avoidance effects?* Unpublished Manuscript (German).

Lewis, P. (1990). The KMP in the Psychotherapeutic Process with Borderline Disorders (pp. 65-84). In P. Lewis & S. Loman (Eds.), *The Kestenberg Movement Profile: Its past, present applications and future directions* (pp. 52-64). Keene, NH: Antioch New England Graduate School.

Lewis, P. (1999). Healing early child abuse. The application of the KMP and its concepts. In J. Kestenberg Amighi, S. Loman, P. Lewis, & K. M. Sossin (Eds.). *The Meaning of Movement: Development and clinical perspectives of the Kestenberg Movement Profile* (pp. 235-248). New York, NY: Brunner-Routledge.

Loman, S. (1995). The case of Warren: A KMP approach to autism. In F. Levy (Ed.), *Dance and other expressive art therapies.* New York: Routledge.

Loman, S. (1998). Employing a developmental model of movement patterns in Dance/movement therapy with young children and their families, *American Journal of Dance Therapy, 20,* 101-115.

Loman, S. (2005). Dance/Movement Therapy. In C. Malchiodi (Ed.), *Expressive Therapies.* New York: Guilford Press.

Loman, S. (2007). The KMP and pregnancy: developing early empathy through notating fetal movement. In S. Koch & S. Bender (Eds.), *Movement Analysis. The Legacy of Laban, Bartenieff, Lamb and Kestenberg.* Berlin: Logos.

Loman, S., & Foley, F. (1996). Models for understanding the nonverbal process in relationships. *The Arts in Psychotherapy, 23,* 341-350.

Lotan, N. & Yirmiya, N. (2002). Body movement, presence of parents and the process of falling asleep in toddlers. *International Journal of Behavioral Development, 26,* 81-88.

Niedenthal, P., Barsalou, L. W., Winkielmann, P., Krauth-Gruber, S., & Ric, F. (2005). Embodiment in Attitudes, Social Perception, and Emotion, *Personality and Social Psychology Review, 9,* 184-211.

Ojala, E. (1995). *Dance/Movement Therapy with a developmentally disabled adolescent utilizing the Kestenberg Movement Profile.* Unpublished master's thesis. Antioch New England Graduate School. Keene, NH.

Sossin, K. M. (1987). Reliability of the Kestenberg Movement Profile. *Movement Studies: Observer Agreement, Vol. 2,* 23-28. New York: Laban/Bartenieff Institute of Movement Studies.

Sossin, K. M. (2002, October). Recent statistical and normative findings regarding the KMP: Implications for theory and application. *Paper presented at the American Dance Therapy Association 37th Annual Conference*, Burlington, VT.

Sossin, M. K. (2002). Interactive movement patterns as ports of entry in infant-parent psychotherapy: Ways of seeing nonverbal behavior. *The Journal of Infant, Child and Adolescent Psychoanalysis, 2,* 97-131.

Wilson, N., & Gibbs, R. (2005). Real and imagined body movement primes for metaphor comprehension. *Manuscript submitted for publication.*

Deutsche Laban – Kestenberg Übersetzungen, die in diesem Buch verwendet werden:

tension flow attributes	**Spannungsflusseigenschaften**
even flow	gleichbleibend
flow adjustment	adaptierend, anpassend
high intensity	hohe Intensität
low intensity	niedrige Intensität
abrupt	abrupt
gradual	graduell, allmählich
tension flow rhythms	**Spannungsflussrhythmen**
oral libidinal	oral libidinös, oral-erspürend
sucking	Saugrhythmus
oral aggressive	oral aggressive, oral-ankämpfend
snapping/biting	Beißrhythmus, schnappen / beißen
anal libidinal	anal libidinös, anal erspürend
twisting	Verdrehrhythmus
anal aggressive	anal aggressive, anal-ankämpfend
strain/release	Pressrhythmus, Drückrhythmus, anspannen – loslassen
urethral libidinal	urethral libidinös, urethral-erspürend
running/drifting	Fließrhythmus, laufen lassen / dahintreiben
urethral aggressive	urethral aggressive, urethral-ankämpfend
starting/stopping	Stopprhythmus, Stop-Los-Rhythmus, laufen lassen – anhalten
inner genital libidinal	inner genital libidinös, inner genital-erspürend
swaying	Wiegerhythmus
inner genital aggressive	inner genital aggressive, inner genital-ankämpfend
surging/birthing	Wogerhythmus, Gebärrhythmus
outer genital libidinal	außer genital libidinös, außer genital-erspürend
jumping	Hüpfrhythmus
outer genital aggressive	außer genital aggressive, außer genital ankämpfend
spurting/ramming	Sprungrhythmus, Stoßrhythmus

Pre-efforts, Precursor of efforts
  channelling
  flexible
  vehemence/straining
  gentle
  sudden
  hesitate

Vorantriebe, Antriebsvorläufer
  kanalisieren, bahnend
  flexible
  vehement/angestrengt
  vorsichtig, sanft
  plötzlich
  zögerlich, zögernd

Efforts
  movement flow
    bound
    free
  space
    direct
    indirect
  weight
    strong
    light
  time
    quick
    accelerate
    sustained
    decelerating

Antriebe
  Bewegungsfluss
    gebunden
    frei
  Raum
    direkt, flexibel
    indirekt
  Kraft, Gewicht, Schwerkraft
    stark, kraftvoll
    leicht
  Zeit
    schnell, plötzlich
    beschleunigen
    getragen, verzögert
    verlangsamen

Shape Flow
  growing
  shrinking

Formfluss
  wachsen
  schrumpfen

Biopolar Shape Flow
  narrowing
  widening
  shortening
  lengthening
  hollowing
  bulging

Bipolarer Formfluss
  verschmälern
  verbreitern
  verkürzen
  verlängern
  aushöhlen
  auswölben

Unipolar Shape Flow
  medial narrowing

  lateral widening
  shortening up
  shortening down
  lengthening up
  lengthening down

Unipolarer Formfluss
  mittiges Verschmälern, mediales Verschmälern
  seitliches Verbreitern, laterales Verbreitern
  verkürzen nach oben
  verkürzen nach unten
  verlängern nach oben
  verlängern nach unten

hollowing forward	aushöhlen nach vorne
hollowing back	aushöhlen nach hinten
bulging forward	auswölben nach vorne
bulging back	auswölben nach hinten

shaping in directions — **Richtungsbewegungen, Formen in Richtungen**
- across — quer
- sideways — seitwärts, seitlich
- down — abwärts
- up — aufwärts
- backward — rückwärts
- forward — vorwärts

Shaping in Planes — **Formen, Formen in Flächen**
- enclosing — einschließen
- spreading — ausbreiten
- descending — sinken, senken
- ascending — steigen, heben
- retreating — zurückziehen, zurückweichen
- advancing — vorrücken, vordringen

affinity	*Affinität*, Übereinstimmung sowohl auf der Vertikalen als auch Horizontalen
clash	*Diskrepanz* sowohl auf der Horizontalen als auch Vertikalen
match	*Übereinstimmung* auf der horizontalen
mismatch	*Unstimmigkeit*, unpassende Zusammenstellung in der Horizontalen
attunement	*Einstimmung (auf dem Spannungsfluss)*
adjustment	*Anpassung (an den Formfluss)*
body alignment	*Körperausrichtung*
load factor	*Auslastungsfaktor*
gain-expense-ration	*Kosten-Nutzen-Verhältnis*
posture-gesture-merging	*Positur-Geste-Mischung*